몸공부

배워서 남 주자

몸펴기생활운동연구소

이 범 지음

2015
백산서당

책을 내면서

몸펴기생활운동을 처음 접하는 분들은 이런 의문을 가지게 될 것입니다. "왜 몸이 굽으면 병이 걸리고 몸을 펴면 병이 낫는 것일까? 과연 몸을 펴고 살면 정말로 건강해질 수 있을까?" 여기에는 많은 답변이 가능하겠지만 가장 근본적인 대답은 이것입니다. "우리 몸이 원래 그렇게 만들어져 있으니 몸을 펴고 살아야 합니다. 인간은 몸을 펴고 살아야 건강할 수 있게 만들어져 있습니다. 진화의 과정을 통해 우리 몸이 이렇게 만들어졌으니 어쩔 수 없습니다."

인간의 조상들은 직립보행을 시작하고도 백만 년 이상의 기간 동안 수렵채집인으로 살았습니다. 인류가 정착 생활을 시작한 지는 아무리 길게 잡아봐야 만년이 안 되었고 지금처럼 대부분의 사람들이 도시생활을 하게 된 것은 100년도 안 되었습니다. 즉 우리의 몸은 구부리고 자리에 앉아서 모니터를 보기에 적합한 몸이 아니고 하루종일 몸을 구부리고 농사를 짓기에 적합한 몸도 아닙니다. 우리의 몸은 하루종일 드넓은 들판 위를 걸어다니며 사냥감을 쫓아다니기에 적합하게 만들어져 있습니다. 인체는 몸이 굽을래야 굽을 수가 없는 생활방식에 맞게 만들어져 있는 것입니다.

우리 몸은 수만 년 전 들판을 누비고 다니던 우리 조상들의 몸에서 전혀 변하지 않았습니다. 인체는 구부린 자세로 살아가기에 적합하지 않게 만들어져 있는데 하루종일 몸을 구부리고 살아가니 몸에 이상이 생길 수 밖에 없습니다. 온몸의 근육과 장기들이 눌려서 굳게 되는 것은 물론이고 혈관과 신경도 눌려서 이상이 생깁니다. 수많은 병들이 이러한 이유로 생깁니다.

그리스의 철학자 아리스토텔레스는 이런 말을 하였습니다. "현상은 복잡하지만 본질은 단순하다." 겉으로 드러나는 현상은 복잡하게 보이지만 그 현상이 일어나게 만든 본질은 단순하다는 말입니다. 이 말은 우리 몸에도 적용될 수 있습니다. 우리 몸에 나타나는 병이라는 현상은 복잡하게 보이지만 그 본질은 단순합니다. 우리 몸이 원래 있어야 할 상태에서 벗어나 있기 때문에 병이 생기는 것입니다. 그 상태란 식생활, 흡연, 음주, 환경오염 등에 의한 화학적인 상태와 몸의 자세에 의한 물리적인 상태인 자세로 나눌 수 있습니다. 현대인들은 그중에서 화학적인 상태에 대해서는 큰 관심을 가지고 민감하게 반응하지만 물리적인 상태인 자세에 대해서는 별로 관심이 없고 무지합니다. 이 무관심과 무지가 우리의 몸을 병들게 하고 있습니다.

몸이 굽어서 병이 생긴 것이므로 해결 방법도 간단합니다. 바로 몸을 펴면 되는 것입니다. 몸을 펴서 원래 우리 몸에 적합한 모양으로 돌아가면 병이 생기는 것을 예방할 수 있고 병을 낫게 할 수 있습니다. 너무 쉽기 때문에 누구나 금방 배우고 따라할 수 있으며 따로 돈이 들어가지도 않습니다. 누구든지 이 운동을 배워서 자기 자신을 건강하게 만들 수 있고 배운 것을 주변에 나누어 주어 가족과 친구들이 건강해지게 도와 줄 수 있습니다. 이것이 몸펴기생활운동의 가장 큰 장점 중의 하나입니다.

아버지께서는 이런 말씀을 자주 하셨습니다. 이 운동이 전세계에 퍼져서 사람들이 돈 안 들이고도 건강하게 살아가는 게 당신의 꿈이라고, 이보다 가치있는 일이 어디 있겠냐고 말입니다. 몸펴기생활운동은 하나의 시민운동입니다. 몸이 굽어서 생긴 병으로 고통받고 있는 사람들에게 올바른 운동법을 알려줘서 건강을 되찾게 하고, 더 나아가서는 우리의 생활문화에 깊숙이 자리잡고 있는 잘못된 자세의 문제점을 널리 알려 사람들이 바른 자세의 건강한 몸으로 살아가게 하는 것이 우리의 목표입니다.

이 책의 제목을 『몸공부: 배워서 남 주자』로 정한 데는 이런 뜻이 담겨 있습니다. 열린 공간에서 함께 몸에 대해 공부하고, 경험을 나누고, 모자람을 채우며 계속 발전해 나가고 궁극적으로는 우리 모두 건강하게 행복한 삶을 살아가자는 것입니다.

이 책은 아버지께서 몸펴기생활운동 연신내운동원의 인터넷 카페에 올리신 글을 정리한 것입니다. 아버지의 경험담(성공담은 물론 실패담까지)이 담겨서 쉽고도 생생하게 읽으면서 우리의 몸공부를 심화시키며, 몸펴기생활운동의 기본적인 원리와 운동법을 이해할 수 있는 글들을 정리해서 실었습니다.

 이 책이 몸을 펴서 건강을 되찾으시려는 모든 분들과 세상 사람들을 더 건강하게 만들고자 하는 모든 분들께 보탬이 되기를 빕니다. 또한 몸펴기생활운동이 시민운동으로서 깃발을 든 만큼, 계속적으로 변화·발전하고, 모든 사람의 것으로서 굳게 자리잡기를 기원합니다.

2015년 10월
아들 이재승 씀

몸공부 | 배워서 남 주자 |

책을 내면서   3

제1부   세상의 밀알이 됩시다

우리의 한계는 어디까지일까?	12
가장 힘들었던 도움주기	38
참 기분 좋은 날	49
암에 대한 경험	60
풍에 대한 경험	84
고관절 무혈성 괴사	91
안면마비, 문제는 신경이 아니라 근육	96
버거씨병? 크론병?	111

제2부   몸펴기 '생활운동'

기도하는 자세에 대해	130
아이들 건강의 적 보행기를 없애자!	133
브래지어를 차지 말자	139
컴퓨터 모니터를 높이자	142
잠은 어떻게 자는 것이 좋은가?	146
바르게 앉는 자세는?	152
설사나 변비가 있는 사람들에게	158
얼마나 먹어야 하나	163

제3부   몸 펴고 건강하게 삽시다

신나는 음악에 맞추어 3단계 온몸펴기를 합시다	168
무릎 통증 스스로 풀어 내기	175
접질린 발목, 이틀도 안 돼 해결	180
허리펴기: 허리가 구부러져 있을 때	191
상체펴기: 편두통에서 벗어나기	207
하체풀기: 다리가 저리고 아플 때	220

허리 사이즈 42인치에서 34인치로　　　　　　　　229

제4부　몸을 살리는 몸공부

몸을 총체적으로 보는 방법에 대하여　　　　　240
루푸스는 자가면역질환?　　　　　　　　　　　255
발목 통풍도 허리 펴야 해결　　　　　　　　　270
통증은 왜 생기는가?　　　　　　　　　　　　276
힘이 가해지면 근육은 풀린다　　　　　　　　283
근육과 신경, 혈관은 함께 간다　　　　　　　286
병은 유전되는가?　　　　　　　　　　　　　290
굽는 힘보다 펴는 힘이 강해야　　　　　　　　294
진나라 병사들도 곰펴기생활운동을 하고 있다?　300
두뇌의 발달과 감정의 탄생　　　　　　　　　304

제 1 부

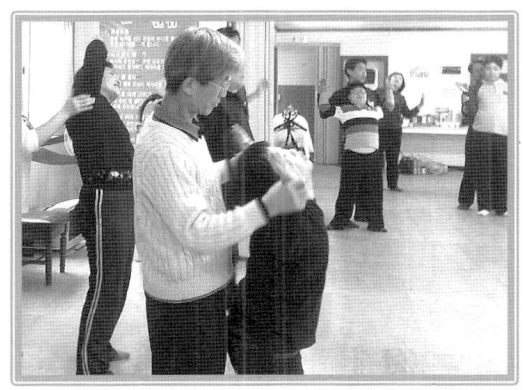

세상의 밀알이 됩시다

 우리의 한계는 어디까지일까?

2012년 11월 초 어느 선배로부터 연락이 왔다. 어머님이 쓰러지신 지 한 달이 됐는데, 말씀을 거의 못하시고 정신도 혼미해져 있다고 했다. 이 외의 증세에 대해서는 별 얘기가 없었다. 이 선배가 제일 중요하게 본 증세 두 가지를 얘기한 것 같다. 병원에서는 17년 전에 온 뇌졸중의 후유증으로 두뇌의 혈관이 막혀서 그런 것인데, 해결책이 없다고 한다. 그래서 집에서 한 달 동안 누워만 계셨다면서 해결할 방법이 없겠느냐고 물어 왔다.

말씀을 거의 못하시고 정신도 혼미해져 있는 이유에 대해서는 대체로 알고 있었다.

말씀을 거의 못하시는 이유는 기력이 떨어져 있기 때문이다. 기운이 떨어지면 말을 하려고 해도 목소리가 잘 나오지 않고 기어 들어간다. 기운이 떨어져 있는 것은 온몸이 굳어 있기 때문이고, 특히 말이 잘 안 나온다는 것은 성대를 포함해서 혀, 입술, 볼, 연구개, 턱 등 발음기관의 근육이 많이 굳어 있어 두뇌에서 말을 하라고 지시를 내려도 이들 발음기관의 근육이 제대로 작동하지 못한다는 것을 의미한다. 발음기관이 제대로 운동을 해야 자음과 모음을 합성해서 소리가 나오는 것인데, 굳어서 제대로 운동을 하지 못하니 목소리가 잘 나오지 않는 것이다.

  여기에서 잠시 사람의 소리에 대해 짚고 넘어가기로 하자. 이에 대해 현재 알고 있는 상식에 너무 문제가 많다고 생각하기 때문이다. 풍을 맞든, 뇌성마비가 있든, 구안와사(와사풍이라고도 함)가 있든 말을 아둔하게 하거나 말을 전혀 하지 못하는 사람들이 있다. 이럴 경우 현대의학에서는 그 원인을 대체로 두뇌에 이상이 생겨서 그런 것이라고 보는 것 같다. 풍을 맞았을 때는 뇌경색이나 뇌출혈 때문이라고 보고 있다. 그러나 필자는 그간의 경험을 종합해 볼 때 이런 증세는 두뇌의 이상에서 오는 것이 아니라는 결론을 내리고 있었다. 여러 사람들과 뇌졸중 문제를 가지고 씨름해 보았는데, 아직 경험이 일천해서 그런지는 모르겠지만 결론은 두뇌의 문제가 아니라 몸의 문제였다. 몸, 특히 몸 중에서도 상체가 풀리면 발음의 문제는 해결되었다.

  이것은 현재의 발전된 두뇌과학의 성과를 이용해서 보면 당연한 일이다. 현대의학에서는 오히려 최근에 발전된 두뇌과학의 성과를 받아들이지 못하고 옛날에 하던 얘기에 매달려 이에 만족하고 있기 때문에 발음의 문제를 잘못 이해하고 있는 것으로 보인다.

말은 두뇌에서 지시를 내려 발음기관에서 복잡한 운동을 하게 함으로써 나오게 된다. 우선 성대에서 자음과 모음이 분리되지 않은 그 사람 특유의 원음이 나온다. 그렇게 나온 원음은 후두개를 거쳐 연구개, 혀, 입술, 볼, 턱 등의 근육이 복잡한 운동을 통해서 자음과 모음으로 분리하고 이를 결합시켜 사람의 말로 변형시킨다. 현재 이 지구상에서는 사람만이 자음과 모음을 분리하고 결합시켜서 말할 수 있는 유일한 존재이다. 인간이 이 세상의 존재 중에서도 가장 폭넓고 복잡하게 의사소통을 할 수 있게 된 것은 이렇게 자음과 모음을 분리하고 결합시키는 능력을 갖게 되었기 때문이다. 자음과 모음을 분리하고 결합시키는 능력이 없으면 신호를 보낼 때 뚜렷한 한계가 있다. 신호를 보낼 수 있는 종류에 한계가 있다.

이렇게 본다면 말을 하지 못하거나 어눌하게 발음하는 원인에 대해서도 쉽게 이해할 수 있게 된다. 물론 두뇌에서 지시를 내리지 못해서 그렇게 될 수도 있다. 예를 들어 식물인간이나 두뇌가 서서히 죽어 가는 경우가 이에 해당될 수 있다. 그러나 어느 정도 판단력을 가지고 있는 사람이라면 두뇌의 문제가 아니라고 보아야 한다. 두뇌에 이상이 있는 것이 아니라 근육에 이상이 생겼다고 보아야 한다. 말을 하지 못하거나 어눌하게 하는 사람들의 대부분은 근육에 이상이 있는 것이다.

말을 전혀 하지 못한다면 이는 성대가 심하게 굳어 있어 작동되지 않기 때문이 아닌가 먼저 의심해 보아야 한다. 아예 원음을 만들어 내지 못하는 것으로 보아야 한다는 것이다. 아예 원음을 만들어 내지 못하니 원음을 바탕으로 해서 자음과 모음을 분리하고 결합시키는 것은 당연히 불가능할 것이다.

말을 어눌하게 하는 것은 성대에서는 원음이 나오지만, 나머지 발음기관이 제대로 작동하지 못하기 때문이다. 이럴 때 말이 찌그러들어서 나오게 되는 것이다. 예를 하나 들어 보겠다. 풍을 맞은 한 남자분이 운동을 하러 왔다. 이 분이 처음 왔을 때 필자가 몸담고 있는 운동원이 연신내에 있으니 '연신내'라는 발음을 해 보라고 했다. 이 븐은 이 발음을 제대로 하지 못했다. 아주 어눌하게 '연진내'라고 발음을 했다. '연'과 '내'는 발음이 되기는 했지만 어눌했고, '신'자는 아예 나오지 않고 '진'으로 발음했다. 3개월 정도 운동하고 나서는 또렷하게 연'신'내 발음이 나왔다. 그동안 몸이 펴지면서 발음기관의 굳어 있던 근육이 풀려 정확하게 발음할 수 있게 된 것이다.

원래의 얘기로 돌아가자. 이 어머님이 말을 잘 하지 못한 원인에 대해서는 이미 설명을 했고, 왜 정신이 혼미해졌는지에 대해서도 원인을 어느 정도 알고 있었다. 이런 증세도 특별한 경우를 제외하고는 두뇌에 이상이 생겼기 때문이 아니라 몸에 이상이 생겼기 때문에 나타나는 증세이다.

아주 간단하게 생각해 보는 것이 필요하다. 예를 들어 고열을 동반하는 질환이 있을 때 정신이 멍멍해지고 판단력도 흐려진다. 몸이 어딘가 심하게 아플 때는 자꾸 신경질도 나고 짜증도 난다. 그래서 사람들과 자주 부딪치게 된다. 특별히 아픈 데가 없는 것 같은데 화를 잘 내는 사람도 있다. 그러면 이런 현상은 두뇌에 이상이 생겼기 때문에 나타나는 증세일까? 아무도 그렇게 생각하지 않을 것이다. 몸에 이상이 있을 때 두뇌가 보이는 반응으로 보아야 한다. 특별히 아픈 데가 없는데도 화를 잘 내는 것은 본인이나 다른 사람은 크게 느끼고 있지 않지만 실은 자기 몸이 괴롭기 때문이다. 이 분이 정신이 혼미해진 것도 두뇌의 문제가 아니라 몸의 문제로 보아야 한다.

어쨌든 선배님이 얘기한 증세에 대해서는 어느 정도 이해하고 있다고 생각했기 때문에 도움을 드리겠다고 약속을 했다. 어머님의 연세가 90의 고령이라고 했는데, 그래도 해결할 수 있을 것이라고 생각했다.

막상 어머님을 찾아뵈니 상황은 생각한 것보다 훨씬 심각했다. 누워서 전혀 움직이지를 못하셨다. 요실금에 빈뇨, 어깨, 허리, 다리 등 온몸에 아프지 않은 곳이 한 군데도 없었다. 하기는 이렇게 온몸이 아프니 누워서 꼼짝도 못 하셨을 것이다. 나이 들어서 혼자 화장실에 가지 못해 다른 사람이 똥오줌을 받아내야 한다면, 그것은 그 분이 다리가 아프고 허리가 아파 일어서 걷지를 못하기 때문이다. 본인이 느끼는 심한 통증 때문에 혼자 일어서거나 걸을 수가 없는 것이다. 따라서 다리 아프고 허리 아픈 것이 풀리면 혼자서도 충분히 화장실에 들락거릴 수 있다.

어머님을 방바닥에 누우시게 하고 온몸을 풀어 드리기 시작했다. '온몸풀기'부터 시작해서 상체, 허리, 하체 순으로 풀어 드렸다.

예전에는 아픈 사람이 오면 땀을 뻘뻘 흘리면서 몸 전체와 특별히 아픈 부위를 풀어 주었다. 물론 이렇게 하면 힘이 많이 들

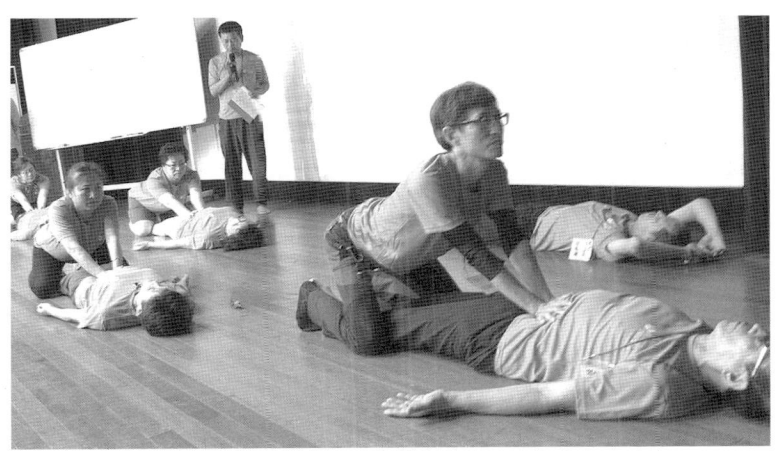

기는 하지만 효과는 바로 크게 나타났다. 그런데 요즘에는 방법을 바꾸었다. 먼저 '가슴펴기'를 적어도 30분 이상 하게 하고, 아직 덜 풀린 부분이 있으면 좀 손을 보아 주는 정도로 마치고 있다. 이렇게 해도 충분히 효과가 있다.

 아픈 데가 풀렸는지 안 풀렸는지는 처음에 누웠을 때 누르거나 잡아 보고, 운동을 마쳤을 때 누르거나 잡아 보면 쉽게 알 수 있다. 처음 누르거나 잡았을 때는 크게 통증을 느끼지만, 운동을 하고 나서 누르거나 잡으면 실제로 통증이 상당히 경감돼 있다. 그러나 이것으로 바로 끝내지는 못한다. 아주 심하게 굳어 있는 곳은 이 운동 한 번만으로는 제대로 풀리지 않기 때문이다.

 운동으로 큰불을 껐다면 일종의 잔불 끄기가 남아 있는 셈이다. 그런데 잔불을 끄는 것이 그렇게 쉬운 일은 아니다. 우선 어디에 잔불이 남아 있는지 알아야 하고, 그 잔불을 어떻게 끌 수 있을지 방법을 알아야 한다. 이런 잔불 끄기는 오랫동안 상당한 숙달을 통해서 익힐 수 있다.

어쨌든 이렇게 운동을 위주로 하면서 아픈 것을 해결해 주면 상대방은 우리 운동의 효과에 대해 신뢰하게 된다. 몸을 펴는 운동을 하면 아픈 게 사라진다는 것을 몸으로 체험했기 때문이다. 그러면 몸펴기생활운동을 권하는 것이 상당히 쉬워진다. 사는 곳에서 가까운 동호회에 가서 운동하라고 권하기도 쉽고, 동호회에 나오기가 힘들면 집에서 운동하라고 권하기도 쉬워진다. 몸의 어느 부분이 좋지 않느냐에 따라 권하는 운동이 조금씩 다르지만, 필자는 가슴펴기를 권하고 싶다. 이 운동만 열심히 해도 대체로 불편한 것은 사라지기 때문이다. 여기에다 하체풀기 등 몇 가지를 권하는 정도이다.

그런데 이렇게 운동을 하게 하는 게 어려운 경우도 종종 있다. 이 어머님의 경우도 이에 해당된다. 이 어머님처럼 온몸이 너무 굳어 있어 목베개를 등이나 허리에 받치고 누워 있는 것 자체가 너무 고통스러운 사람에게는 우선 몸을 풀어 주어야 한다. 이렇게 통증을 경감시켜 줌으로써 스스로 운동할 수 있는 조건을 만들어 주어야 한다. 통증이 너무 심해 혼자 운동하기가 불가능한 사람에게 무턱대고 운동해야 한다고 '강요'해서는 안 된다.

이 어머님에게는 우선 '온몸풀기'를 해 드렸다. 너무 아파하셨다. 너무 아파하시니 어느 정도 감내할 수 있도록 필자가 힘을 많이 빼서 도움주기를 해 드렸다. 이렇게 힘을 빼서 하다 보니 시간이 많이 걸렸다. 좀 더 세게 하면 힘이 많이 가해지니까 굳은 근육이 좀 더 빨리 풀리는데, 약하게 하면 힘이 덜 가해지니까 풀리는 데 시간이 더 걸린다.

다음으로 상체로 넘어갔는데, 이불을 덮고 누워 계셨음에도 불구하고 손이 얼음장처럼 차가웠다. 호흡이 얕고 팔의 근육이 많이 굳어 있을 때 손이 이렇게 차가워진다. 상체를 풀고 나서 허리, 그 다음에 하체를 풀어 드렸다. 마지막으로는 주무실 때 5~6번 깨서 오줌을 누신다고 해서 방광을 아주 세밀하게 풀어 드렸다. 간병인의 입장에서는 밤에 5~6번 일어나 변기통에 앉혀서 오줌 수발을 하는 것이 쉬운 일이 아니었을 것이다. 사람은 밤에 제대로 잠을 자야 다음날이 편해지는 것인데, 이 간병인은 한 달 동안 밤잠을 설쳤을 테니 꽤나 고생했을 것이다.

이렇게 다 끝내는 데 1시간 40분이 걸렸다. 걱정이 되었다. 이렇게 연세가 많이 드신 분에게, 더군다나 누워서 움직이지도 못하시는 분에게 이렇게 긴 시간 도움주기를 해도 되는 건지 걱정이 되었다. 도움주기를 끝내고 선배와 저녁을 먹으면서 솔직하게 말씀을 드렸다. 아가 하룻밤 주무시고 나면 괜찮아지시겠지만, 너무 무리하게 도움주기를 한 게 아닌가 걱정이 많이 된다고 말씀을 드렸다. 사무실로 돌아오면서는 더 걱정이 되었다. 혹시 너무 무리가 되어 돌아가시면 어쩌나 하는 생각까지 드니 가슴이 철렁 내려앉았다. 이 생각만 하면 가슴이 답답해졌다. 우리 운동원에 같이 계시던 분(이 운동을 배워 브라질에 전파하겠다고 6개월 동안 우리 운동원에서 숙식을 하면서 운동을 배우셨던 75세의 청년 노인)의 말씀은 필자가 사무실에 들어올 때 얼굴이 완전히 사색이 되어 있었다고 한다.

이렇게 이틀을 가슴 답답하게 지냈는데, 선배한테 밤에 문자 메시지가 날아왔다. "어머님이 많이 좋아지셨으니, 다시 한 번 와 줄 수 없겠느냐"고. 필자는 안도의 한숨을 내쉬었다. 십 년 묵은 체증이 쑥 내려가는 것처럼 가슴이 시원해졌다. 나중에 선배 얘기를 들어 보니 필자가 돌아가고 나서 피곤하다면서 두 시간 정도 푹 주무시고 나서는 몸이 아주 좋아지셨다고 했다. 몇몇 가족 분들이 확인하고 회의를 하고 나서야 이틀 후에 다시 와 달라고 연락을 한 것 같았다.

도움주기를 받고도 전혀 몸이 좋아지지 않고 오히려 더 악화되었다는 얘기를 들은 적이 있다. 이번에도 그런 일이 반복되는 것이 아닌가 하는 두려움이 아주 컸다. 더구나 그때의 사고는 사람의 목숨과 직접 연관된 것은 아니고 단순히 통증과 관련된 것이었는데, 이번에는 구순의 노인분이니 혹시 돌아가시게 할지도 모른다는 두려움이 가슴을 엄습하고 있었다. 그런데 어쨌든 사고는 나지 않았고 다시 와 달라는 초대(?)까지 받았으니, 얼마나 다행한 일인가.

며칠 후에 어머님을 뵈니 말을 또렷하고 크게 하지는 못하셨는데, 이는 몸이 충분히 풀리지 않았다는 것을 의미한다. 그래도 가족 분들이 보기에는 상당히 좋아진 것으로 판단되었던 것 같다. 간병인이 좋아하는 것은 주무시다가 5~6회 정도 보던 소변이 1회 정도로 줄어들었다는 것이다. 그 간병인은 가볍게 미소를 지으면서 이제 한 번 정도면 된다며 좋아했다.

요실금이나 빈뇨 모두 방광이 굳어 있을 때 나타나는 증세이다. 굳어 있던 방광이 부드럽게 풀리면 이 두 가지 증세 모두 사라진다. 몸이 구부러지면 장기가 하수돼(밑으로 밀려 내려와) 서로 누르고 눌리게 된다. 그러면 특히 많이 눌려 있는 장기는 더 많이 굳게 된다. 필자는 이것이 장기에 병이 생기는 일차적인 원인이라 보고 있다. 장기가 하수돼 방광을 누르면 방광의 근육이 굳게 된다. 이때 나타는 것이 빈뇨나 요실금이다. 방광의 근육이 부드럽게 풀리면 이 두 가지 증세가 모두 사라진다. 처음 왔을 때 이 어머님의 방광을 자세하게 풀어 드린 게 효과를 본 것 같았다.

심지어 오줌은 마려운데 화장실에 가면 오줌이 나오지 않아 고생하는 증세도 방광의 근육이 풀리면 사라진다. 일례를 들어 보겠다.

2011년 여름에 단체로 11박 12일에 걸쳐 러시아 연해주 여행을 다녀왔다. 일제강점기에 선조님들이 독립운동을 했던 발자취를 찾아다니면서 그때 이 분들이 어떻게 그 엄혹한 상황 하에서도 독립운동을 했는가 알아보고, 그 선조님들의 마음을 느껴 보는 여행이었다. 이런 여행을 하다 보면 눈에 눈물이 마를 사이가 없다. 눈물 흘리는 게 남들에게 보이면 창피하니까 얼굴을 돌리고 손등으로 눈물을 닦게 된다. 그 어려운 상황에서도 선조님들이 목숨을 걸고 투쟁하셨기 때문에 현재의 우리가 있을 수 있다는 생각을 하면 할수록 눈물이 더 앞을 가린다. 우리는 그 위대한 선조님들의 후손이다.

어쨌든 이렇게 장기간 여행을 하다 보면 몸에 탈이 나는 사람들이 많이 생긴다. 특히 설사나 체증으로 고생하는 사람들이 많아지고 허리 아픈 사람들도 많이 생긴다. 여행 가이드 분들은 여행할 때 설사나 체증이 많이 생기는 원인은 마시는 물이 달라지기 때문이라고 설명한다. 그러나 필자는 생각이 다르다. 물보다는 자세 때문인 것으로 본다. 매일 장시간 차를 타고 다녀야 하는데, 이때 의자에 앉는 자세 때문에 몸에 탈이 나는 것이다. 장시간 구부정한 자세로 차를 타고 다녀야 하니, 장기가 하수돼 장이나 위가 굳게 되기 때문에 이런 증세가 많이 생기는 것으로 본다. 이런 증세는 장이나 위가 풀리면 바로 사라진다. 그래서 물 때문에 생기는 것으로 보지 않는 것이다. 허리 아픈 사람이 많이 생기는 것도 이렇게 장시간 구부리고 앉아서 이동을 해야 하니, 허리 근육이 굳게 되기 때문이라고 본다.

여행 중반쯤에 점심을 먹으러 식당으로 가는 도중 큰 일이 하나 생겼다. 한 아주머니가 아랫배를 움켜쥐고 쪼그리고 앉아 꿈쩍도 하지 못하고 있었다. 단체여행 중 이런 분이 생기면 병원으로 모셔야 하기 때문에 일정에 차질이 생길 수도 있다. 필자는 이런 여행을 할 때 역할을 조금 한다. 멀미를 하건 체했건 설사를 하건 허리가 아프건 웬만한 건 어렵지 않게 해결해 줄 수 있기 때문이다.

사람들이 필자에게 와 이 분이 장이 꼬인 것 같다면서 빨리 오라고 했다. 가서 배를 만져 보니 장이 꼬이면서 유착된 것이 아니라 심한 방광염이었다. 이렇게 판단을 내린 것은 손가락으로 배 여기저기를 눌러 보았을 때 제일 심하게 아파하는 곳이 장이 아니라 방광이었기 때문이다. 실제로 방광이 심하게 굳어 있으면 그 통증 때문에 쪼그리고 앉아 일어서지 못하는 경우도 많다.

마침 우리가 묵고 있는 호텔 근처여서 차로 호텔로 모시고 가서 침대에 눕게 하고 우선 온몸풀기를 해 드렸다. 온몸풀기는 그야말로 온몸을 푸는 것인데, 방법은 아주 간단하다. 사타구니 쪽에서 치골 바로 위를 엄지손가락으로 좀 세게 눌러서 올려주면 된다. 상대방의 다리를 모으고 가운데에서 무릎을 꿇고 양 엄지를 이용하면 좌와 우를 동시에 올려 줄 수 있다. 도움을 받는 사람은 처음에는 굉장히 아파한다. 그러나 여러 번 반복하다 보면 통증이 사라진다.

다음에는 양 손바닥의 새끼 쪽 두덩으로 치골 바로 위를 팔과 지면의 각도를 30도 정도 유지하면서 지그시 누르고 있으면 된다. 그러면 아래로 밀려 내려와 굳어 있던 장기가 손으로 누르는 힘에 의해 제자리로 돌아가면서 풀리게 되는데, 이때 손은 저절로 위로 미끄러져 올라가게 되어 맨 아래 갈비뼈에까지 닿게 된다. 이 동작을 몇 번 반복하다 보면 좌와 우에 있는 장기가 풀려 딱딱하던 배가 부드러워진다.

마지막으로는 배의 정중앙을 풀어 주면 된다. 이것도 치골 한 가운데에서 팔과 지면의 각도를 30도 정도 유지하면서 지그시 누르면서 위로 올려 주면 된다. 이렇게 하면 손이 미끄러지면서 올라가 몸의 정중앙에 있는 명치에 도달해 멈추어지게 된다. 이

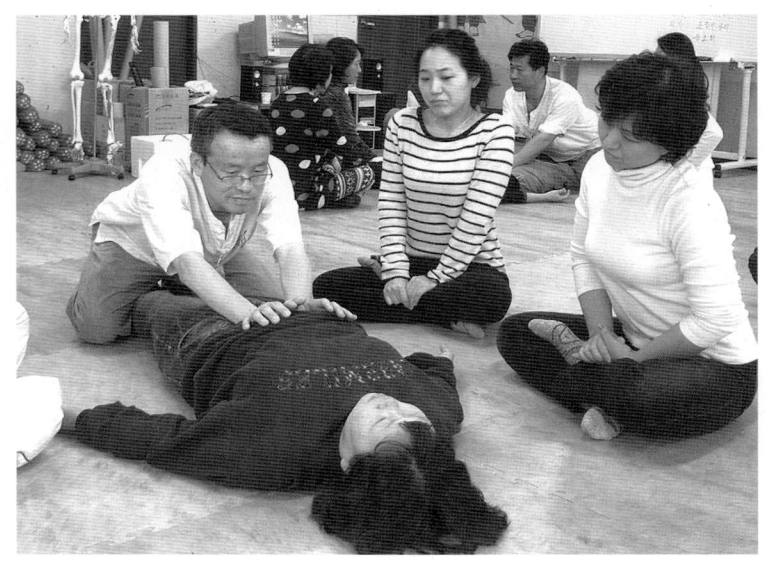

렇게 몇 번 하면 소장을 포함해서 몸의 정중앙 쪽에 있는 장기가 위로 올라가면서 풀리게 된다. 방광을 풀려고 할 때 장기의 가운데를 올려 주는 것은 중요하다. 방광은 몸의 한가운데에 있다. 가운데 있는 장기가 위로 올라가지 않으면 계속해서 방광도 눌리고 있어 제대로 풀리지 않기 때문이다.

그런데 여기에서 조심할 것이 있다. 몸이 너무 삐쩍 마른 사람은 조금만 눌러도 요추, 더 심하면 흉추까지 뱃가죽과 뼈가 맞닿아 있는 경우가 있다. 이런 사람에게 가운데 장기를 풀어 준다고 해서 누르면 장기는 위로 올라가지 않고 뱃가죽에 타박상만 입히게 된다. 따라서 온몸풀기도 정교하게 공부하지 않은 사람은 하지 않는 것이 좋다.

온몸풀기를 거의 마칠 때쯤 이 아주머니가 갑자기 화장실에 좀 다녀와야겠다고 하셨다. 화장실에 다녀온 후 본격적으로 방광을 풀기 시작했다. 이때 아주머니의 룸메이트가 화장실에 다녀오셔서 변을 어찌나 많이 보았는지 변기가 막혀 샤워기로 물을 뿌려 겨우 뚫었다고 말씀하셨다. 변비가 아주 심했던 모양인데, 온몸풀기로 장이 풀리니 며칠 동안 쌓여 있던 변이 한꺼번에 나온 것이었다. 나중에 이 아주머니를 다 풀어 주고 소변을 보려 화장실에 갔더니 필자의 속이 역할 정도로 그야말로 썩은 냄새가 진동을 했다.

그 룸메이트 아주머니는 이 아주머니가 전날 밤부터 그날 아침까지 겪어 온 상황을 설명해 주었다. 밤새 이 아주머니는 계속 화장실에 왔다 갔다 하느라 한잠도 못 잤다는 것이었다. 그러자 이 아주머니가 왜 그런지 설명을 해 주었다. 누워 있으면 오줌이 마려워 죽겠어서 화장실에 갔는데, 아무리 앉아 있어도 오줌이 나오지 않았다고 한다. 그러면 다시 침대로 돌아와 잠을 자려고 하는데, 또 오줌이 너무 마려워 다시 화장실에 가 앉아 있었다고 한다. 그래도 오줌은 또 나오지 않고. 이런 패턴이 밤새 반복되다 보니 한숨도 자지 못하게 되었다고 한다.

이 분은 참 심각한 상황이었다. 빈뇨는 오줌이 방광에 조금만 쌓여도 참지를 못해 자주 오줌을 누는 증세를 말한다. 요실금은 오줌이 어느 정도 쌓이면 자기도 모르게 오줌을 지리는 증세를 말한다. 그런데 이 아주머니는 빈뇨도 아니고 요실금도 아니었다. 오줌을 누고 싶다는 느낌은 강한데, 오줌을 누려고 하면 오줌이 전혀 나오지 않았다. 필자도 이때까지 이런 증세는 처음 경험해 보는 것이었다. 그래도 어쨌든 방광이 심하게 굳어 이런 증세가 나타나는 것이라는 몸의 원리에 대한 확신에 따라 이 아주머니의 방광을 풀어 드렸다.

 방광을 푸는 방법은 아주 간단하다. 사람의 방광은 치골 밑과 위에 걸쳐 가운데에 위치해 있다. 치골 밑이나 위 어느 곳을 눌러서 위로 올리면서 힘을 가해도 굳어 있던 방광의 근육은 풀리게 되어 있다. 그런데 치골 밑은 뼈의 구조 때문에 근육이 거의 눌러지지 않게 돼 있다. 그래서 방광을 풀 때는 치골 바로 위를 세게 누르면서 위로 올려주어야 한다. 그러면 굳어 있어 단단하던 방광이 부드럽게 풀린다. 또한 방광 부위가 아팠던 증세가 바로 사라진다. 통증이 사라지는 데는 시간이 걸리지 않는다. 풀리면 즉각 사라진다.

 그런데 이 날은 이상한 일이 발생했다. 분명히 방광을 다 풀었다고 생각했는데, 아직도 아픈 게 남아 있다고 했다. 그동안의 경험을 보면 당연히 통증이 다 가셔야 하는데, 아직도 조금 아프다고 했다. 곰곰이 생각을 하다가 드디어 원인을 찾아냈다. 앞쪽은 다 풀렸는데, 뒤쪽이 풀리지 않은 것으로 판단됐다. 그런데 방광 뒤쪽에는 엉치뼈(=천추)가 있기 때문에 뒤쪽에서 힘을 가해서 푸는 것은 불가능하다. 그래서 생각해 낸 것이 손가락을 더 깊숙이 찔러 방광의 뒤쪽까지 닿게 하는 것이었다. 이 판단은 맞았다. 힘을 더 세게 가하여 저 깊숙한 곳에 있는 방광 뒤쪽의 근육을 눌렀다. 이렇게 해서 방광 뒤쪽까지 노골노골하게 풀리자

이 아주머니에게서 방광의 통증은 다 사라졌다. 그러자 이 아주머니의 얼굴에 약간 화색이 돌았다. 거무튀튀하던 얼굴색이 조금은 밝아지는 모습이었다.

사람의 몸에 얼마나 이상이 있는지는 여러 가지로 알아볼 수 있다. 양방에서 검사하는 수치나 한방에서 하는 진맥으로도 알 수 있을 것이다. 그러나 좀 다른 방식으로도 알아볼 수 있다. 안색이나 목소리를 통해서다. 안색이 좋으면 목소리도 좋다. 목소리가 좋으면 안색도 좋다. 목소리가 좋다는 것은 소리가 안으로 기어들어 가지 않고 밖으로 튀어나온다는 것을 말한다. 안색이 좋다는 것은 얼굴의 색깔이 아플 때보다 밝게 빛난다는 것을 말한다. 안색이나 목소리가 좋아지는 데도 시간이 걸리지 않는다. 몸이 좋아지면 안색이나 목소리는 그 즉시 좋아진다. 몸의 상태가 어떻게 변했는지 바로 알 수 있는 것이다.

필자는 이 아주머니에게 점심 이후의 여행 프로그램은 단념하고, 그냥 호텔에 머물면서 운동을 하는 게 좋겠다고 말씀드렸다. 이 아주머니도 워낙 혼이 나서 그런지 그렇게 하겠다고 했다. 운동법은 '가슴펴기'였다. 그런데 운동에 필요한 도구가 마땅치 않아, 하는 수 없이 호텔에서 나오는 베개를 최대한 힘을 주어 꾹꾹 말아 등에 세로로 1자로 대고 누워 있게 했다. 최소한 30분 이상을 하면 몸이 전체적으로 많이 회복될 것이라는 설명도 해주었다.

그날 프로그램이 끝나고 저녁 때 돌아와 이 아주머니를 찾아 보니 얼굴에 생기가 돌고 있었다. 이 분의 심각한 방광염은 이제

다 풀린 것이었다. 이 분과는 그때가 처음 함께 여행하는 것이 아니었다. 몇 년 전에는 중국의 동북 3성에 같이 단체여행을 갔는데, 그때 이 분은 허리가 아파 고생을 했다. 그때는 필자가 허리를 풀어 주었다. 이번에는 여행 초부터 차 의자에 앉아 있는 자세가 다른 사람보다 특히 더 많이 구부러져 있는 것이 눈에 들어왔는데, 결국 이렇게 구부러져 있는 자세가 심각한 방광염으로 연결된 것이었다.

이 분은 완전 유기농법으로 농사를 짓고 있었는데, 일을 과다하게 했는지 몸이 너무 좋지 않아 휴식 겸해서 역사탐험 여행에 참여했다고 했다. 이후 이 분이 차 안에서 앉는 자세를 보니 전보다 상당히 펴져 있었다. 그리고 이 분은 여행이 끝날 때까지 탈 없이 잘 지냈다. 나중에 한국으로 돌아와서는 여행 때 참으로 고마웠다는 전화도 받았다. 이렇게 여행할 때도 몸을 펴고 해야 몸이 편해지는 것이다.

남자든 여자든 오줌을 자주 누게 되는 원인은 모두 똑같이 방광이 굳어 있기 때문이다. 그런데 빈뇨는 남자보다 여자에게 훨씬 더 많이 나타난다. 일반적으로 남자보다 여자가 더 자주 소변을 본다. 왜 그럴까? 이런 말도 안 되는 설명도 있다. 여자는 남자보다 요도(尿道)가 짧아 오줌을 참지 못해 그렇게 된다는 것이다. 분명히 남자의 요도가 여자의 요도보다 더 긴 것은 사실이다. 그런데 이건 말이 안 된다. 요도는 오줌이 지나가는 길일 뿐, 다른 역할을 하지는 않기 때문이다. 길이가 짧다고 해서 오줌이 더 자주 마려울 이유는 없다. 원인은 다른 데 있다. 원인은 여자의 방광이 남자의 방광보다 더 굳어 있기 때문이다. 그래서 오줌이 나오는 출구인 방광에서 요도가 시작되는 지점의 힘이 약해져 참지를 못하고 열리기 때문이다.

또 그 원인은 사람들이 일반적으로 생각하는 여자다운 자세 때문이다. 여자는 고개를 숙이고 눈을 내리깔고 공손한 자세를 취해야 한다고 생각한다. 여자도 그렇게 생각하고 있고, 남자는 여자가 그렇게 하지 않으면 건방지다고 생각한다. 그런데 이건 참 좋지 않은 자세이다. 남자들한테는 여자가 복종하는 자세를 취하니까 만족스러울지 몰라도 여자들한테는 몸을 망가뜨리는 자세이다. 몸을 구부리는 자세이기 때문이다. 몸을 구부리면 장기가 아래로 밀려 내려가 방광을 눌러 굳게 하는 것이다.

요즘에는 또 다른 원인도 추가됐다. 짧은 치마를 입게 된 것이다. 예전에 넓고 긴 치마를 입을 때는 다리를 좀 벌리고 더 편한 자세로 앉아 있어도 됐는데, 미니스커트를 입게 되면서 양 다리를 붙이고 앉아야 하게 됐다. 그렇지 않으면 가랑이가 벌어져 팬티가 보이고 야한 자세가 된다. 의자에 앉을 때나 방바닥에 앉을 때나 마찬가지다. 양 다리를 붙이면 허리는 구부러지고 양 어깨는 움츠러들게 된다. 몸 전체가 더 굽게 되는 것이다.

이런 자세를 하고 있으면 장기가 더 하수된다. 장기가 하수돼 소장이 아래 있는 방광을 누르면 방광이 굳게 된다. 무르디 무른 순두부 위에 판을 대고 돌멩이로 누르고 있으면 순두부보다 단단한 두부가 되는 것과 똑같은 이치이다. 남자들은 다리를 벌리고 어깨를 펴고 있어도 되는데, 여자들은 이런 자세를 하고 있으면 흉하게 보인다. 남자를 유혹하는 자세로 보이기 때문이다. 이런 것이 여자들에게 빈뇨가 더 많은 원인이 되고 있다.

여자든 남자든 몸을 펴면 빈뇨는 사라진다. 졸졸 조금씩 자주 보던 소변이 콸콸 시원하게 하루에 몇 번 보지 않아도 되는 소변으로 바뀌게 된다. 한 시간마다 한 번씩은 보아야 하던 소변이 서너 시간 만에 한 번만 보아도 되게 된다. 잔뇨감, 즉 소변을 보고 나서도 무언가 남아 있는 것 같은 약간 찝찝한 느낌까지도 사라진다. 몸을 펴면 이렇게 달라지는 것은 눌려서 굳어 있던 방광이 눌리지 않게 되어 부드럽게 풀리기 때문이다.

방광에 대해 설명을 하다 보니 좀 얘기가 길어졌다. 어쨌든 이 어머님은 운동을 하시기가 어려웠다. 필자가 알려드리는 운동을 하면 몸이 너무 아픈데, 어떻게 운동을 하시겠는가. 1주일에 두 번씩 가서 몸을 풀어 드렸다. 한 달간을 그렇게 했다. 오가는 데 2시간 이상, 몸을 풀어 드리는 데 1시간 이상 걸리니 힘이 많이 들었다. 한 달을 그렇게 해도 이 어머님은 식사할 때 팔을 움직이는 것 말고는 몸을 꿈쩍도 못하셨다. 간병인한테 얘기를 들어보니 식사는 맛있게 잘 하신다고 했다. 그나마 다행이었다. 입맛이 없어 식사를 하지 못하면 급격하게 체력을 상실하게 되기 때문이다.

이때 이런 고민을 하게 됐다. 이 어머님의 목숨을 연명하게 하는 게 맞는 것인가? 병원에서는 17년 전에 맞은 풍의 후유증 때문이라면서 다른 방법이 없다고 포기했는데, 필자가 이 어머님한테 조치를 취해 주지 않았다면 이 분은 기운이 없고 온갖 통증을 느끼다가 돌아가시게 될 수도 있다고 생각했다. 그것이 6개월이 걸릴지 1년이 걸릴지, 아니면 더 긴 시간이 걸릴지는 모른다. 사람이 원래 타고난 목숨, 즉 천수(天壽)라는 것에 대해 필자는 아직 모르고 있다. 어떤 사람이 얼마나 살다가 원래 가야 할 곳으로 돌아가야 하는지 모르고 있다. 다만 나이 들어서도 아프지 않다가 어느 날 갑자기 자기가 가야 할 곳으로 가게 되면, 그게 천수를 다하는 것으로 생각하고 있을 뿐이다.

이 어머님은 만 90세가 넘어 이미 돌아가실 때가 되었는데, 병원에서 산소호흡기로 억지로 연명시키는 것과 마찬가지 일을 필자가 하고 있는 게 아닌가 하는 의구심까지 들었다. 이건 생명윤리와 관련된 사항인데, 필자는 인간의 존엄성이 보장되는 상황에서 이루어지는 생명의 연장에 대해서는 찬성하지만, 존엄성이 훼손되는 상황에서 생명을 연장하는 것에 대해서는 반대하는 입장이다.

이 문제를 놓고 아드님인 선배와 논의를 했다. 선배는 무조건 고맙다고만 했다. 이만큼 잘 말씀하시고 정신이 돌아왔으니 아주 잘 된 일이라고 했다. 자식 된 입장에서는 당연히 부모님이 하루라도 더 사시고, 나아가 건강하게 사시기를 바랄 것이다. 필자가 그렇게 되는 데 어느 정도 역할을 했다는 것에 대해 선배는 진심으로 고맙게 생각하고 있는 것 같았다.

그런데 필자의 생각은 조금 달랐다. 이 어머님이 스스로 화장실에 가서 변을 보실 수는 있어야 한다고 생각했다. 그냥 누워만 있다가 돌아가신다면 이 분의 삶의 질이 얼마나 떨어지고 존엄성이 얼마나 훼손되겠느냐 하는 생각이었다. 물론 누워만 있어야 하는 것은 아니다. 옛날에는 몸져누워 있다가 돌아가셨지만 요즘은 휠체어에 앉혀 드리면 어쨌든 앉아서 생활할 수도 있게 되었다. 그러나 휠체어에 앉아 있는 것이나 누워 있는 것에 별 차이는 없다. 스스로 움직이지 못한다는 사실에는 변함이 없기 때문이다. 다행히 식사는 본인의 손으로 하시고 소변과 대변은 큰 문제 없이 보고 계셨다. 식물인간이라고 할 수는 없지만, 반은 식물인간인 셈이다. 그래서 이 어머님이 앉고 일어서실 수 있게 하기 위해 나름대로 애를 써 봤다.

그러나 이게 통 마음대로 되지 않았다. 1주일에 두 번씩 가서 몸을 풀어 드리고 운동을 하시게 했다. 이렇게 해도 몸을 옆으로 굴리지 못하셨다. 한 달 가까이 도움주기를 해도 몸을 꿈쩍하지 못하셨다. 이제 앉고 서게 하는 것을 포기하고 몸 아프지 않게 관리가 잘 되고 있는지만 확인하기로 하고 1주일에 한 번만 가기로 했다. 그런데 1주일에 두 번 가기로 한 마지막 날 다리를 풀기 위해 오금에 손을 넣고 좀 세게 꺾었는데, "아이고!" 하면서 몸을 반쯤 돌리셨다. 한 달 동안 다니면서 처음 보는 장면이었다. 아, 이러면 일어설 가능성도 있겠구나 하는 희망 섞인 생각이 들어 다시 한 달 동안 또 1주일에 두 번씩 다녀 보았다.

그러나 별 효과가 없었다. 이후에도 조금씩 몸을 움직이시기는 했지만, 그 이상은 진전이 없었다. 그래서 2013년 1월 초부터는 1주일에 한 번씩만 들르게 되었다. 그렇다고 해서 아무런 성과가 없는 것은 아니었다. 제일 큰 성과는 이 어머님께서 드디어 가슴펴기 운동을 받아들이고, 즐겁게 하시게 됐다는 것이다. 첫 한 달 동안은 운동할 때 괴로우신지 운동을 기피하셨다. 그래서 주로 몸을 풀어 드리는 데 집중을 했다. 그러나 언제까지나 계속 방문해 몸을 풀어 드릴 수는 없었다. 그런데 이 어머님이 스스로 운동을 하시게 됐다. 물론 팔· 손, 목을 제외하고는 몸을 움직이지 못하기 때문에 간병인이 도움을 주어 몸을 일으켜서 목베개를 등 밑에 대 주어야 했다. 그래도 이것은 큰 진전이었다.

몸펴기생활운동은 스스로 운동하는 데 중심을 두고 있다. 스스로 운동해서 스스로 몸을 펴고, 그럼으로써 근육을 풀어야 한다고 생각하고 있다. 그렇지 않으면 해결할 방도가 별로 없다고 보고 있다. 그런데 처음에는 이 어머님이 스스로 운동하실 수 없었다. 목베개를 등에 가로로 대고 누워 있기만 해도 엄청나게 고통스러웠다. 더군다나 세로로 등에 대고 누워 있는 '가슴펴기'는 통증이 너무 심해 도저히 할 수가 없었다. 어떻게 하면 이 어머님이 이 운동을 소화하게 할 수 있을까가 필자의 과제였다.

한편으로는 이런 생각도 해 보았다. 이런 분들을 가까이에 모시고 있으면서 매일 점검을 하고 운동법을 서서히 바꾸어 나가면 조금 더 효과를 볼 수 있지 않을까 하는 것이었다. 요양원이나 병원 같은 것을 만들어서 그곳에 머물게 하면서 점검을 하고 운동을 서서히 바꾸어 나가면 좋을 것 같았다.

그러나 이는 먼 훗날에는 가능할지 모르지만, 현재로서는 불가능한 일이다. 이 나라의 의료보건법은 전 세계에서 가장 폐쇄적인 체제를 가지고 있어 양방이나 한방을 제외하고는 그 어떤 방법도 불법이기 때문이다. 이렇게 불법으로 되어 있는 행위를 하면 바로 쇠고랑을 차게 된다. 돈을 받지 않으면 기소되지는 않는다고 하는데, 여하튼 검찰 지시 하에 경찰의 조사는 받게 돼 있다. "꿩 잡는 게 매"라고 하는데, 꿩은 별로 잡지도 못하는 양방과 한방이 자기들만 꿩을 잡아야 한다고 주장하고 있다. 자기들 외에 다른 사람이 꿩을 잡으려고 하면 큰 사고가 나게 될 수도 있기 때문에 자기들만 꿩을 잡아야 한다고, 그래서 꿩을 잘 잡는 매가 꿩을 잡으면 불법이라고 주장하고 있다. 참 고약한 일이다.

어쨌든 이 어머님에게도 운동과 관련해서 조금씩은 진전이 있었다. 첫 달에는 몸을 풀어 드리는 데 중점을 두었다면, 두 번째 달에는 몸을 풀어 드리는 것과 아울러 운동하시게 하는 것을 병행했다. 두 번째 달에는 운동을 하시게 하면 필자의 권유에 잘 따라 주셨다. 그런데 간병인 얘기가 필자가 없을 때는 잘 하지 않으려고 하신다고 한다. 귀찮아하신다고 한다.

대부분의 사람들이 세상을 뜨기 전에 극심한 통증에 시달린다. 그 이유는 죽기 전에 근육이 빳빳하게 굳기 때문이다. 가래가 쌓여 숨을 쉬기가 어려워져 엄청 고통스러운 경우도 많다. 예전에는 이럴 때 간병을 하는 사람, 주로 자식들이 목구멍에 손가락을 넣어 가래를 긁어냈는데, 요즘에는 기계로 가래를 흡입해서 빼낸다. 참 많이 편해진 세상이다. 이렇게 편해졌다고는 해도 망자는 세상을 뜨기 전에 엄청난 고통에서 완전히 벗어나지는 못한다. 고통이 조금 줄어들었을 뿐이다.

특히 말기 암 환자들은 엄청난 고통에 시달린다고 한다. 근육이 굳지 않고 부드럽게 풀려 있으면 통증에서 벗어나 편안하게 이 세상을 떠날 수 있게 된다. 이런 간단한 사실을 모르기 때문에 말기 암 환자들은 대부분 아편 성분의 주사를 맞고도 극심한 통증에서 벗어나지 못한 채 몸부림을 치다가 세상을 뜨게 된다.

이 어머님은 말기 암 환자가 아니었지만 쓰러져 한 달 동안 누워 있을 때 온몸에 극심한 통증을 느꼈을 것이다. 온몸이 어디 아프지 않은 데가 없었을 것이다. 필자가 정신없이 몰입하여 1시간 40분 동안 몸을 풀어 드린 것은 온몸이 굳어 있는 것이 손끝에서 느껴졌기 때문이다. 필자도 모르게 손이 어머님의 아픈 곳을 찾아가 풀어 드렸던 것이다.

세 번째 달에는 운동과 관련해서 조금 진전이 있었다. 이제는 손을 대서 몸을 풀어 줄 필요가 없게 됐다. 필자가 방문해서 하는 일은 운동을 하시게 하면서 운동만 해도 아프지 않게 된다는 것을 이해시키는 것이었다. 어디가 아프시냐고 물어보고 아프다는 부위를 손으로 좀 세게 누르거나 잡아 본다. 그러면 얼굴을 찡그리면서 아파하신다. 다음에는 운동을 하시게 한다. '가슴펴기'를 하시게 하는데, 대체로 30분 정도만 하면 통증이 거의 다 사라졌다. 통증이 거의 다 사라졌다는 것은 운동하기 전에 아팠던 부위를 운동하고 나서 똑같은 강도로 누르거나 잡아 보면 알 수 있다. 운동을 하고 나서는 하나도 아프지 않다고 하셨다. 굳어 있던 근육이 부드럽게 풀린 것이다.

이제는 이 어머님이 운동의 효과를 스스로 터득하시게 됐다. 이후로는 1주일에 한 번만 가서 운동을 하시게 하면서 몸 상태가 어떤지 점검만 하고 돌아왔다. 네 번째 달까지 이렇게 했다.

다섯 번째 달에는 2주에 한 번씩 가서 말씀하시는 거나 안색을 한 번 보고 돌아오게 됐다. 처음으로 2주 만에 다녀왔을 때는 안색이 해맑고 편안해져 있었다. 휠체어에 앉아 책을 보시고 있었다. 쓰러지기 전에 어머님은 그 연세에도 책을 좋아해 자주 책을 읽으셨다고 한다. 컨디션은 쓰러지기 전의 상태를 회복한 것이다. 양쪽 어깨와 위팔, 등을 만져 보니 좀 과장해서 얘기한다면 순두부처럼 부드럽게 풀려 있었다. 상체가 이런 상태가 되어 혼미하던 정신이 되돌아오게 되고, 그래서 다시 책까지 보실 수 있게 된 것이다.

간병인은 어머님이 하루에 '가슴펴기'를 30~40분씩 2~3회 하신다고 했다. 이 정도면 이제 어머님이 '가슴펴기' 운동에 완전히 적응하시게 된 셈이다. 그렇다면 돌아가시기 전에 크게 아프지는 않을 것이라는 생각이 들었다. 만족한 마음으로 돌아왔다.

그러나 한계 또한 크게 느꼈다. 원래 목표는 쓰러지기 전의 상태로 되돌려 놓는 것이었다. 그때는 지팡이를 짚고는 실내에서 걸으실 수 있었다고 했다. 그런데 그렇게 만드는 데 실패했다. 그 원인은 알고 있는데, 그 원인을 제거하는 데는 실패했다. 이 어머님은 일으켜 세우기만 하면 허리가 구부러졌다. 허리가 구부러지면 다리 근육이 굳어 다리에 힘이 들어가지 않게 된다. 그래서 서지를 못하고 주저앉는 것이었다. 어떻게 이 어머님의 허리를 세울 수 있을까 내내 고민했지만, 결국 포기하고 말았다.

간병인과 따님의 얘기에 의하면 누워 계시다가 휠체어에 앉히려고 일으켜 세우기 위해 안기만 해도 몸이 바짝 긴장을 하신다고 한다. 몸이 긴장하면 근육이 굳고, 따라서 다시 통증을 느낀다. 필자가 이걸 해결하려고 이러저러한 방법을 다 써 보았지만 소용이 없었다. 필자의 한계였다. 앞으로 더 연구를 해서 이런 문제까지 풀어야 하는 과제를 안게 되었다.

지금 우리는 어디까지 와 있는 것일까? 그리고 다음에는 어디까지 갈 수 있는 것일까? 우리가 풀어야 할 숙제라고 하지 않을 수 없다.

(2013. 3. 21.)

 ## 가장 힘들었던 도움주기

　재작년 여름에 흥사단에서 주최하는 역사탐방 프로그램에 참여하게 됐다. 일제강점기에 만주에서 치열하게 벌어졌던 우리 선조들의 독립운동과 관련이 있는 장소를 찾아다니는 프로그램이었다. 명동학교, 해란강, 안중근 선생이 이토 히로부미를 저격한 하얼빈 역, 청산리와 봉오동 전투 지역, 안중근 선생 등 수많은 독립투사들께서 투옥당해 고문을 받으면서 고생하시며 살던 뤼순(여순)감옥, 당시 영국에 대해 한국과 비슷한 처지에 있던 아일랜드 사람으로서 한국인들에 대해 동정심을 가지고 우리 독립투사들에게 물심양면으로 도움을 아끼지 않았던 조지 쇼의 이륭양행(怡隆洋行) 터, 마루타로 알려지게 된 그 악랄한 일본인 731부대(여기에는 마루타로 죽은 사람의 시체를 태우던 소각로 건물이 아직 반 이상 남아 있어 모골이 송연하게 한다) 등 선조

들의 피 맺힌 절규와 일제의 만행이 뼛속 깊이 느껴지는, 그야말로 살아 있는 역사의 현장을 찾아다니면서 몸으로 체험하는 12박 13일의 여행 프로그램이었다.

이 프로그램에 학교 다닐 때 같은 서클에서 활동하던 선배 한 분이 동행하였다. 당시, 그러니까 유신독재 시절에는 고려대학교에서 도산(島山: 안창호 선생의 호)연구회라는 이름으로 활동을 했는데, 학교(실은 중앙정보부일 것임)에서는 불온 서클이라 딱지를 붙여 학교에 등록된 서클로서 공개적으로 활동하지는 못하고 지하(?)에서 모임을 갖는 처지였다. 그때의 곤경 때문은 아니었던 것 같고, 어쨌든 지금은 선후배가 돈독하게 정으로 뭉쳐 석산회(石山會)라는 이름으로 자주 모임을 갖고 식사도 하고 술도 마시고 있다. 아마도 작년에 칠순이 된, 이 모임에서 연배도 제일 높고 또 대장 격인 선배 한 분이 지극정성으로 후배들에게 배려도 해 주고 밥도 사 주고 하는 것이 이 모임이 잘되는 원인일 것으로 여겨진다. 이 모임의 한 선배 분이 이 프로그램에 참여하고 있었던 것이다.

이 선배의 자세를 보니 나로서는 이 선배가 아직까지 몸에 큰 고장 없이 살아가고 있는 것이 이상하다는 느낌이 들 정도로 구부러져 있었다. 조폭의 자세 바로 그것이었다. 어깨는 잔뜩 움츠리고 고개는 푹 숙이고 있었다. 목은 자라목이 돼서 짧고 두툼했으며, 위팔은 정상적인 사람보다 두 배는 굵은 것 같았다. 일반 사람의 눈으로 보면 근육이 잘 발달해 있으니 건강한 사람이라 생각했을지 모르겠지만, 내 눈에는 아직까지 큰 탈 없이 살아왔다는 것에 대해 의아해할 정도로 굽은 자세를 하고 있었다.

그래서 이 선배한테 얘기했다. "형, 그런 자세로 살면 언젠가 몸에 큰 탈이 날 겁니다. 자세를 펴야 합니다." 그러나 이 선배는 내 얘기가 전혀 귀에 들어오는 것 같지 않았다. 아마 속으로 이렇게 생각했을 것이다. '자식, 지가 뭘 안다고 쓰잘 데 없는 소리나 하고 있어. 나는 건강하게 잘 살고 있는데.' 이 선배는 매주 테니스를 치고 있다고 자랑했다. 자기 건강의 비결이라고. 그 격한 운동을 50대 후반에 하고 있으니, 자신은 건강하다고 생각하더라도 무리는 아니었을 것이다.

역사탐방에서 돌아오고 1년 2~3개월쯤 지났을까, 정확한 날짜는 기억이 나지 않는다. 현재도 그렇지만 오래 전부터 이 모임은 정기적으로 열리고 있었다. 이 날 이 선배가 올 것인데 몸이 상당히 좋지 않으니, 한번 와서 좀 도와주라는 연락이 동기생한테서 왔다. 옆에 앉아 식사를 하면서 몸을 풀어 드렸는데, 예상대로 어깨와 등, 팔이 돌덩어리처럼 굳어 있었다. 웬만한 정도면 옆에 앉아서 풀어 주어도 거의 다 풀리는데, 이 선배한테는 잘 통하지 않았다. 그래서 나한테 한번 찾아오시면 좋겠다고 얘기를 했다. 온몸풀기부터 시작해서 영역별, 부위별로 정밀하게 풀어야지, 이 선배한테는 이렇게 앉아서 푸는 것에는 한계가 뚜렷했기 때문이다.

그리고 나서 한두 달쯤 지났을까, 토요일이었다. 아침에 이 선배한테서 전화가 왔다. 오늘 좀 찾아가도 되겠냐는 것이었다. 아파 죽겠다는 것이었다. 선배가 아파서 찾아오시겠다고 하는데, 오지 말라고 할 이유가 있겠는가.

11시쯤 형수와 함께 오셔서 하시는 말씀. "그때 네가 몸을 만지는데, 하도 아파서 또 그렇게 아프게 할까 봐 너한테 올 엄두가 나지 않았다. 그런디 이제는 더는 못 참겠어서 이렇게 왔다. 3일 동안 하도 아파서 잠을 못 잤다. 소파에서 웅크리고 앉아 잠시 눈을 붙였을 뿐이다. 어떻지 좀 해 봐라."

누워 보시라고 했다. 그런데 내가 그동안 한 번도 보지 못했던 이상한 광경이 펼쳐졌다. 잘 눕지도 못하는 것이었다. 용을 써서 겨우 눕는 자세가 나오기는 했는데, 뒤통수가 바닥에 닿지 않는 것이었다. 누워서 하시는 말씀. "아이구, C발." 머리가 바닥에서 떠 있는 상태에서 목이 너무 아픈 것이었다. 이후 이 선배하고 몇 번 더 만나서 도움을 드렸는데, 심하게 아플 때면 "아이구, C발"이라는 소리가 저절로 나오는 게 이 선배의 본능적인 반응이었다. 어쨌든 목이 아파 머리를 바닥에 대지 못해서, 목베개를 머리에 받치고 눕게 했더니, 이제는 괜찮다고 했다. 그동안 만 명 이상은 사람들의 몸을 보아 왔는데, 이렇게 머리가 바닥에 닿지 않는 사람은 처음 보았다.

이후 사투가 벌어졌다. 손으로 하는 온몸풀기 1단계를 하고 있는데, 이 선배가 "그만, 그만!" 하고 소리를 지르는 것이었다. 그리고 "아이구, C발" 하는 소리가 자동으로 튀어나왔다. 동작을 멈추고 왜 그러느냐고 물어보았다. 선배 왈, "등 가운데로 전기가 찍찍 하면서 흐르는데, 이건 고압선이야, 고압선. 도저히 못

참겠어." 온몸풀기 1단계를 하면서 어깨나 등, 배, 심지어 머리까지 아프다고 하는 사람은 많이 보았지만, 다들 참을 만은 하다고 했고, 그리고 이 동작을 계속하다 보면 조만간 그런 통증은 사라졌다. 그런 통증이 사라질 때까지 계속해서 온몸풀기 1단계를 하면 되는 것이었다. 그런데 이 선배는 사정이 달랐다. 고압선이 흐른다고 하니 어쩌겠는가. 계속해서 이 온몸풀기를 해서는 안 되는 것이었다. 상대방이 감당하지 못할 만큼 통증을 느낄 때는 우선 그 방법을 중지해야 한다. 계속해서 그 방법을 쓰게 되면 상대방은 그 통증 때문에 거부감을 갖게 되고, 결국은 몸펴기생활운동에 대해서도 불신하게 되기 때문이다.

이럴 때는 돌아서 가야 한다. 우회로로 가게 되면 시간은 더 많이 걸리지만, 결국은 도달해야 할 지점에는 도달할 수 있기 때문이다. 손가락부터 잡기 시작했는데, 이것도 장난이 아니었다. 손가락을 뽑을 때 "또독, 또독" 하는 소리가 잘 나면 팔과 어깨, 등까지도 큰 이상은 없는 것이고, 이런 소리가 잘 안 나면 손가락부터 팔, 어깨, 등, 목까지 '근육의 줄기'를 따라 이상이 있는 것이다. 이 선배한테서는 거의 모든 손가락에서 소리가 나지 않았다. 이럴 때는 손가락을 좌우로, 그리고 뒤로 꺾으면서 풀어주어야 한다. 이렇게 했더니, 연발해서 "아이구, C발" 하는 소리가 터져 나왔다.

참으로 난감한 상황이었다. 도움주기를 하면서 이런 사람은 처음 봤다. 광화문에서 '배운 대로가 아니라 본 대로' 하는 방법을 쓰면서 실수도 많이 했고 실패도 많이 했다. 이 때문에 스트레스도 많이 받고 고민도 많이 했다. 참으로 어려운 시절이 있었다. 그러나 나 나름대로 이론과 방법, 기술을 정립한 이후로는 실패하거나 실수한 적이 그렇게 많지 않다고 생각해 왔다. 그런데 이 선배한테는 통하지 않았다. 그래도 어쨌든 상황은 타개해야 했다. 이번에는 등 쪽의 척추세움근을 잡기 시작했다 한 번씩 잡을 때마다 "아이구, C발" 하는 소리를 연발했다. 그래도 다행히 잘 아는 선배이기 때문에 때려치우고 나가지는 않았다. 이렇게 크게 통증을 느끼면 "나, 안 해!" 하고 자리를 박차고 나갔을 텐데, 선후배라는 끈끈한 연이 있어서 그런지 이 선배는 잘 참아 내고 있었던 것이다.

어느새 1시 가까이가 됐다. 나는 지칠 대로 지쳤고 배도 고팠다. 도움주기라는 것이 노동 강도가 센 '노가다', 즉 강한 육체노동과 같은 것이어서 한두 시간 세게 하고 나면 힘이 쭉 빠지게 돼 있다. 이제 힘이 거의 소진돼 더 이상 도움주기를 계속할 수 없는 지경이 됐다. 이 선배도 거의 두 시간 동안 통증을 참아 냈으니 나와 마찬가지로 힘이 빠져 있을 것이었다. 통증을 느끼면 심장이 더 빨리 뛰고 숨도 더 빨리 쉬게 되는데, 이는 혈액을 빨리 순환시켜 그 통증을 스스로 해결하려고 하는 몸의 자구적인 반응이다. 거의 두 시간의 통증, 그러니 이 선배도 얼마나 힘이 들었겠는가.

밥을 먹고 계속하자고 했다. 식사를 하고 돌아와 또 두 시간 정도 이 선배와 나는 사투를 벌였다. 손가락, 팔, 어깨, 등, 목을 잡아 주었다. 그래도 이 선배의 몸은 제대로 풀리지 않았다. 이제 내게는 더 이상 이 사람의 몸을 잡아 줄 힘이 없었다. 보통은 한 번이면 됐는데, 이 선배한테는 통하지 않았다. 그러나 한 번에 안 되면 두 번, 두 번에 안 되면 세 번, 더 나아가 열 번, 스무 번이라도 해서 몸의 이상을 해결해 주어야 한다고 나는 생각해 왔다. 그래서 선배한테 얘기했다. "형, 다음에 다시 오시지요. 형 몸이 워낙 굳어 있어 몇 번 더 풀어 주어야 할 것 같아." 선배도 동의했다. "거의 1년 가까이 아팠던 몸인데, 한 번에 되겠냐." '가슴펴기'와 '와불운동' 자세를 가르쳐 드리고, 이 운동 열심히 하라고 당부하고 다음 주에 다시 보기로 했다.

다시 보았을 때 몸은 조금, 아주 조금, 손톱 끝만큼만 좋아져 있었다. 운동 열심히 하셨냐고 물어보았더니, 우물쭈물하면서 조금 했다고 대답하셨다. 이런 경우 그동안의 경험을 종합해 보면 거의 운동을 하지 않았다는 것은 불을 보듯 뻔하다. 1주일이라도 알려 준 운동을 열심히 했다면 그래도 몸은 많이 바뀌어 있었을 것이다. 부정맥으로 맥이 빠져 목소리가 완전히 기어 들어가던 사람도 1주일 정도 와불운동을 열심히 하고 오면 목소리가 살아나서 밖으로 튀어나온다. 몸이 펴져 웬만큼 기운을 회복한 것이다.

이 날도 "아이구, C발" 하는 소리를 들으면서 두 시간 동안 사투를 벌였다. 지난번과 차이가 있다면 온몸풀기를 할 때 "그만해!" 하는 소리를 듣지 않게 됐다는 정도였다. 그리고 이 날은 온몸풀기를 해 주고 나서 본격적으로 흉추 극돌기 위와 등 쪽의 척추세움근을 풀어 주기 시작했는데, 흉추 극돌기 위를 풀어 줄 때 팔부터 손까지 고압의 전기가 흐른다고 했다. 그래도 견딜 만은 하다고 해서 이 부위를 집중적으로 풀어 주었다. 목 바로 아래에 있는 호두알부터 아래로 내려가면서 풀어 주었는데, 처음에 잡을 때는 흐르던 고압의 전기가 점차 사라져 드디어는 괜찮다는 얘기까지 듣게 됐다. 그러나 이것만으로는 아직 멀었다. 도대체 얼마나 해야 되는지 가늠할 수 없었다. 그래서 어쨌든 다음 약속을 하고 헤어졌다.

다음에 만났을 때는 이 선배가 조금 자랑을 늘어놓았다. 이제 누울 때 뒤통수가 바닥에 닿아도 별로 목에 통증을 느끼지 않는단다. 이것만 해도 큰 진전이라고 할 수 있다. 그리고 심한 통증을 느낄 때 "아이구, C발"에서 "아이구, C"로 소리가 바뀐 것도 진전이라면 진전일 수도 있다. 이 선배와 나는 '발'자가 없어졌다며 함께 박장대소를 했다. 그러나 흉추 극돌기 위를 잡을 때 팔부터 손까지 고압선이 흐르는 것 같은 느낌은 좀 약해지기는 했지만 여전하다고 했다. 아직도 먼 여정이 남아 있는 것 같았다.

다음에 만났을 때는 "아이구, C"에서 'C'자가 빠지고 "아이구" 소리만 했다. 통증이 많이 줄어들었다는 얘기다. 흉추 극돌기 위를 잡을 때 흐르던 전기의 강도가 많이 줄어들었다고 했다. 11개월 정도 계속되던 오십견도 사라져 이제는 양손을 뒤로 돌려서 잡을 수 있게 됐다고도 했다.

마지막으로 만났을 때는 "아이구" 소리도 나오지 않았다. 전기도 흐르지 않는다고 했다. 이제 왼쪽 팔과 목, 등, 어깨의 통증은 다 사라진 셈이었다. 오른쪽 팔을 잡아 보았더니 이제는 아프지 않던 오른쪽 팔이 더 딱딱했다.

이 선배한테 얘기했다. "형, 이렇게 다섯 번이나 내게 온 사람은 형이 처음이야. 이제 운동 좀 하셔야지요." 이 선배는 새로 시작되는 금요 기초반에 나와서 운동하겠다고 약속했다. 그러나 이 선배는 금요일에 나오지 않았다. "똥 누러 들어갈 때와 밑 닦고 나올 때 마음이 다르다"는 말이 있는데, 역시 그랬다. 아플 때는 운동해서 다시는 아프지 않게 하겠다는 마음이 간절하겠지만, 안 아파지면 그런 마음은 봄눈 녹듯이 사라진다. 그런 사람들을 하도 많이 경험해 보아서 잘 알고 있다. 혹시나 했는데, 역시나였다.

한 달쯤 지났을까, 일요일 저녁 9시가 좀 안 된 때였다. 사무실에 나와 일을 보고 집에 들어가려고 하던 차였다. 나는 성인 남자들이 대개 그렇듯이 TV에서 다른 것은 보지 않아도 대하드라마만은 거의 빠지지 않고 본다. 당시 KBS에서는 9시 40분에 '근초고왕'을 방영하고 있었다. 이 드라마를 보기 위해 집으로 가려고 일어서던 차였다.

그런데 전화가 왔다. 그때 그 선배였다. 허리가 아파 죽겠다는 것이었다. 그러면 내일 보자고 했더니, 내일은 중요한 일정이 있어서 오늘 보아야겠다고 했다. 그러면 빨리 오라고 했더니, 일어서지도 못하는데 어떻게 가겠냐는 것이었다. 택시비 줄 테니 빨리 오라고 한다. 선배의 말씀이니, 안 따를 수도 없고. 하는 수 없이 부랴부랴 택시를 타고 여의도에 있는 이 선배의 아파트로 찾아갔다.

도착해서 보니 의자에 앉아 식사를 하고 있었다.
"아니, 일어서지도 못한다고 하시더니……?"
"야, 겨우 일어나서 밥 먹고 있는 거야."

이 선배가 식사를 마치니, KBS에서 막 '근초고왕'을 시작하고 있었다. 커피 한 잔 마시면서 느긋하게 이 드라마를 즐겼다. 집에 가서 볼 드라마를 이 선배의 집에서 보게 된 것이다. 이 선배도 이 드라마를 좋아한다고 하여 같이 보았다.

그런데 이 선배는 정말로 문제였다. 저번에 목과 어깨, 팔이 아플 때도 그랬지만, 한번 아프면 보통 아픈 게 아니다. 근육이 굳어 있는 정도가 보통 사람보다 너무 심했다. 마치 돌덩어리를 만지는 것 같았다. 허리 아픈 정도야 누구든 아무리 많이 걸려도 1시간이면 충분한데, 이 선배하고는 무려 3시간이나 진땀을 흘리면서 혈투를 벌여 겨우 해결했다. 밤 10시 반에 시작해서 1시 반에야 일을 끝냈다. 일을 다 처리하고 나니 내가 진이 다 빠졌다.

이로부터 2주쯤 지났을까. 산회 모임이 있어 나갔더니, 한 친구가 이 선배 얘기를 했다.
"네가 한밤중에 그 선배 집에 가서 허리를 잡아 주었다며? 얘기 들었어."
"야, 말도 마라. 3시간이나 진땀을 뺐어. 이 선배는 한번 굳으면 왜 그렇게 심하게 굳는지 모르겠어."

"야, 그게 당연하지. 그 선배 자세를 봐. 구부정하지. 우리 아는 사람 중에는 그 선배보다 더 구부정한 사람은 없을 거야."

맞다. 이 친구 말이 맞다. 워낙 구부정한 데다 테니스처럼 격한 운동을 하니 근육은 크게 발달해 있으면서 굳어 있었을 것이다. 늘 통증을 달고 살았을 것이다. 이 선배는 1년 365일이 아니라 1년 366일 술을 드신다고 했는데, 늘 통증이 있으니 진통제로 술을 들고 있었을 것이다. 그러면 통증을 잊고 살 수 있었을 테니까. 이런 상태에서 한번 삐끗하면 갑자기 근육이 빠짝 긴장하면서 그렇게 심하게 굳었을 것이다. 그러니 도움주기를 할 때도 그렇게 힘들었을 것이다.

(2011. 07. 21.)

 ## 참 기분 좋은 날

　며칠 전 여주에 다녀왔다. 10년 전 양 다리에 마비가 와 휠체어 생활을 해 온 한 여자분의 상태를 점검하기 위해서였다. 이분은 아직도 걷지는 못하고 있었다. 그러나 하반신 마비에서는 벗어나 있었다. 이것 때문에 참 기분 좋은 날이 되었다. 5일 만에 왼쪽 팔과 다리의 마비에서 벗어난 남자분의 사례에 대해 글을 쓴 적이 있다. 그때도 기분이 좋았지만 이번에는 기분이 더 좋았다. 그 남자분은 마비가 온 지 3일밖에 되지 않은 상태에서 필자와 만나 쉽게 풀렸지만, 마비 된 지 10년이나 되는 사람이 이에서 벗어날 수 있을지는 미지수였다. 그런데 이번에 가능성을 보았다. 그러니 어찌 기분이 더 좋지 않겠는가.

　작년 8월 초 이 여자분을 처음 만났다. 그때는 마비에 대해 잘 알지 못했다. 막연하게 근육이 굳어서 마비가 오는 것이라고 생각했다. 실제로 안면신경마비나 다리에 마비감이 있는 사람은 굳어 있던 근육이 풀리면 마비감이 사라졌다. 그 정도로 단순하게 생각하고 이 여자분을 방문했다. 다만 10년이나 되었다 하니 이런 분도 근육이 풀리면 마비가 풀릴 수 있을까 하는 의구심은 가지고 있었다. 어쨌든 한번 부딪쳐 보자고 생각했다.

그런데 상황이 너무 달랐다. 그동안 마비감이 있는 사람은 마비감이 있는 부위를 세게 누르거나 잡으면 너무나 아파했는데, 이 여자분은 양 다리나 발바닥 등 어디든 아무리 세게 누르거나 잡아도 하나도 아프지 않다고 했다. 그리고 마비감을 느끼는 사람은 그 부위가 딱딱하게 굳어 있었는데, 이 여자분의 근육은 굳어 있기는 했지만 그렇게 딱딱하게 굳어 있지는 않았다. 처음 닥치는 일이라 참으로 당황하지 않을 수 없었다.

이 여자분에게 솔직하게 말했다. 처음 경험해 보는 것이라 나을 수 있다고 장담은 못하겠지만, 한번 같이 연구를 해 보자고. 그리고 가슴펴기를 40~50분 정도 하게 하고 나서 양 다리에서 통증을 느끼는지 점검을 해 보았지만, 처음과 똑같이 하나도 아프지 않다고 했다. 가슴펴기를 40~50분 정도 하면 근육은 많이 풀린다. 그럼에도 불구하고 운동하기 전과 마찬가지로 하나도 아프지 않다고 하였다. 왜 그런지 곰곰이 생각을 해 보았다.

이때야 실제로 마비되어 있을 수도 있고 마비감을 느끼는 증세가 있을 수 있다는 것을 알게 됐다. 이 두 가지는 판이하게 다른 것임을 알게 됐다. 어떤 한의사는 마비감이 있는 사람에게 완전 마비가 될지도 모른다는 얘기를 한다고도 하는데, 그런 게 아니다. 마비감이 있는 사람은 근육이 풀리면 마비감이 사라지는데, 실제로 마비가 온 사람은 근육이 어느 정도 풀린다고 해서 감각이 돌아오는 것은 아니다. 이걸 어떻게 해결해야 하나?

이때 이렇게 생각했다. 어딘가 신경이 꽉 막혀 있어 두뇌와 거의 소통이 되지 않아 감각이 없을 것이다. 어딘지는 모르겠지만 몸을 쭉 펴면 눌러서 꽉 막혀 있던 신경도 뚫릴 것이다. 필자로서는 일종의 가설을 세운 셈이다. 이 가설이 맞는지 틀린지는 실제 경험을 통해 판가름날 것이다. 이런 필자의 가설에 대한 실험은 이 여자분에게는 참으로 미안한 일이었다. 확신이 서지 않은 가설을 적용해 보는 것이었기 때문이다. 그래도 어떻게 하겠는가. 10년 동안이나 이 병원, 저 병원, 대체의학 할 것 없이 안 해 본 것 없이 다 해 보아도 해결할 수 없었는데, 필자가 세운 가설이 맞는다면 해결의 실마리라도 찾을 수 있지도 않겠는가.

한 술 밥에 배부르랴 10년의 세월 동안 이렇게 살았는데, 이게 금방 풀리겠는가. 가슴펴기를 열심히 하라고 했다. 더 오래, 더 많이 할수록 좀 더 빨리 효과를 볼 수 있을 것이라는 부탁의 말씀도 드렸다. 그리고 한 달 후에 다시 방문해 상태를 점검해 보고 상태에 따라 운동법도 조정해 드리겠다고 약속드렸다.

돌아오는 길에 남편분에게 사연을 들었다. 10년 전에 이 증세가 나타났을 때 병원에서는 수술을 권했다고 한다. 보통 교통사고 시에 마비증이 많이 오는데, 그런 일은 없었다고 얘기 들었던 것으로 기억된다. 그런데 병원에서 수술을 권할 때 이 여자분은 임신 중이었다. 그런데 의사는 수술을 해도 나을 수 있는 확률은

반 정도이고, 낫는다고 장담하지는 못하겠다고 얘기했다고 한다. 더구나 수술을 하면 태아가 위험할 수도 있다고 얘기했다고 한다. 낫는다는 보장도 없고 애가 위험할 수도 있다고 하니 수술을 포기할 수밖에 없었다고 한다.

이후 안 해 본 치료가 없었지만 큰 효과는 보지 못했다고 한다. 제일 효과를 본 것은 대전의 한 대체의학 방법을 쓰는 곳에서 치료를 받으면서였다고 한다. 이 대체의학을 하는 곳 근처에 지하방을 얻고 몇 달간 치료를 받았다고 한다. 막대기로 마비가 된 다리를 막 때리는 방법이었다고 한다. 길게는 두 시간 정도를 때렸다고 하는데, 그래도 이 여자분은 꿋꿋이 참아 냈다고 한다. 이 남편 분이 얼마나 아픈지 알아보려고 본인도 한번 맞아 보았다고 한다. 몇 대를 맞으니 너무 아파 그만 때리라고 했다고 한다.

이때 이 남편 분은 '이 여자 참 독종이구나'라고 생각했다고 한다. 그러나 지금 생각해 보면 이 여자분이 그렇게 독종은 아니었던 것 같다. 감각이 없으니 아무리 때려도 통증을 느끼지 못했을 것이다. 감각이 살아 있던 남편은 몇 대만 맞고도 지독한 통증을 느꼈겠지만, 이 여자분은 신경이 꽉 막혀 통증을 느끼지 못하니 두 시간 동안 맞아도 참아 낼 수 있었을 것이다. 어쨌든 이때는 조금씩은 걸을 수 있었다고 한다.

이후 상태가 좋아지면 조금씩 걸을 수 있게 되었다가, 상태가 나빠지면 거의 걷지 못하게 되었다고 한다. 필자가 이 여자분을 처음 방문했을 때는 남편 분의 얘기에 의하면 최악의 상태는 아니라고 했다. 더 악화되지 않고 이 상태만 유지할 수 있기만 해도 다행이라고 생각한다고 얘기했다. 그런데 그때의 상태는 양 다리에 아무런 감각도 없는 정도였다.

한 달 후쯤 다시 방문했다. 그 전에 여러 가지로 궁리해 보았다. 어떻게 하면 이 숙제를 풀어 낼 수 있을까? 그런데 필자에게 큰 단점이 될 수도 있고 장점이 될 수도 있는 사고가 있는데, 그것은 4년 전에 책을 낼 때 제목으로 써 먹었듯이 "몸 펴면 살고 굽으면 죽는다"는 생각이다. 지금까지 이런 생각으로 사람의 몸에 접근했을 때 대체로는 해결이 되었지만, 안 되는 것도 많았다. 안 되는 것은 암이나 아주 오래 된 당뇨가 있을 때처럼 이미 망가져 있는 장기를 회복시키거나 아주 심각하게 진행된 정신질환을 원상태로 돌려놓는 것이었다. 이에 대해서는 나중에 자세하게 논의하기로 하겠다.

이리저리 궁리를 하다 보니 결국 내린 결론은 더 강력하게 몸 펴는 운동을 하게 해 보자는 것이었다. 송충이는 솔잎을 먹고 산다고 하는데, 필자의 사고는 결국 몸을 펴는 데로 가는 것이었다.

두 번째 방문했을 때 조금이라도 감각이 돌아왔는지 점검을 해 보았다. 처음 방문했을 때와 똑같이 양 다리에 아무런 감각도 없었다. 이 여자분은 필자가 알려드린 가슴펴기 운동을 정말로 열심히 했다고 했다. 한 달 동안 열심히 운동을 했는데도 감각은 전혀 돌아오지 않은 것이다.

그래서 그동안 궁리했던 대로 좀 더 강력한 가슴펴기를 하도록 해 보았다. 좀 더 강력한 가슴펴기란 간단한 것이다. 책이나 나무,

접은 수건 같은 것을 밑에 놓고 그 위에 목베개를 얹어 놓고 하면 된다. 이렇게 하면 높이가 조금 더 높아지는데, 이런 높이의 차이가 운동의 효과에는 큰 차이를 나타내게 한다. 몸을 조금 더 펴게 해 주기 때문이다. 몸을 조금 더 펴 주게 한다고 얘기했지만, 조금 더 펴 주게 하는 것과 조금 덜 펴 주게 하는 것은 많이 과장해서 얘기하자면 하늘과 땅만큼 차이가 난다고 할 수 있다.

좀 높게 가슴펴기를 하기 전에 엄지 라인의 발바닥을 아주 세게 잡아 보았다. 이곳을 세게 잡았을 때 통증을 전혀 느끼지 않는 사람은 거의 없다. 그런데 이 여자분은 하나도 아프지 않다고 했다. 신경이 전혀 통하지 않는 것이었다. 그리고 좀 더 강한 가슴펴기를 40분 정도 하게 하고 다시 그 부위를 세게 잡아 보았다. 이번에는 조금 아프다고 했다. 감각이 조금 돌아온 것이었다. 가능성이 보였다. 신경이 트일 가능성이 보인 것이었다.

필자는 가능성이 보여 기분이 아주 좋았는데, 당사자는 어떤 사태가 발생했는지 알아차리지 못하고 무덤덤한 것 같았다. 이것은 필자에게는 일대 사건이었다. 남이 보기에는 필자의 무식한 생각, 몸을 펴면 꽉 막힌 신경도 트일 수 있다는 가설이 다는 아니지만 일부는 입증이 되는 순간이었다. 다 입증이 되려면 이 여자분 다리 어디를 세게 누르거나 잡아도 심한 통증을 느끼는 상태가 되어야 한다. 그때 당시에는 거기까지는 가지 못했다. 그래서 일부는 입증되었다고 하는 것이다.

이로부터 6개월쯤 후 이 여자분에게서 전화가 왔다. 낮에는 괜찮은데 밤에 잘 때면 자꾸 다리가 오그라들어 자주 깨기 때문에 잠을 자는 것이 불편하다고 했다. 이때 직감한 것은 마비가 많이 풀렸구나 하는 것이었다. 그래도 직접 확인을 하고 다음 대안을 마련해 주는 것이 중요하다는 생각이 들었다. 그래서 다시 방문을 했다. 이 분의 다리 근육을 여기저기 세게 잡아 보니 상당한 정도로 통증을 느끼고 있었다. 상당한 정도로 마비가 풀린 것이었다. 상당한 정도로 감각이 되돌아온 것이었다.

시누이의 말을 들어 보니 그동안 많이 좋아지는 것 같다가 다시 나빠졌다고 하셨다. 이때 필자가 내린 결론은 이러했다. 조금 강도 높게 지속적으로 가슴펴기를 한 결과 몸이 펴지면서 마비는 상당한 정도 풀렸으나, 마비가 풀려 감각이 되살아나면서 통증을 느끼게 되었다. 그렇다면 이제는 통증을 느끼지 않게 하는 것이 중요하다. 그래야 걸을 수 있게 된다.

대부분의 사람들이 일어서지 못하거나 걷지 못하는 것은 다리나 허리가 아프기 때문이다. 더 움직이면 아프니까 아프지 않은 범위 내에서만 움직이려고 한다. 오십견이 있는 사람이 어깨를 위로 올리지 못하거나 뒤로 젖히지 못하는 것도 똑같은 원인 때문이다. 더 올리거나 더 뒤로 젖히면 지독한 통증이 엄습한다. 그래서 아프지 않은 범위 내에서만 팔을 움직인다. 다리를 절뚝이면서 걷는 것이나 지팡이를 짚고 걷는 것도 같은 원인 때문이다. 물론 소아마비 등의 다른 원인도 있겠지만, 그렇게 걸으면 통증이 훨씬 더 경감되기 때문이다.

그러나 실제로 마비가 된 사람은 이와는 다른 원인 때문에 움직이지 못하게 된다. 드뇌에서 이렇게 움직여라, 저렇게 움직여라 아무리 지시를 내려도 그 지시는 마비가 있는 곳에는 전달되지 않는다. 이럴 때 근육은 거의 힘을 쓸 수 없게 된다. 감각도 거의 없어지게 된다. 필자가 이 여자분을 처음 만났을 때 이 분은 그런 상태에 있었다.

그런데 이제 양 다리에서 통증을 느끼고 있으니 감각이 상당한 정도 살아난 것이다. 시누이의 말대로 좋아지는 것 같다가 다시 나빠지는 것 같았다면 그 원인을 찾아내야 했다. 필자는 그 원인을 감각이 살아서 돌아오고 있기 때문이라고 보았다. 감각이 없을 때는 다리가 오그라들지도 않았다. 그런데 감각이 살아나면서 통증을 느끼게 되고, 그래서 본능적으로 통증에서 벗어나기 위해 다리가 오그라들었다. 이건 굉장히 중요한 사실이다. 다리가 많이 좋지 않은 사람은 다리를 쭉 펴지 못한다. 구부리고 있으면 통증이 없는데, 쭉 펴면 상당히 통증을 느끼기 때문이다. 펴면 다리도 좋아지는데, 다리를 펼 때 오는 통증 때문에 다리 아픈 사람들은 다리 펴는 운동을 별로 좋아하지 않는다.

어쨌든 그렇다면 이 여자분에게는 이제는 통증을 느끼는 굳어 있는 다리의 근육을 풀어 주는 운동이 필요하다고 생각했다. 방법은 가슴펴기를 좀 더 강도 높게 하는 것이라고 생각했다. 그 방법은 간단한 것이었다. 중국음식점 등에서 많이 사용하는 비닐랩의 종이 속통을 이용하는 것이었다. 이 종이 속통에 방석을 올려놓고 그 위에 누워서 운동을 하면 좀 더 강한 운동이 된다. 이 운동법을 가르쳐 드리고 이 날 방문을 마쳤다.

그리고 2개월쯤 지난 며칠 전에 다시 방문을 했다. 이번에는 왼쪽 다리가 위쪽으로 오그라들 뿐만 아니라 왼쪽 허리까지 너무 아프다고 했다. 저번에 방문했을 때보다 더 불편해하는 것 같았다. 눕혀 놓고 진단을 해 보았다. 다리 여기저기를 세게 잡거나 눌러 보았을 때 아주 심하게 통증을 느끼고 있었다. 10개월 전에 처음 방문했을 때보다 다리의 근육은 더 많이 딱딱해져 있었다. 순간 느꼈다. 이제 감각은 거의 다 살아나 있다는 것을.

이제는 마비가 풀리고 나서 생겨난 통증의 문제를 해결하는 것이 중요했다. 가슴펴기를 강도 높게 하면 다리뿐만 아니라 허리도 풀리게 되어 있는데, 이제 허리까지 아파졌다고 하는 것이 이상했다. 그래서 그동안 2개월간 어떻게 운동을 했는지 다시 한 번 해 보게 했다. 이를 통해 무엇이 문제인지를 발견해 냈다. 자세가 굉장히 불안했다. 지난 2개월간 몸이 바짝 긴장한 가운데 운동을 했다는 결론을 내렸다. 몸이 편한 가운데 운동을 해야 하는데, 바짝 긴장을 하고 운동을 했기 때문에 다리의 통증은 가시지 않았고 허리까지 아프게 되었던 것이다.

두 달 전에 종이 속통을 이용해서 가슴펴기를 하라고 권했는데, 이 분은 충실하게 필자의 권유대로 열심히 운동을 하긴 했다. 그런데 문제가 있었다. 운동할 때 균형을 잡지 못하니까 몸이 긴장했던 것이다. 필자는 분명히 둥그런 종이 속통 위에 방석을 얹어 놓고 운동을 하라고 말씀드렸는데, 이 분은 이 얘기를 까먹고 그냥 딱딱한 종이 속통 위에 누워서 운동을 했던 것이다. 이렇게 운동하면 대부분의 사람이 흉추에서 참을 수 없는 지독한 통증을 느낀다. 아주 독한 사람은 이런 통증을 이겨내고 안정적으로 운동을 할 수도 있겠지만, 보통 사람들은 이런 통증을 이겨낼 수가 없다. 몸이 긴장돼서 이렇게 저렇게 자세를 조금씩 틀 수밖에 없게 된다. 그러니 운동의 효과가 떨어지거나 오히려 역효과가 날 수도 있다.

이제 마비는 풀렸는데 왜 굳어 있던 근육은 풀리지 않았는지 그 원인이 규명됐다. 얇은 요를 몇 번 접어서 종이 속통 위에 올려놓고 운동을 해 보게 했다. 편안하다고 했다. 바로 이것이었다. 몸이 긴장되지 않게 가슴펴기를 하면 다리는 어렵지 않게 풀리게 되어 있다. 여기에 더해 제2의 하체풀기도 알려주었다. 필자는 몸이 불편한 사람에게 한꺼번에 여러 가지 운동법을 권하지 않는다. 한 가지 운동도 하기 어려운데, 여러 가지 운동법을 알려주면 상대방이 헷갈려서 한 가지 운동도 제대로 하지 못하기 때문이다. 이 날 이 분에게 제2의 하체풀기를 알려드린 것은 이제 이 운동을 알고 소화할 수 있게 되었다고 판단되었기 때문이다.

참 기분이 좋았다. 10년 동안의 마비는 끝나고 이제 굳어 있던 다리의 근육만 풀리면 이 분은 서서히 조금씩 걸을 수 있게 될 것이다. 아직 장담은 할 수 없지만 마침내 정상적으로 걸을 수도 있게 될 것이다. 이 여자분 얘기가 허리는 아파도 다리는 그래도 좀 가벼워지는 것 같은 느낌이라고 했다. 가벼워지는 것 같다는 느낌이 중요하다. 감각이 살아나고 있다는 증거이기 때문이다. 어찌 기분 좋은 일이 아니겠는가.

같이 있던 부부에게 자신 있게 얘기를 했다. 이제 1단계는 끝나고 2단계가 남았다고. 이제 마비는 거의 다 풀렸고, 남은 것은 굳어 있던 다리의 근육이 풀려 통증을 느끼지 않게 해야 한다는 것이었다. 그리고 정말 고맙다고 인사를 했다. 이 분들이 필자가 알려드린 운동법을 신뢰하고 따라 주지 않았다면 이런 성과는 없었을 것이다. 그래도 어쨌든 이 분들, 특히 여자분께서 신뢰하고 따라 주었기 때문에 그나마 성과를 얻을 수 있었던 것이다. 필자에게는 정말로 고마운 일이 아닐 수 없었다. 고맙다는 인사를 여러 번 반복해서 했다. 마비를 해결할 수 있는 가능성을 열어 주었기 때문이다.

감각이 없어 통증을 느끼지 못하던 상태를 감각이 살아나 통증을 느끼는 상태로 바꾼다는 것은 필자에게도 완전 미지의 세계였다. 그래도 도전을 해 보았다. 한 개인과 그 가족이 편안하게 살도록 할 수 있다면 이 어찌 즐거운 일이 아니겠는가. 더 나아가 이것이 마비로 고생하고 있는 모든 사람들에게 해결책이 되어 줄 수 있다면 한 개인이나 가족뿐만 아니라 전 인류에게 도움이 될 수 있다는 게 필자의 믿음이다.

그러나 가야 할 길은 너무 멀다. 지난번에 썼던 대로 닷새 만에 마비가 풀려 며칠 후에 퇴원한 사례 이후 10년 만에 마비가 풀리는 사례를 이번에 경험해 보았다. 그러나 마비의 종류는 너무나 많다. 일반적으로 마비를 푸는 원리를 찾아내야 하는데, 이는 상당한 시일을 요할 것 같다. 그래서 가야 할 길은 너무 멀다고 생각하는 것이다.

(2013. 6. 9.)

 ## 암에 대한 경험

　흥사단에서 열리는 한 토론회에 사회를 보러 갔다가 이 모임에 나오신 선배님을 만나 함께 점심 식사를 하게 됐다. 이런저런 얘기를 하다가 이 선배님의 어머님께서 암으로 투병 중이라는 얘기를 듣게 됐다. 이 선배님이 69세인데, 어머님은 89세라고 한다. 말기 위암이었는데, 병원에서는 연세가 높아 수술도 불가능하니 집으로 돌아가시라고 했다고 한다. 집으로 돌아온 지 4~5개월쯤 됐는데, 지금은 그래도 집으로 돌아오실 때보다는 많이 좋아지신 것 같다고 한다. 적외선기를 쓰고 있는데, 이 기기는 뱃속 깊이 작용하는 적외선을 발사한다고 한다. 말하자면 뱃속을 따뜻하게 데워 준다는 뜻이다.
　좋아지기는 하셨지만 계속 누워 계시고 일어나지를 못하시기 때문에 선배님이 병수발을 들어야 한다고 한다. 당신을 낳고 얼마 안 있어 아버님이 돌아가셔 홀어머니가 당신 한 사람만 보고 평생을 사셨다고 한다. 외아들이 혼자서 똥오줌을 받아내야 하기 때문에 마음대로 외출도 하지 못한다고 한다. 위암 때문에 식사는 일체 못하시니 우주식(우주를 비행할 때 휴대하는 가볍고 부피가 작은 음식물로, 단백질, 지방, 탄수화물, 비타민, 무기질 따위가 충분히 들어 있다고 함)을 드신다고 한다.

이때까지 나는 다른 병에 대해서는 다 다루어 보려고 했지만, 암에 대해서만은 다룰 엄두를 내지 못하고 있었다. 혹시 내가 암에 걸린 사람을 다루다가 그 사람이 죽기라도 한다면 나로서는 감당할 수 없는 일이 된다. 내가 아무리 선의를 가지고 지극정성을 다한다고 해도 사망 시에는 책임이 나한테 돌아올 수도 있기 때문이다. 그러나 암의 원인에 대해서는 나름대로 깊은 관심을 가지고 가설을 세워 놓고는 있었다. 그리고 언젠가는 내 가설이 맞는지 제대로 확인을 해 보고도 싶었다.

그래서 선배님께 제안을 했다. 이미 병원에서 포기했다고 하니, 제가 한번 어머님을 보아 드리면 어떨까요 하고. 그리고 내가 생각하는 원인을 선배님께 설명해 드렸다. 선배님께서 내 얘기를 들으시고 선뜻 좋다고 대답하셨다. 이 선배님은 대체의학을 많이 공부하신 분인데, 그래서 그런지 내 말씀을 금서 이해하시는 것 같았다.

그때 내가 생각하는 암의 원인은 이러했다. 지금도 똑같이 생각하고 있다. 앞으로 충분한 경험을 하게 되면 현재 가지고 있는 생각, 즉 가설은 바뀔 수도 있다고 본다. 그래도 어쨌든 지금 생각은 이렇다.

　암세포는 암이라는 병에 걸리지 않았을 때도 끊임없이 생성되고, 그 생성된 암세포는 사람의 면역체계에 의해 소멸된다. 때문에 암세포는 증식하지 않고 일정한 균형 상태에 머문다. 그런데 어느 시점부터 갑자기 암세포가 증식하기 시작해 그 양이 많아지면 드디어 암이라는 진단을 받게 된다. 초기에서 말기로 갈수록 암세포의 양, 즉 암세포가 덮고 있는 장기의 면적이 늘어난다. 나는 바로 이 지점에서 해답을 찾아야 한다고 본다. 암세포가 증식하는 원인을 알고 그 원인을 제거할 수 있다면, 암세포가 더 이상 증식되지 않게 할 수 있을 것이다. 뿐만 아니라 암세포의 양을 축소시킬 방법도 찾을 수 있을 것이다.

　그러면 암세포는 왜 균형이 깨지면서 갑자기 증식하게 되는 것일까? 이는 면역체계와 관련해서 생각해 보아야 한다. 우리의 면역체계에서는 암세포도 세균이나 바이러스 등과 마찬가지로 일종의 항원(생체 속에 침입하여 면역반응이 일어나게 하는 세균이나 독소 등의 단백성 물질)으로 인식한다. 그런데 암세포는 계속해서 만들어지는 항원이기 때문에 면역반응은 이미 활성화되어 있다. 그중 가장 중요한 것이 NK 세포(natural killer 세포)와 CD8 T세포라고 한다.

　그렇다면 암세포가 증식하는 원인은 둘 중 하나일 것이다. 암에 대항할 수 있는 면역세포가 충분히 형성되지 않았든지, 아니면 면역세포는 충분히 형성돼 있지만 그 면역세포가 암세포가 증식하는 곳에 전달되지 않든지, 이 둘 중 하나일 것이다. 나는 전자보다는 후자에 무게를 두고 있다. 그동안 여러 가지 경험을 통해 면역세포가 형성돼 있더라도 그것이 잘 전달되지 않으면 항원이 급격하게 증식하는 것을 보았기 때문이다. 그 예를 몇 가지 들어 보기로 하자.

입술이 부르트면서 물집이 생기려고 할 때는 그 물집이 생기려고 하는 부위가 상당히 간지럽다. 예전에는 이런 경험을 많이 해 보았다. 특히 겨울에서 봄으로 넘어가는 즈음에 이런 일이 많이 발생했던 것 같다. 입술 바깥쪽뿐만 아니라 안쪽이나, 혀, 구강 등에도 물집이 생기는데, 이럴 때 현대의학에서는 베체트씨병이라는 고상한 이름의 질환으로 진단을 한다. 터키인 의사 베체트라는 사람이 이 병을 발견했다고 해서 붙여진 이름이다.

입술이 간지러울 때는 왜 그런지 그 원인을 이제 잘 알고 있다. 그 부위의 근육이 일정한 정도 굳어 있기 때문에 그런 것이다. 이때 푸는 방법은 간단하다. 간지러운 부위를 손가락으로 세게 누르거나 잡으면 된다. 말하자면 입술에서 굳어 있는 부위의 근육을 풀어 주는 것이다. 간지러운 부위를 세게 누르거나 잡으면 상당히 아프다. 아파도 이렇게 하다 보면 통증은 사라진다. 근육이 풀어지기 때문이다. 이렇게 하고 나면 물집은 생기지 않는다.

한번 이런 경험을 하고 나서 연신내운동원 평생반에서 사람의 면역력에 대해 자세하게 설명을 했다. 근육이 굳어 혈관이 눌려 면역력이 약해졌을 때 몸이 세균의 침범을 감당할 수 없게 되는 것이라고. 그러고 나서 한 달쯤 됐을까, 한 사범님이 평생반 수업을 할 때 말씀을 하셨다. "이 대표 하라는 대로 했더니, 정말로 물집이 안 생기더라"고. 입술 바깥쪽이나 안쪽에 물집이 생기려고 할 때는 그 부위가 가렵다. 가려운 이유는 근육이 굳어 있기 때문이다. 이걸 풀어 주면 그 부위의 근육이 부드러워지면서 혈관을 누르지 않기 때문에 면역력이 높아져 세균의 침범을 막을 수 있기 때문에 물집은 생기지 않게 되는 것이다.

이런 경험과 이론은 최근에 다른 사범님의 말씀으로부터 다시 확증이 됐다. 이 사범님은 연신내운동원에 열심히 나오시다가 생계 문제를 해결하기 위해 1년 정도 운동을 쉬다가 다시 나오시게 됐다. 그동안 운동을 하지 않으면서 대상포진으로 상당히 고생을 했다고 한다. 이 분이 상의와 셔츠를 벗고 몸을 보여주는데, 가슴 여러 군데에 대상포진을 앓은 흔적이 보였다. 아직도 여기저기 거무튀튀하게 멍든 자국이 보였다. 대상(帶狀: 허리띠 모양)의 포진(바이러스의 감염으로 피부 또는 점막 면에 크고 작은 수포가 생기는 피부병을 통틀어 이르는 말. 입술과 음부 따위에 생기는 단순성 포진과 신체의 한쪽에 신경통과 함께 발진이 생기는 대상포진이 있다 – '다음 국어사전'에서 인용)이 아니라 여기저기 퍼져 있는 모양이었다.

그런데 이 사범님이 대상포진을 해결하는 방법이 독특했다. 다음 글을 보면 왜 내가 해결법이 독특하다고 하는지 알 수 있을 것이다. 이 글은 연신내동호회의 '건강상담실'에 올라온 질문이다.

2011년 3월 21일

  대상포진은 흉추 3, 4, 5번이 틀어져서라고 하는데, 효과적인 운동법은 무엇이며, 도움을 준다면 단시간에 도움을 줄 수 있는 도움주기는 무엇인지요?

그 날 바로 준 내 답변은 다음과 같았다.

  예전에는 몸펴기생활운동에서 대상포진의 원인을 흉추가 틀어졌기 때문이라고 했는데, 면밀히 관찰하고 연구해 본 바 지금은 그것이 원인이라고 생각하지 않습니다. 대상포진은 바이러스성 질환입니다. 피부 쪽이 바이러스에 감염돼서 띠 같은 포진이 일어나는 것입니다. 그리고 이런 감염성질환에 걸린 이유는 그 부위의 면역력이 많이 떨어져 있기 때문입니다. 그리고 면역력이 떨어져 있는 원인은 그 부위의 근육이 많이 굳어 있기 때문입니다. 근육이 많이 굳으면 그 근육 속을 지나가는 혈관이 눌리고, 혈관이 눌려서 혈액이 잘 순환되지 않으면 면역을 담당하는 혈구세포가 충분히 공급되지 않게 됩니다. 그래서 감염성질환에 걸리는 것입니다.

  대상포진이 생긴 부위의 근육이 많이 굳어 있다는 것은 그 부위에 상당한 통증이 동반되거나 많이 가렵다는 것에서 알 수 있습니다. 심지어 대상포진이 사라지고 나서도 그 부위에 계속 통증을 느끼거나 심하게 가려운 경우도 있는 것으로 알고 있습니다. 그래서 해법은 대상포진이 생긴 부위의 근육을 풀어 주는 것인데, 이 또한 쉽지 않습니다. 제일 쉬운 방법이 그 부위를 누르거나 손으로 잡는 것인데, 그렇게 하면 짓무른 곳이 터져 버리기 때문입니다. 그러면 쓰라리게 아프고, 대상포진이 호전되는 데도 장애가 됩니다. 도움이 되는 방법은 대상포진이 생긴 부위에는 닿지 않도록 하면서 온몸풀기를 해 주는 것이라고 생각합니다.

온몸풀기를 자주 해 주면 온몸이 풀리므로 대상포진이 생긴 부위의 근육도 풀릴 것입니다. 다음으로는 대상포진이 생긴 부위 주변의 근육을 손을 넓게 벌려 세게 잡아 풀어 주는 것입니다. 주변 근육이 풀리면 대상포진이 있는 부위의 근육도 풀릴 것입니다. 다만 이때 주의할 것은 대상포진이 있는 쪽에서 너무 가깝게 잡으면 짓무른 곳이 터질 수 있기 때문에 좀 멀리서 잡아야 한다는 것입니다. 그리고 환자 본인은 기본운동을 해야 합니다. 본인의 몸이 많이 구부러져서 근육이 굳어 있는 것이기 때문입니다. 기본운동을 통해 몸이 펴지면 굳은 근육은 쉽게 풀립니다. 근육이 풀려야 혈관이 확장되고, 그래야 면역력이 높아지며, 그래야 대상포진도 사라지게 됩니다. 저는 기본운동 중에서도 온몸펴기 2, 3단계를 하도록 권하고 싶습니다. 나머지 3가지 기본운동(하체풀기, 상체펴기, 허리펴기)을 할 때는 도구가 대상포진에 닿지 않도록 해야 합니다. 닿으면 포진이 터질 수 있기 때문입니다.

상담을 해 주는 나로서는 아주 조심스럽게 접근하는 방법을 권했다. 나는 "주변 근육이 풀리면 대상포진이 있는 부위의 근육도 풀릴 것입니다. 다만 이때 주의할 것은 대상포진이 있는 쪽에서 너무 가깝게 잡으면 짓무른 것이 터질 수 있기 때문에 좀 멀리서 잡아야 한다는 것입니다"라고 주의를 당부했다. 그런데 이 사범님은 내가 보기에는 아주 단순 무식한(?) 방법을 택했다. 물집이 생긴 부위를 짓누르고 꽉 잡아서 풀었다는 것이었다. 왜 그렇게 하셨느냐고 물었더니, "피부가 벗겨지면 따갑기는 하지만,

대상포진이 생긴 자리 안쪽 근육의 통증이 너무 심해 따가운 것은 아무 것도 아니었습니다"라고 대답했다. 아, 이런 경우도 있구나! 피부가 벗겨질 때의 통증보다 그 안쪽 근육의 통증이 더 심할 수도 있다. 그래서 피부가 벗겨지든 말든 근육을 풀었다. 내가 한 수 배운 셈이었다.

대상포진 사례를 하나 더 들겠다. 우리 회원 중 한 분이 병원에서 대상포진이라는 진단을 받았다. 그 분의 어머님이 어르신반(70세 이상의 노인들이 운동하는 반)에서 오랫동안 운동하셨기 때문에 필자와 잘 아는 사이였는데, 이 분이 아드님이 걱정되어 어떻게 해야 하느냐고 물어보시고, 또 전화를 해서 걱정을 늘어놓기도 하셨다. 거기에는 어머님 나름대로의 경험이 있었기 때문이다. 과거에 이 어머님은 대상포진 때문에 고통을 이기지 못해 한 달 정도 병원에 입원하셨다. 이것 때문에 집안에 난리가 났고, 그때의 경험을 생각하니 당신의 아들이 또 그런 고통을 겪어야 하지 않을까 노심초사하셨던 것 같다.

그런데 필자는 어머님의 걱정과는 달리 대상포진을 대수롭지 않은 증세로 보고 있었다. 굳어 있던 근육이 풀리면 쉽게 사라지는 증세로 보고 있었다. 이 회원과 전화 통화를 하여 증세에 대해 물어보았다. 아직 물집은 생기지 않았고 그 부위가 벌겋게 변해 있다고 했다. 일종의 홍반(살갗의 모세혈관 확장으로 생기는 붉은빛의 얼룩점)이 생긴 것이었다. 물집이 생기기 전의 전조 증세인 셈이었다. 이게 더 심해지면 물집이 생기게 된다. 필자가 해결 방법을 알려주었다. 그 홍반이 생긴 부위를 손가락으로 서게 잡아 풀어 주라고. 그리고 1주일 후쯤 다시 통화를 했는데, 이 증세가 모두 사라졌다고 했다.

 감염성질환에 속하는 대상포진도 근육이 굳어 혈관이 눌려 혈액순환이 잘 되지 않을 때 면역력이 떨어져서 생기는 병이다. 대상포진은 몇 달 지나면 저절로 사라진다고 한다. 그런데 치료를 해서 대상포진이 사라지고 나서도 그 자리에 통증이나 가려움증을 느끼는 경우가 많다고 한다. 근육이 어느 정도 풀리면 혈액순환도 어느 정도 원활해져 면역력이 높아지기 때문에 포진은 사라진다. 그러나 근육이 충분히 풀리지 않았기 때문에 통증이나 가려움증이 남을 수도 있는 것이다.

 나는 암세포의 증식도 이와 같은 원리에 의해 이루어지는 것으로 보고 있었다. 그러나 실증된 것은 아니었기 때문에 아직은 가설 상태에 머물러 있었다. 다만 이 가설이 입증된다면 암을 해결하는 데 상당히 도움이 될 것이라 생각하고 있었다.

 어쨌든 다음 주 토요일 약속한 대로 선배님의 아파트에 들렀다. 어머님은 누워 계셨다. 오랫동안 누워만 계셔서 그런지 몸은 바짝 말라 있었다. 병원에서는 얼마나 누워 계셨는지 모르겠지만 집에서만도 4~5개월 누워 계셨으니 운동을 전혀 못하셨을 것이고, 그래서 근육이 상당히 퇴화돼 있었던 것이다. 치골(두덩뼈)은 많이 올라와 있고 배는 쏙 꺼져 있었다. 앉은 자세에서 보면 허리가 뒤로 많이 굽어 있는 사람의 전형이었다. 말하자면 많이 구부러져 있는 것이었다. 나는 이런 경우를 허리가 S라인이 아니라 역(逆: 거꾸로)S라인이라고 표현한다. S라인이 가장 좋은 자세라면, 역S라인은 가장 나쁜 자세라고 할 수 있다. 역S라인을 하고 있는 사람은 모두 삐쩍 말라 있고 여기저기 병이 많다.

이런 분에게 도움주기로 '온몸풀기'를 해 줄 때는 조심해야 한다. 뱃가죽이 허리에 붙어 있을 정도이기 때문에 발로 하는 온몸풀기 2단계를 해서는 위험할 수 있다. 뱃가죽에 타박상을 입힐 수도 있기 때문이다. 온몸풀기 1단계도 조심해서 해야 한다. 상대방이 누워 있을 때 손가락이나 손바닥을 너무 아래 방향으로 해서 올리면 뱃가죽과 허리의 근육이 맞닿으면서 온몸풀기의 효과가 떨어질 뿐만 아니라 자칫 잘못하면 온몸풀기 2단계를 할 때와 마찬가지로 뱃가죽에 타박상을 입힐 수도 있기 때문이다. 마치 생선포를 뜨듯이 살짝 눌러서 위로 밀어 올려야 한다. 이렇게 하면 효과도 좋고 아무 탈도 나지 않는다.

어머님께 온몸풀기를 해 드렸다. 처음에는 엄지손가락으로 했는데, 이는 오랫동안 누워 계셔서 힘이 없고 굳어 있는 다리와 엉덩이, 허리 근육을 푸는 데 좀 더 역점을 두는 것이었다. 경험을 많이 해 보지 않은 분들은 이런 분의 다리 근육을 만져 보고는 부드럽다고 생각하는데, 전혀 그런 것이 아니다. 근육이 퇴화돼 있어 부드러운 것으로 느껴지지만 사실은 부드러운 것이 아니라 많이 굳어 있는 것이다. 다리뿐만 아니라 다른 근육도 마찬가지이다. 퇴화된 상태에서 많이 굳어 있는 것이다. 이 감을 정확하게 느껴야 한다. 여자와 남자의 근육이 다르고, 운동을 많이 한 사람과 거의 하지 않은 사람의 근육이 다르다. 도움주기를 잘

하려면 이런 감을 손끝으로 예민하게 느낄 수 있어야 한다는 것이 그동안의 경험에서 얻은 결론이다.

다음에는 손바닥으로 하는 온몸풀기 1단계를 해 드렸다. 이는 아래로 처져 있는 장기를 본래의 자리로 돌아가게 하는 데 좀 더 역점을 두는 것이다. 손바닥을 위로 쭉 올리는데 위에 손이 닿았다. 상당히 아파하셨다. 딱딱하게 굳어 있었다.

다음에는 치골 바로 윗부분부터 장기를 위로 올려 주는 온몸풀기를 해 드렸다. 손을 대자마자 상당히 아파하셨다. 소장도 많이 굳어 있었던 것이다.

다음에는 개별 장기를 손으로 누르거나 잡아서 풀어 드렸다. 이미 온몸풀기를 해 드려서 그런지 다른 장기는 부드럽게 풀려 있는데, 위와 소장은 달랐다. 특히 위가 그랬다. 소장은 조금 더 풀어 드리니까 안 아프다고 하셨는데, 위는 그렇지가 않았다. 마치 돌덩어리가 들어앉아 있는 것 같았다. 열심히 풀어도 아주 조금밖에 풀리지 않았다. 웬만큼 위가 좋지 않은 사람은 온몸풀기를 하고 나서 손으로 잡아 풀면 대체로 쉽게 거의 다 풀렸는데, 이 어머님의 위는 그렇지가 않았다. 잠시 아주 조금 풀어졌다가 조금 뒤에 만져 보면 다시 원래의 상태로 돌아가 있었다.

위의 크기는 정상인의 경우 1.5리터 정도 된다고 하는데, 이 어머님의 위는 내 주먹보다도 작아 어머님의 주먹 정도 되는 크기라고 느껴졌다. 위의 근육이 굳으면서 이렇게 작게 쪼그라들어 있는 것이라는 생각이 들었다. 이렇게 쪼그라들어 있을 정도로 위가 굳어 있으니, 위가 풀리지 않는 것이었다.

그런데 이렇게 오랫동안 암에 걸려 누워 계신 분은 처음 경험해 보는 것이기 때문에 너무 조심스럽고 긴장이 됐다. 아주 살살 하는데도 온몸이 땀으로 흠뻑 젖었다. 선배님이 땀을 닦으라고 수건을 가져다 주셨다. 여기저기 너무 많이 풀어 드리면 이런 약한 분에게 무슨 탈이 나지 않을까 걱정이 됐다. 그래서 온몸풀기와 장기를 풀어 주는 것만으로 끝을 냈다.

도움주기를 끝내고 호기심이 생겼다. 이런 분에게 이런 도움주기가 얼마나 효과가 있을까? 그래서 어머님께 아주 낮은 목소리로 조용히 말씀드렸다. "어머님, 한번 일어나 보시지요." 어머님은 약간 어리둥절해 하시더니, 일어나려고 몸을 움직이셨다. 그러자 선배님이 부축을 해 드리려고 했다. 당연한 일이었을 것이다. 일어나지 못하시는 어머님을 습관적으로 부축해서 일으켜 세웠을 것이니, 이때도 그렇게 하셨을 것이다. 나는 그냥 놓아두시라고 조용히 말씀드렸다. 선배님이 손을 놓았는데, 어머님은 안간힘을 쓰시면서 일어나 앉으셨다.

순간 내가 놀라고 말았다. 그 전에 병원에 입원해 있으면서 누워 계시던 기간이 얼마나 되었는지는 모르지만, 집에 돌아와 4~5개월 정도 누워만 계시던 분이 일어나 앉을 수 있게 되다니! 이렇게 장기간 몸져누워 있던 분에게도 온몸풀기가 잘 통한다는 것은 처음 경험하는 일이었다. 온몸풀기의 효과와 위력이 정말로 대단하다고 느꼈다.

이때 욕심이 발동했다. 정말로 쓸데없는 욕심이었다. 사람들은 남한테 자기 자랑을 늘어놓고 그 자랑에 대해 인정을 받는 데서 마음의 위안을 찾는 경우가 많다. 아니, 대부분의 사람들은 이런 재미로 살고 있는지도 모른다. 나도 마찬가지로 그렇게 살고 있었던 것 같다. 지금도 큰 변함이 없이. 이렇게 살아서는 안 된다는 반성을 끊임없이 하면서도, 약간씩은 달라지고 있다는 것을 느끼고 있지만 결국은 완전히 털어 버리지는 못하고 있는 것 같다. '누워만 계시던 분이 일어나서 서실 수 있다면 온몸풀기의 더 큰 위력이 입증될 것이다.' 이런 쓸데없는 욕심이 발동했다.

일어나 앉아 계시는 어머님께 또 말씀을 드렸다. "한번 일어서 보시지요." 어머님은 일어나 앉으실 때와 마찬가지로 잠시 어리둥절해 하시더니 일어서려고 안간힘을 쓰셨다. 그리고 드디어는 거의 다 일어나 서셨다. 그 순간 머리를 감싸 쥐셨다. 선배님이 부축을 해서 어머님을 잡아 주셨다. 나는 선배님께 어머님을 눕혀 드리라고 말씀드렸다. 어머님이 누우시고 나서 질문을 드렸다. "어지러우셨지요?" 어머님은 미약하게나마 고개를 끄덕이셨다. 어깨와 목이 좋지 않은 사람이 다른 때는 별로 어지럼증을 느끼지 않지만, 앉아 있거나 누워 있다가 갑자기 일어설 때 어지럼증을 느끼는 경우가 꽤 있다. 어머님은 누워 계실 때, 그리고 앉으실 때까지는 어지럼증을 느끼지 않으셨지만, 일어서실 때 갑자기 크게 현기증을 느끼신 것이다. 이럴 때 계속 서 있으면 현기증은 점차 사라지게 되는데, 당사자로서는 초기에 느끼는 그 어찔한 큰 고통을 참을 수가 없다. 그래서 어머님을 바로 누우시게 한 것이었다.

 이 날은 이것으로 끝내고 선배님께 온몸풀기 방법을 가르쳐 드렸다. 매주 토요일 한 번씩 방문해 어머님의 상태를 보고 적절한 조치를 취하기로 했는데, 1주일에 한 번 도움을 드리는 것으로는 큰 진전을 기대하기 어렵다고 판단해 선배님께서 익히셔서 매일 자주 어머님의 몸을 풀어 드리라고 한 것이다. 마침 이 선배님은 어지간히 대체의학을 익히고 있어서 그런지 쉽게 온몸풀기 동작을 익히셨다.

 이틀 후인 월요일, 선배님께 전화를 드렸다. 어머님의 상태가 궁금해서였다. 혹시 몸살이 나지나 않으셨는지 궁금했다. 다행히 몸살이 나지는 않으셨다. 그런데 선배님의 답변이 영 시원치가 않았다. 이제 일어나셔서 거실에 있는 소파에 앉아 TV를 보시기도 하는데, 별로 좋아지지 않은 것 같다고 말씀하셨다. 나는 이 말씀에 좀 서운한 마음이 들었다. 일어나지 못하시던 분이 거실로 나와 TV를 보신다면 그래도 전보다는 상당한 진전이 있는 것으로 생각되는데, 별로 좋아지지 않은 것 같다고 하시다니……. 고래도 칭찬을 해 주면 춤을 춘다고 하는데, 좋아졌다고 하면서 후배 칭찬 좀 해 주면 어디 덧나나.

 다음 토요일에 또 선배님 집을 방문했다. 방에 들어가니 누워만 계시던 어머님이 저번과 달리 이번에는 나를 보시더니 일어나 앉으셨다. 이것으로 확인된 것은 내 방법대로 어머님 몸을 풀어 드려도 이상이 생기는 것이 아니라 오히려 좋아진다는 사실이었다. 이제 자신감이 좀 생겼다. 그래서 이번에는 온몸풀기를 해 드리고 난 다음 상체풀기를 해 드렸다. 오른쪽 손가락과 팔, 어깨의 근육은 비교적 잘 풀리는 편이었는데, 왼쪽은 영 아니었다. 손가락부터 전혀 뽑히지를 않았다. 손가락이 모두 딱딱하게 굳어 있어 한 손가락에서도 "또독!" 하는 소리가 나지 않았고, 손가락을 뽑을 때 어머님은 굉장히 아파하기만 하셨다. 계속 얼굴을 찡그리기만 하셨다. 손가락을 가지고 해결이 되지 않으면 위팔뚝을 풀면 되는데, 위팔뚝을 풀려고 해도 잘 되지를 않았다. 워낙 딱딱해서였다. 정상인이었다면 조금 더 세게 해서 풀어 줄 수도 있었겠지만, 이 연세에 말기암이신 분에게는 무리가 될 것 같아 적당히 잡아 드리고 나서 마무리를 짓고 말았다. 그리고 선배님께 내가 하는 동작을 가르쳐 드렸다.

아직 경험이 협소해 단정적으로 얘기하기는 어렵겠지만, 잠정적으로 위암이 있는 분은 왼쪽 팔과 어깨가 좋지 않은 것이 아닌가 추정하고 있다. 왼쪽이 무너져 내려 있을 때 왼쪽에 있는 위가 심하게 눌려 돌덩어리처럼 굳어 있을 때 위암에 걸리는 것이 아닌가 추정하고 있는 것이다. 친척 두 분과 이 어머님을 포함해 세 분에게 위암이 있었는데, 친척 한 분은 왼손잡이여서 왼쪽이 무너져 내려 있었고, 이 어머님과 친척 한 분은 오른손잡이였음에도 불구하고 왼쪽이 무너져 내려 있었다. 간암이나 간이 좋지 않은 경우에는 오른쪽으로 많이 무너져 내려 있어 몸이 활처럼 오른쪽으로 휘어 있다는 경험을 해 보았다. 오른쪽이 무너져 내릴 때 오른쪽에 있는 간이 늘려 굳게 될 때 간에 이상이 생긴다는 것이다. 그러나 이런 결론은 잠정적일 뿐이고, 더 충분하게 많은 사례를 경험해 보아야 일반적인 결론으로 삼을 수 있을 것이다.

이틀 후인 월요일에 다시 선배님께 전화를 드렸다. 어머님 상태가 어떠시냐고. 선배님은 밝은 목소리로 대답해 주셨다. 많이 좋아지셨다고. 혼자 거실로 나오셔서 TV도 보신다고. 지난주 월요일에도 이 말씀은 하셨는데, 그때는 별로 좋아지시지 않은 것 같다고 하셨다. 어쨌든 밝은 목소리로 좋아지셨다고 하시니, 내 마음도 밝아졌다. 그러나 마음 한편에는 짙은 걱정이 남아 있었다. 위가 부드럽게 풀어져야 하는데, 두 번째 갔을 때도 그 돌덩어리 같은 위는 거의 풀릴 기미를 보이지 않았기 때문이다. 이것을 어떻게 해결해야 하나? 이게 풀려야 위암에서 벗어나실 수 있을 텐데.

예전에 KBS에서 방영했던 대하드라마 '허준'에서 보면, 허준의 스승인 유의태가 반위에 걸렸다. 그 당시에는 위암을 반위(反胃: 구역질을 하여 위에 들어갔던 음식이 입으로 다시 올라오는 위장의 탈 – '다음 한자사전'에서 인용)라고 했던 것 같다. 유의태는 자신의 위에 대해 허준에게 "이건 내 살이 아니야"라고 표현했던 것으로 기억이 난다. 이런 드라마야 작가의 상상력이 만들어 낸 산물에 지나지 않겠지만, 나로서는 돌덩어리처럼 딱딱하게 굳어 있는 위를 이렇게 표현한 것이 아닌가 하는 식으로 해석을 하고 싶다.

다음에 방문해서는 지난번에 풀어 드린 것에 더해 목부터 시작해서 엉덩이 위까지 척추세움근 전체를 풀어 드렸다. 근육은 거의 퇴화돼 살갗만 남아 있는 것 같았는데, 그래서 근육은 거의 없는 것 같았는데, 손으로 근육을 잡을 때 어머님은 엄청나게 심한 통증을 느끼셨다. 얼굴이 일그러지고 신음소리가 났다. 이 방법도 선배님께 알려드리고 사무실로 돌아왔다.

그다음에 방문해서는 지난번에 풀어 드린 것에 더해 다리까지 풀어 드렸다. 혹시 잘못되지 않을까 걱정이 돼서 점차 영역을 넓혀 가고 있었던 셈이다. 그래도 위는 거의 풀리지 않았다.

이 날 선배님께서 내게 물으셨다. "어머님께서 갑갑해하시는 것 같아 바람 좀 쐬게 해 드리려고 하는데, 그래도 괜찮겠어? 휠체어를 대여해서 태우면 되니까." 나는 조금 생각해 보고 대답을 했다. "괜찮을 겁니다. 단 모포로 몸을 잘 감싸 드려서 한기를 느끼지 않게 하셔야 합니다." 이때는 해동이 되면서 봄기운이 느껴지기는 했지만, 그래도 아직은 날씨가 쌀쌀한 때였다. 그래도 효심이 깊은 선배님께서 어머님을 생각해서 하시려고 하는 일이니, 단서로 주의 사항을 달아서 그렇게 하셔도 된다고 말씀드린 것이다.

다음 주에 방문해서 보니 현관에 휠체어가 놓여 있었다. 이번에는 지난주와 마찬가지로 몸을 풀어 드리고 돌아왔다.

며칠 후 아침에 선배님께서 전화를 해 오셨다. 어머님께서 너무 아파하셔서 걱정이 된다고. 무슨 일이 있었는지 모르겠지만, 어쨌든 급히 달려갔다. 그 전까지는 내가 가면 일어나 앉아서 맞아 주시고, 또 돌아갈 때면 일어나 앉으셔서 "이거 고마워서 어떻게 하나"라고 말씀하시던 분이 이 날은 일어나 앉지를 못하셨다. 그동안 무슨 일이 있었든 당장 해야 하는 것은 어머님의 통증을 해결해 드리는 것이었다. 그런데 온몸풀기를 해 드려도 별로 풀리는 것 같지 않았다. 신통치가 않았다. 곤혹스러운 일이었다.

가만히 생각해 보니 전신에 섬유근육통이 있어 몸 어디에 손가락만 대도 아파서 비명 소리를 지르던 아주머니의 통증을 해결해 주던 방법이 떠올랐다. 골반흔들기였다. 어디 몸에 살짝 손가락을 스치기만 해도 지독하게 아파하던 그 아주머니에게 한동안 당황해하다가 나름대로 찾아낸 것이 이 방법이었는데, 그때 이 방법은 잘 통했다. 처음에는 전상장골극을 엄지와 검지로 감싸고 손을 아래로 툭 내린 다음 아주 살살 눌러서 천천히 흔들다가 그 아주머니의 표정을 보고 아파하는 표정이 아니면 점차 세게 누르면서 점점 더 세게 흔드는 방법이었다. 이 방법은 그 아주머니한테는 잘 통했다. 몇 분이 걸렸는지는 모르겠지만, 아주 세게 누르면서 빨리빨리 흔들어도 그 아주머니는 편안해했다.

이 방법을 어머님께 써 보았다. 상당히 많이 풀리는 게 눈에 보였다. 이 방법은 그 큰 장점에도 불구하고 큰 단점이 있다. 빨리빨리

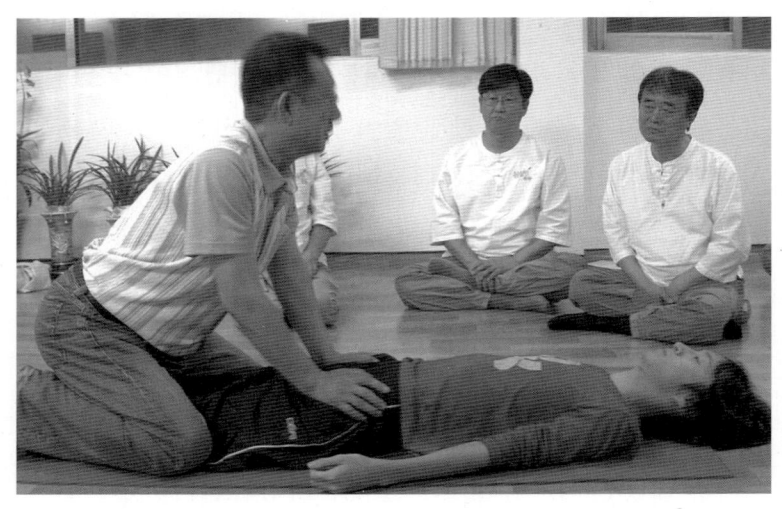

흔들어 댈 때 워낙 시술자의 체력을 고갈시키기 때문에 오랫동안 이 방법을 쓰기가 어렵다는 것이다. 나로서도 10분 이상은 이 동작을 취하기가 보통 어려운 일이 아니다. 어쨌든 이 방법으로 어머님이 느끼는 통증이 상당히 경감됐다는 것은 어머님의 얼굴 표정을 보고 읽을 수 있었다. 이후 온몸풀기, 영역별 풀기를 다 해 드렸다. 그럼에도 불구하고 어머님은 일어나 앉지를 못하셨다. 답답한 노릇이었지만 이것이 내 한계라는 것을 인정하지 않을 수 없었다.

거실로 나와 차를 마시면서 선배님과 대화를 나누었다.

"어떻게 된 일입니까?"

"별일은 없었고, 어제 어머님을 휠체어에 태우고 두 시간 정도 아파트 단지를 돌았어. 그리고 오늘 아침부터 저렇게 아파하시는 거야."

"모포는 잘 둘러 드리셨고요?"

"그럼. 춥지 않게 담요를 감싸 드렸지. 모자도 씌워 드렸고."

그리고 선배님은 잠시 생각하다가 "아차!" 하는 표정을 지으면서 말씀하셨다.

"어머님이 목양말을 신고 계셨는데, 바지가 짧아 그 사이가 떠 있었구먼."

이로써 왜 그렇게 됐는지 원인을 찾아냈다. 발목에서 위로 반 뼘쯤 되는 종아리와 정강이 살갗이 외부 공기에 노출돼 있었다. 여기로부터 들어오는 한기가 위로 올라왔다. 그것도 무려 두 시간 동안이나. 온몸이 싸늘해지면서 온몸의 근육이 굳어 버렸다. 이때까지만 해도 큰 통증은 느끼지 않으셨을 것이다. 그러나 몸은 이미 예전처럼 다시 많이 굳어 있었다. 이럴 때 본인의 두뇌로는 별로 큰 통증을 느끼지 않았겠지만, 몸은 이미 알고 있었다. 굳어 있었다는 것을. 이런 상태에서는 주무실 때 몸이 더 오그라들었을 것이다. 그리고 아침에 일어날 때는 오그라든 몸 때문에 아주 심하게 통증을 느끼게 되셨을 것이다.

여기에서 한번 짚고 넘어갈 얘기가 있다. 선배님께 누차 말씀을 드려도 안 되는 일이 하나 있었다. 나는 수백만 원을 호가하는 적외선 기기가 아무리 효능이 좋다고 하더라도, 등과 허리를 따뜻하게 하는 것보다 더 좋다고는 생각하지 않는다. 아파트 생활을 할 때 등과 허리를 따뜻하게 해 주는 방법은 전기담요의 온도를 높여 주는 것이다. 이렇게 해 드리라고 두세 번 거듭 강조해서 말씀을 드렸지만, 이 선배님은 내 얘기를 잘 이해하지 못하셔서 그런지 그렇게 이행해 주시지 않았다. 매번 갈 때마다 손바닥으로 전기담요 온도를 재 보는데, 처음과 똑같은 상태였다. "어쩌란 말이냐, 이 사태를?" 그래서 몇 번 말씀을 드리고는, 얘기해 보았자 소용이 없다는 것을 깨닫고 포기하고 말았다.

  이 지점에서는 누구를 탓할 수도 없었다. 아드님은 오랫동안 누워 계셨기 때문에 갑갑해하실 것이라고 생각한 어머님을 위해 바깥바람을 쐬어 드리려고 돈을 들여(선배님은 2만 원밖에 들지 않았다고 좋아하셨다) 휠체어를 대여해 모시고 나갔다. 나는 이미 몸을 따뜻하게 해 드려야 한다고 강조해서 말씀을 드렸다. 어머님은 아드님이 하자는 대로 바람을 쐬셨다. 누구에게도 잘못은 없었다. 그러나 지금 생각해 보면 내 잘못도 있었다. 사람 몸을 돌보는 사람은 큰 것만 볼 줄 알아서는 안 된다. 세세한 것도 볼 줄 알아야 한다. 당시에는 큰 줄기만 보고 세세한 가지나 이파리는 볼 줄을 몰랐다. 여자분들의 목양말과 짧은 바지까지도 볼 수 있어야 했는데, 당시에는 이런 것을 생각하지도 못했다. 지금 글을 쓰면서도 앞으로는 세세한 것까지 보는 눈을 길러야 하겠다고 마음을 다잡아 본다.

  다음 주 토요일에 다시 방문해서 몸을 잡아 드렸는데, 결과가 신통치 않았다. 이번에도 일어나 앉으시지를 못했다. 몸에 들어간 한기로 인해 한번 고갈된 기력이 살아나지 않는 것 같았다.

  그다음 주 토요일 방문하기 전에 시간을 잡으려고 전화를 드렸는데, 선배님으로부터 어머님께서 며칠 전에 병원에 입원하셨다는 좋지 못한 소식을 들었다. 워낙 통증이 심해 병원에 입원하실 수밖에 없었다는 것이다. 병원에 입원해 계시는 동안은 어머님을 찾아뵐 수가 없다. 찾아뵈어 보아야 의사 분들은 다른 사람이 환자의 몸에 손을 다는 것을 싫어하기 때문에 손을 쓸 길이 없기 때문이다. 한숨이 저절로 나왔다.

한 보름쯤 됐을까, 어머님께서 돌아가셨다는 전갈이 왔다. 조문을 가기는 가야 하는데, 선배님께 미안한 마음에 얼굴 뵙기가 민망해 가기가 싫었다. 어머님께도 미안했다. 미적미적했다. 그러다가 마음을 다잡고 조문을 갔다. 어머님께 절을 드리고, 선배님과 마주앉았다. 머리를 조아리고 선배님께 "죄송합니다. 별 도움이 되지 못해서"라고 말씀을 드렸다. 그러나 선배님은 환한 얼굴로 말씀을 하셨다.

"괜찮아, 괜찮아. 오히려 내가 고마웠어. 자네 덕분에 어머님이 그래도 한 달 정도는 큰 통증 없이 살다가 가셨잖아. 어머님이 입원하시고는 계속 마약, 그러니까 모르핀 주사를 맞으셨어. 그것도 한 약이 효과가 없으면 다른 걸로 바꾸면서 달이야."

이때까지 나는 말기암 환자들이 그렇게 크게 통증에 시달리는지 알지 못했다. 암은 내가 다룰 수 있는 영역이 아니라고 생각해 아예 관심 밖으로 두었기 때문이었을 것이다. 나중에 말기암 환자 병수발을 한 사람에게 얘기를 들어 보니, 말기암 환자들은 통증 때문에 거의 예외 없이 모르핀 주사를 맞는다고 한다. 말기암 환자는 죽음에 대한 두려움보다는 당장 느끼는 통증과의 싸움이 더 힘겨운 것이라고 한다. 이에 대해서는 나 자신이 말기암 환자를 직접 보면서 더 많이 확인해 보아야 확실한 결론을 내릴 수 있을 것으로 생각한다.

  그러나 통증에 대해서는 분명하게 얘기할 수 있을 것 같다. 아직도 한방이든 양방이든 모두 통증은 근육이 굳어서 생겨난다는 이 너무나 간단한 사실을 모르고 있다. 그래서 양방에서는 통증이 올 때 수술을 하거나 진통제, 진통제 중에서도 극단적인 처방인 마약 성분으로까지 해결하려고 한다. 굳어 있던 근육이 풀리면 통증은 사라지고, 굳어 있던 근육을 푸는 데 제일 좋은 방법은 몸을 펴는 것이다. 스스로 몸을 펴는 운동을 하지 못할 정도로 병이 진행된 사람이라면 스스로 몸을 펴는 운동을 할 수 있을 때까지 도움주기를 통해서 정성을 다해 몸을 풀어 드려야 할 것이다. 나는 어머님에 대해서도 이런 생각으로 접근을 했다. 그런데도 통증 때문에 병원에 입원했고 마약 주사를 맞다가 돌아가셨다.

  가만히 생각해 보면 그렇기도 할 것이라는 결론이 나온다. 암에 걸려 말기까지 간 사람이라면 몸이 아주 심하게 구부러져 있을 것이다. 그러면 몸 전체의 근육이 심하게 굳어 있을 것이다. 몸이 구부러져 몸의 기관이 아래로 밀려 내려가 눌려서 심하게 굳어 있을 것이고, 그중에서도 특정 기관이 더 눌려서 더 굳어 있을 것이다. 그러면 혈관이 눌려 면역력이 떨어지고, 그런 곳에서 암세포가 증식할 것이다. 무슨 암이라고 진단하는 것은 그 장기가 더 굳어 그 장기에서 암세포가 급속하게 증식하기 때문일 것이다. 그리고 몸 전체가 심하게 구부러져서 몸 전체의 근육이 심하게 굳어 있으니 몸 전체에서 통증을, 그것도 참을 수 없는 통증을 느끼게 될 것이다.

이 경험에서 가설로 세워 두었던 암의 원인이 극히 일부는 입증이 된 셈이었다. 그러나 한 번의 경험으로 이 가설이 이론으로 성립될 수 있는 것은 아니다. 더 많은 경험을 통해 여러 가지 암을 다루어 보고 가설을 이론으로 성립시키기 위해 끊임없이 노력해야 할 것이다. 앞으로 그럴 수 있는 기회가 많이 왔으면 하는 바람이다.

그러나 말기암 환자들이 느끼는 그 극심한 통증에 대해서는 분명하게 원인이 밝혀졌다고 생각한다. 온몸이 구부러져 온몸의 근육이 굳어 있기 때문이다. 따라서 온몸의 근육이 풀어지면 마약 주사를 맞지 않고도 그런 극심한 통증에서는 벗어날 수 있을 것이다. 그리고 그 방법은 몸펴기생활운동의 기본운동을 하는 것이다. 기본운동을 해서 몸이 펴지면 근육이 풀리면서 통증은 저절로 사라질 것이다. 암도 함께 사라질 것인지에 대해서는 그럴 수 있을 것이라고 생각하지만, 아직은 결론을 유보할 수밖에 없다. 이론적으로는 맞다고 보지만 이론만으로 결론지을 수는 없는 것이고, 수많은 경험을 통해 입증돼야 하기 때문이다. 이것이 이번 경험에 대한 최종 결론이라고 할 수 있다.

"아직도 갈 길은 너무 멀다."

(2011. 7. 31.)

 ## 풍에 대한 경험

　한방에서는 풍이라 하고 양방에서는 뇌졸중이라고 합니다. 어쩌다가 한 번씩 풍을 맞은 사람을 경험해 봅니다. 그런 경험과 해결책을 『몸 펴면 살고 굽으면 죽는다 1』에서 정리해 놓은 적이 있습니다.

　그런데 두 달쯤 전에 40대 중반의 한 회원한테서 연락이 왔습니다. 풍을 맞았다고. 상태를 물어보니 자세한 것은 직접 보아야 알 수 있겠지만 아주 경미하게 맞았더군요. 몸펴기생활운동을 하는 회원 중에는 '입'으로만 운동을 하고 '몸'으로는 운동을 하지 않는 사람이 간혹 있는데, 이 회원도 이런 '과'에 속하는 분이었습니다. 몸을 살리려면 몸으로 운동을 해야 하는데, 입으로만 운동을 하니 몸이 살아나겠습니까. 어쨌든 빨리 와 보라고 했습니다. 그 날은 마침 대청역 근처 강남가정관리센터에 가서 장애인들과 함께 운동을 하는 날인데, 빨리 오지 않으면 늦을 것 같아서였습니다.

와서 보니 정말로 아주 경미하게 맞았더군요. 병원에 가서 진료 신청을 하는데, 글씨가 마음대로 써지지 않아 6번이나 고쳐 써서 겨우 신청서를 작성했다고 합니다. 팔이 마음대로 움직여지지 않은 것이겠지요. 발음은 아주 약간 꼬이고 있었습니다. 계단을 내려올 때 다리가 엉켜 넘어질 것 같아 난간을 붙잡고 내려왔다고 합니다. MRI를 찍어 보니 뇌출혈인데, 뇌의 바깥쪽이 아니라 안쪽에 출혈이 있다고 합니다. 이런 상태에서는 수술이 어렵다고 하니, 그제야 제게 연락을 하고 찾아온 것 같습니다.

풍을 맞았을 때는 온몸의 근육이 굳어 있는 것이기 때문에 온몸의 근육을 풀어 주어야 합니다. 물론 세게 맞았을 때는 근육을 풀어 주는 것만으로는 해결되지 않고 본인이 꾸준하게 기본운동을 해서 몸을 바로 세워야 하겠지만, 이 회원처럼 약하게 맞았을 때는 근육을 풀어 주는 것만으로도 해결이 됩니다. 그래도 어쨌든 세세하게 풀어 주어야 하기 때문에 힘도 많이 들고 시간도 많이 걸립니다. 그런데 이 회원이 바로 오지 않고 좀 늦게 왔습니다. 대청에 빨리 가서 운동을 지도해야 하는데, 어떻게 하나 하는 급한 마음으로 이 회원과 한 시간 정도 씨름을 했습니다. 결국 다 해결해 주지도 못하고 대청에도 지각을 했지만, 그 푸는 과정은 다음과 같습니다.

우선 온몸풀기로 몸 전체를 풀었습니다. 이 회원은 다리가 엉킬 정도였기 때문에 온몸풀기 중에서도 손으로 하는 온몸풀기가 아니라 발로 하는 온몸풀기를 했습니다. 그래야 아래로 많이 처져 심하게 굳어 있는 다리 근육이 더 많이 위로 올라와 더 잘 풀리기 때문입니다. 다음에는 다리를 돌리고 돌려 다리 근육을 더 풀어 주었습니다. 다음에는 발가락을 아래로 굽혀 엉덩이를 밟고 위로 올려 주는 과정을 오른쪽과 왼쪽을 번갈아가면서 해 주었습니다. 이것으로 하체에 관한 도움주기는 끝이 났습니다.

다음으로는 허리를 풀어 주었습니다. 특히 척추세움근이 후상장골극 바로 위부터 두개골 바로 밑까지 많이 굳어 있었습니다. 이 전체를 풀면 허리만 풀리는 것이 아니라 상체도 어느 정도 풀리게 됩니다. 어쨌든 허리가 아픈 케이스 10가지를 하나씩 짚어 보면서 굳어 있는 곳은 다 풀어 주었습니다.

다음으로는 상체를 풀어 주었습니다. 상체 영역을 풀 때 저는 손가락부터 시작합니다. 손가락을 잡아 빼고, 힘을 약간 주어 옆으로 누르고, 위로 꺾어서 올리고, 손끝을 좀 세게 잡아 누르고 하면 손가락 풀기가 끝나는데, 이렇게 하고 나면 팔과 등, 어깨, 목까지 많이 풀립니다. 여기에 더해 손을 털어 주고 나면 상체 영역의 굳어 있던 근육이 50% 정도는 풀립니다. 그다음에 어깨 주변의 근육을 풀어 줍니다. 이렇게 하지 않고 어깨가 아프다고 바로 어깨를 풀려고 하면 엄청나게 아픕니다. 그러나 이렇게 하고 나면 그냥 할 때보다 통증을 반밖에 느끼지 않습니다.

다음으로는 어깨뼈 주변의 근육을 풀어 주었습니다. 사람들이 어깨뼈 주변에서 아파하는 근육의 부위는 20군데 정도 되는데, 이 역시 하나하나 잡아서 풀어 주었습니다. 이렇게 하고 나면 마

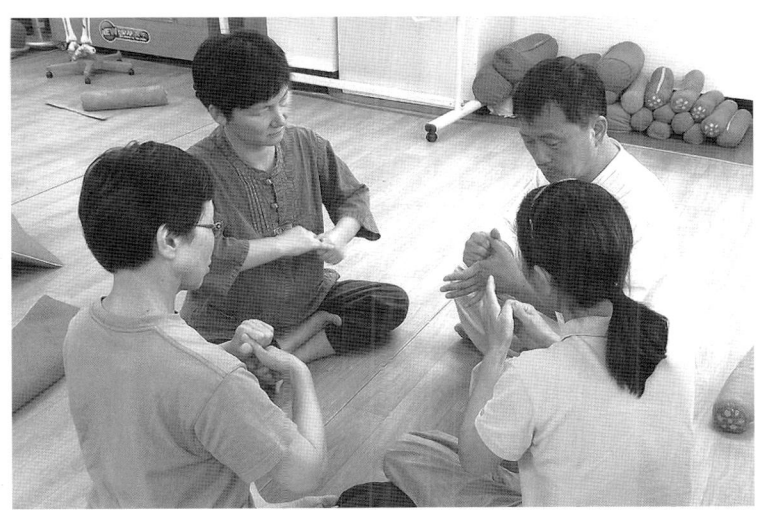

지막 남는 것이 목과 흉추 극돌기 위의 근육입니다. 이곳까지 다 풀어 주고 끝을 냈습니다.

그리고 글씨를 써 보라고 했습니다. 글씨를 작게는 쓰는데, 크게 쓰지를 못했습니다. 팔이 아직 덜 풀린 것입니다. 오늘은 대충 이렇게 끝내고 다시 보자고 했습니다. 다음 약속이 없었으면 좀 더 세밀하게 풀었을 텐데, 그렇게 하지를 못한 것입니다. 영역별로 풀고 나서는 다시 더 세밀하게 들어가 부위별로 풀어야 좀 더 완벽하게 풀리는 것인데, 영역별 풀기로 끝을 낸 것입니다.

대청에서 돌아오니 아직 이상이 있다는 연락이 왔다고 합니다. 그래서 당장 다시 오라고 연락을 했습니다. 아까 했던 영역별 풀기는 대충 하고 특히 팔을 세밀하게 풀어 주었습니다. 아까

와 마찬가지로 한 시간 정도 씨름을 하고 나서 말을 해 보라고 했습니다. 약간 어눌하게 발음하던 것이 이제는 명확하게 발음이 됐습니다. 글씨를 써 보라고 했더니, 이제는 크게 글씨를 쓸 수 있게 됐습니다. 이제 가볍게 맞은 풍은 사라진 것이었습니다.

그런데 그다음이 문제였습니다. 술을 좋아하는 이 회원이 이제는 술을 한잔해도 되느냐고 제게 물어보았습니다. 가만히 생각해 보니 원리적으로 보자면 해도 상관이 없다는 결론이 나왔습니다. 그래서 해도 된다고 대답했습니다. 다음날 생각해 보니 제가 신중하지 못했던 것 같았습니다. 풍이야 풀렸겠지만, 그래도 이 회원이 혹시 술을 마시고 부작용이라도 생기면 어쩌나 걱정이 됐습니다.

다음 주에 이 회원이 나왔을 때 물어보면 되겠지 하는 생각으로 1주일을 지냈는데, 이 회원이 나오지를 않았습니다. 조금 더 걱정이 됐습니다. 무슨 큰일이 일어난 것 아닌가 조금 더 걱정이 된 것입니다. 다음 주에도 나오지 않으면 어떻게 하나 고민을 했는데, 마침 다음 주에 이 회원이 나타났습니다. 당연히 무슨 일이 있었느냐고 물어보았습니다. 그 대답을 듣고 나서야 저는 안심할 수 있었습니다.

이 회원은 처음에 가볍게 풍을 맞았다는 사실을 부인에게 말하지 않았다고 합니다. 그런데 저하고 씨름하고 나서 술을 한잔하고 돌아가고 나서는 부인하고 얘기를 하다가 풍 맞은 사실을 이야기하고 말았다고 합니다. 부인의 입장에서는 남편한테 큰 병이 난 것이고, 따라서 당연히 남편이 당장 병원에 입원해야 한다고 생각했을 것이며, 이런 부인의 생각 때문에 부인의 강권으로 병원에 입원했다고 합니다. 5일간 입원해 있었는데, 그동안 병원에서 한 것이라고는 링거 주사를 맞는 것 외에는 없었다고 합니다. 그리고 아무 일도 없으니 퇴원했다고 합니다.

이때 생각난 것이 '방심은 금물'이라는 것이었습니다. 몇 년 전에 물만 마셔도 토한다는 여자분이 왔는데, 이 분이 2주일 후에는 죽을 먹을 수 있게 됐다고, 그다음 주에는 된밥은 먹지 못해도 진밥은 먹을 수 있게 됐다고, 그다음 주에는 된밥까지 먹을 수 있게 됐다고 저한테 와서 자랑을 했습니다. 이 분의 병명은 크론병이었는데, 식도에서부터 항문까지 소화기계통 전체에 이상이 생겨 병원에서도 치료 불가능하다고 손을 든 상태였습니다. 특히 소장에 궤양이 있는데, 소장을 잘라내면 영양분을 흡수할 수 없기 때문에 수술을 하지 못하고 손을 들고 만 상태였습니다. 여기에다 전신의 부종, 섬유근육통 등 온몸이 엉망이었습니다. 이 분에게 권한 운동은 상체펴기였는데, 이 분이 몸펴기생활운동을 믿고 열심히 운동해 한 달 보름쯤 지나서는 이런 증세가 거의 다 사라졌습니다.

문제는 그다음에 일어났습니다. 몇 주간 안 오다가 어느 날 연락을 하고 왔는데, 그동안 병원에 입원해 있었다는 것이었습니다. 항상 어머니와 함께 왔는데, 그 어머니가 제게 알려주는 것이었습니다. 나이 30밖에 안 된 이 여자분은 이제 몸이 좋아졌다고 방심하고 밤늦게 친구들과 만나 떡볶이에 튀김에 위에 안 좋은 음식을 실컷 먹고 한참 수다를 떨고 돌아왔다고 합니다. 그러고 나서 속이 너무 아파 새벽에 병원에 입원해 있느라 몇 주 동안 오지 못했다고 합니다. 위가 안 좋은 사람에게 밀가루 음식이나 튀긴 음식은 금물인데, 친구들과 그 좋지 않은 음식을 먹으면서 실컷 수다를 떨면서 논 것입니다. 일면 이해는 됐습니다. 이 나이라면 한창 친구들과 만나 수다를 떨면서 놀고 싶었을 텐데, 몇 년 동안 병 때문에 놀지 못하다가 이제 몸이 좀 괜찮아졌으니 정말 하고 싶었던 일을 한 것이 아니겠습니까.

그러나 방심은 금물. 결과는 통증 때문에 몇 주 동안 병원에 입원할 수밖에 없는 지경에 이르렀습니다. 별일은 일어나지 않았지만, 조심하고 또 조심하라고 권해야 할 회원한테 술 마셔도 괜찮다고 얘기해 놓고는 마음고생을 좀 했습니다. 몸이 많이 좋지 않았던 사람은 몸이 많이 좋아지더라도 계속 조심을 해야 한다는 것이 그동안의 경험에서 얻은 결론입니다. 풍에 대해 얘기하다가 좀 이상한 결론으로 글을 마칩니다만, 방심은 금물이라는 것이 제 경험에서 우러나온 얘기입니다.

(2011. 6. 20.)

 # 고관절 무혈성 괴사

 2006년에 연신내에 운동원을 내고 1년 정도 지났을 때 고관절 무혈성 괴사증(줄여서 '고관절 괴사증'으로 표현함)을 앓고 있는 여자분이 수련생으로 등록한 적이 있다. 이 분은 왼쪽 다리에 이 증세가 있었다. 처음에 수련원에 방문했을 때는 혼자서는 계단을 오르지 못해 남편분이 부축해서 겨우 올라왔다.

 우리들병원의 사이트 중 "우리들의 관절 이야기: 소중한 관절 이야기"에는 고관절 괴사증에 대해 다음과 같이 설명해 놓고 있다. 엉덩관절을 만들고 있는 뼈의 제일 상단부인 허벅지뼈(=대퇴골)의 머리인 동그란 부분이 충분히 혈액을 공급받지 못해 뼈가 죽게 되고 그 결과 뼈가 함몰하면서 연골까지 손상도고 관절염을 유발하는 병이다. 원인이 정확히 밝혀지지 않았으나 술, 약물, 잠수병, 혈액 질환, 피부약이나 관절약에 들어 있을 수 있는 부신피질 호르몬제인 스테로이드 과다 투여 시에도 발생한다고 추정하고 있다.

  이 분은 증세가 많이 진행됐기 때문에 고관절을 인공관절로 바꾸어야 한다고 했는데, 겁이 나서 하지 못하고 있다고 했다. 이 수련생의 경우 걸을 때 다리가 너무 아파 제대로 걷지 못하는 것이 제일 문제라고 생각하고 있었다. 다리가 너무 아프다면, 그 원인은 다리 근육이 많이 굳어 있기 때문이다. 특히 이 증세가 있는 사람은 장경인대가 많이 굳어 있는데, 이 분도 마찬가지였다.

  그때는 그 전과 달리 다리 근육을 풀 때 발을 들어 발바닥으로 다리 바깥쪽에 있는 장경인대를 차는 방법을 쓰지 않고 있었다. 사실 이 방법은 굉장히 효과가 있었다. 발로 차서 장경인대가 제대로 풀리면 다리만 풀리는 것이 아니라 엉덩이(사람들은 엉덩이가 아파도 허리가 아프다고 표현한다) 쪽까지 아픈 것이 풀리게 됐다. 그러나 발로 차는 것이 사람들 보기에도 좋지 않고 또 상대방이 너무 아파하기 때문에 이 방법은 쓰지 않고 있었다.

  그런데 문제가 생겼다. 내 나름대로는 정성껏 이 분의 다리 근육을 풀어 드렸다고 생각했는데, 일시적으로는 통증이 사라졌지만 다시 통증이 찾아온 것이다. 요즘의 개선된 방법으로 하면 상대방이 별로 아프지 않으면서도 잘 풀리게 할 수 있지만, 그때의 방법에는 한계가 있었다. 하는 수 없이 발로 차서 장경인대를 풀어 주었다. 모든 근육은 굳어 있지 않을 때는 때리든 잡든 아주 강하게 힘을 가해도 별로 아프지 않지만, 근육이 굳어 있을 때

힘을 가하면 상대방은 상당히 아파한다. 이 분도 발로 차니 때굴때굴 구르지는 않았지만, 비명을 지르면서 아파했다.

어쨌든 이걸로 당장 이 분의 다리 아픈 증세는 해결이 됐다. 그러나 이 분이 허리 세우는 운동을 계속하지 않으면 또 다리 근육이 아프게 되고, 고관절 괴사증 또한 더 심해질 수도 있다. 허리를 세우지 않으면 다리 근육이 다시 굳게 되기 때문이다.

여기에서 고관절 괴사증이 왜 생기는지 알아보도록 하자. 앞의 인용문에 나와 있는 대로 엉덩관절(=고관절)을 만들고 있는 뼈의 제일 상단부인 허벅지뼈(=대퇴골)의 머리(=골두)에 충분히 혈액이 공급되지 못해 골두가 까맣게 되면서 생기는 것이 고관절 괴사증이다. 그러면 왜 골두에 피가 충분히 공급되지 못하는 것일까? 그 원인을 알면 이 증세에 대한 해법도 자연스레 나오게 될 것이다. 그런데 의 인용문에서는 "원인이 밝혀지지 않았으나"라고 하면서도 현재 추정되고 있는 여러 가지 원인을 열거하고 있다.

그러나 이런 추정에는 심각한 결함이 있다. 피가 잘 통하지 않아 괴사증이 생긴다고 했으면서도, 왜 피가 잘 통하지 않는지 그 원인을 밝히는 것에 대해서는 회피하고 있기 때문이다. 한방이든 양방이든 왜 혈액순환이 잘 안 되는지 여러 가지로 설명을 하고 있지만, 여기에는 모두 심각한 결함이 있다. 물리적 원인 때문에 혈액이 잘 순환되지 않는 것인데, 거의 모든 설명이 화학적인 원인에서 찾고 있기 때문이다. 어떤 화학물질이 부족해서 병이 생긴다고 하는 것이다. 그래서 결론은 한방이든 양방이든 모두 화학물질에 지나지 않는 약을 먹어야 한다는 쪽으로 나가게 된다.

그러나 내 생각은 다르다. 『몸 펴면 살고 굽으면 죽는다』에서 설명해 놓았듯이 "근육과 혈관, 신경은 같이 간다." 이 사실만 잘 이해하면 고관절 괴사증이 왜 발병하는지도 간단하게 원인을 알 수 있다.

혈관, 특히 동맥은 근육 속을 지나간다. 근육이 움직일 수 있도록 영양분을 제공해야 하기 때문이다. 근육에 다양한 영양분을 제공하지 못하면 근육은 움직일 수 없고, 근육이 움직이지 못하면 그것은 죽은 목숨이나 다름이 없다. 그런데 근육이 굳어 있다고 생각해 보자. 근육 속에 있는 혈관이 어떻게 되겠는가? 당연히 혈관은 눌리게 된다. 혈관이 눌리면 혈관은 좁아지면서 두꺼워지게 되는데, 이를 경화라고 부른다(예를 들어 동맥경화나 정맥경화). 혈관이 좁아지면 혈액이 정상적으로 흐르지 못하고, 이것이 혈액이 잘 순환되지 못하게 하는 직접적인 원인이 된다고 할 수 있다. 물론 다른 원인도 있겠지만, 이것이 가장 중요한 원인이다. 화학물질의 부족이라는 화학적 원인보다는 물리적으로 눌려 있기 때문이라는 물리적 원인이 가장 중요하다는 것이다.

그러면 근육은 왜 굳는가? 몸이 구부러져 있기 때문이다. 몸이 구부러지면 근육이 밑으로 밀려 내려간다. 밑으로 밀려 내려가면 근육이 중층으로 쌓이면서 굳는다. 몸이 구부러져 근육이 굳어서 이상이 생겼다면, 몸이 펴지면 굳어 있던 근육도 펴지게 된다. 그러면 몸의 이상도 해결된다. 책의 제목을『몸 펴면 살고 굽으면 죽는다』로 정한 것도 구부러진 몸을 펴야 건강하게 살 수 있다고 보았기 때문이다.

이제 고관절 괴사증의 직접적인 원인을 알아보도록 하자. 고관절 주변과 다리의 근육이 많이 굳어 있다. 그래서 고관절 주변과 다리의 근육이 여기저기 아프다. 뿐만 아니라 고관절 주변의 근육이 많이 굳어 있기 때문에 혈관이 눌려 대퇴골 골두에 피가 잘 공급되지 않는다. 이것이 고관절 괴사증의 직접적인 원인이다.

그러면 왜 다리와 관절 주변의 근육이 굳게 됐는가? 허리가 구부러져 있기 때문이다. 허리가 구부러지면 뒤로는 엉덩이부터, 앞으로는 아랫배부터 근육이 다리 쪽으로 밀려 내려가게 된다. 고관절 괴사증의 근본적인 원인은 이것이다.

따라서 이 증세의 해결책은 허리를 펴는 것이다. 허리를 펴면 밀려 내려가 있던 다리와 고관절 주변 근육이 원래의 자리로 돌아오면서 굳어 있는 상태에서 풀어지게 된다. 그러면 다리의 통증도 사라지고, 괴사돼 있다고 하는 골두도 어느 정도 시간이 지나면 원래대로 회복될 것이다.

(2011. 7. 9.)

 안면마비, 문제는 신경이 아니라 근육

지난주 금요일인가 토요일인가에 전화가 왔다. 충주에서 강경용 사범님께 몸펴기생활운동 지도를 받고 있는 사람인데, 여동생한테 안면마비가 와서 한번 도움을 받아야겠다고. 안면마비야 필자가 그 원인을 잘 알고 있으므로 한번 찾아오시면 보아 드리겠다고 답을 드렸다. 다음 주 월요일 아침 10시쯤엔가 그 여동생분한테 전화가 왔다. 집이 구리시인데, 지금 당장 찾아가도 되겠느냐고. 다른 특별한 일이 없어서 어서 오시라고 했다.

구리시라면 외곽순환도로를 타고 오면 연신내까지 한 시간이 안 걸리는 거리다. 그런데 한 시간 반이 지나서야 도착을 했다. 길도 막히고 특히 눈이 아프고 눈물이 나서 고생을 했다고 한다. 이 여자분은 오른쪽 안면마비였는데, 그쪽 눈이 감기지 않는다고 했다. 한번 눈을 감아 보라고 했더니, 눈꺼풀이 최대 4분의 3

까지는 내려가는데 더 이상은 내려가지 않았다. 이거야 눈꺼풀 바로 위 이마의 근육이 굳어 있어서 그런 것이니까 별 문제가 되지 않는 것이다. 굳어 있는 그 근육만 풀어 주면 눈은 편하게 감을 수 있게 된다. 문제는 안면마비가 왜 왔는지, 그 근본적인 원인을 제거해 주는 것이다.

'네이버 백과사전'에서는 안면마비를 안면신경마비(顔面神經麻痺, facial nerve palsy)라고 하여 다음과 같이 설명하고 있다.

"뇌출혈, 뇌연화, 뇌종양 등 중추성(中樞性)으로 오는 경우와 말초의 장애에 의하여 오는 경우가 있다. 중추성의 경우는 여러 가지 뇌병의 증세와 함께 나타나며, 안면 하반부만 마비가 온다. 말초성의 경우는 안면신경마비가 단독으로 나타나며, 가장 흔히 볼 수 있는 말초신경마비이다. 말초성의 경우 원인은 한랭 또는 류머티즘성인 것이 가장 많고, 열차 등의 창 쪽에 면한 얼굴의 냉각이나 감기, 편도염에 의한 림프관염, 신경친화성 바이러스 등의 감염에 의한 경우도 있다. 그 밖에 외상, 중이염, 내이염 등에서도 일어난다."

한마디로 여러 가지 원인으로 안면의 신경계가 마비돼 있는 것이 "김윤아도 겪었다"(아마 김윤아 씨 덕분에 별로 인기가 없던 '안면마비'가 졸지에 유명해진 모양이다)는 안면마비라는 것이다. 말하자면 신경계의 문제로 보는 것이다. 이런 시각으로 보면 신경계를 치료해야 안면마비를 치료할 수 있게 된다. 그러나 이런 시각으로 보아서는 안면마비 치료는 부지하세월(不知何歲月)이다. 신경계를 치료할 방도가 마땅치 않기 때문이다. 그도 그럴 수밖에 없는 것이 원래 신경의 문제가 아닌데 신경의 문제로 보고 있으니 쉽게 치료가 될 리가 없는 것이다. 그래서 한방에서든 양방에서든 실제로 치료가 되는 것은 아니다. 시간이 지나가다 보면 저절로 낫는 것일 뿐이다. 그러면 의사들은 치료가 성공적으로 이루어졌다고 자화자찬하는 말을 하는 것일 뿐이다.

이미 필자가 『몸 펴면 살고 굽으면 죽는다』(2009, 백산서당)라는 책에서 상세하게 밝혔듯이 보통 신경계의 문제라고 얘기되는 질환이 실은 신경계의 문제가 아닌 경우가 너무 많다. 오래된 정신질환을 제외하고는 모두 신경계의 문제가 아니라고 보아도 될 정도이다. 우리가 보통 풍이라고 부르는 뇌졸중이나 구안와사도 신경계의 이상 때문에 오는 것이 아니다. 좌골신경통이라고 부르는 것도 신경계의 이상에서 오는 것이 아니다. 이런 질환에 대해서는 원래의 원인을 모르고 있으니 난치 내지는 불치의 병으로 분류가 되고 있다. 신경계의 문제가 아니라 근육의 문제인데 이를 모르고 있으니, 쉽게 나을 수 있는 질환을 난치 내지는 불치로 보고 있는 것이 현 의료계의 실정이다. 근육의 이상으로 보면 그 해법은 아주 쉬워지는데도 말이다.

그리고 필자가 얘기하는 근육의 이상이란 주로 근육이 굳어 있는 것을 말한다. 근육에 필요한 화학적인 요인, 예컨대 어떤 음식이나 약의 결핍 때문에 근육에 이상이 오는 것이 아니라 근육이 굳어 있어서 이상이 생긴다는 것이다. 그리고 근육이 굳는 것은 자세가 잘못돼 있기 때문이다. 『몸 펴면 살고 굽으면 죽는다』에서 그 원리를 자세하게 설명해 놓았는데, 직립해 있어야 할 인간이 직립에서 벗어나기 때문에, 즉 자세가 잘못돼 있기 때문에 근육이 굳고, 근육이 굳기 때문에 만병이 온다고 보아야 한다. 사람의 병은 화학적 요소의 결핍 내지는 과잉 때문에 오는 경우도 있겠지만, 그보다는 물리적 요인, 즉 자세 때문에 오는 경우가 대부분이라고 보는 것이 필자의 입장이다. 이를 안면마비와 연관시켜서 한번 살펴보도록 하자.

아주 단순화시켜서 얘기하자면 안면마비는 안면의 근육이 굳어서 오는 증세이다. 근육이 많이 굳어 있는 쪽의 안면이 잘 움직여지지 않을 때 이를 안면마비라고 한다. 오른쪽과 왼쪽 양쪽이 같이 오는 경우도 있지만 이는 극히 드물고, 보통 한쪽에 온다고 한다. 안면마비를 보통 안면신경마비라고 부르는데, 이는 원인을 잘 모르기 때문에 붙여진 병명이다.

물론 두뇌로 연결되는 신경이 끊어지면 그와 연관된 근육은 완전히 마비가 된다. 처성신경계의 지배를 받는 근육은 두뇌에 상태를 보고하고 또 두뇌의 지시를 받아 움직이는데, 그 신경이 끊어지면 보고도 하지 못하고 지시도 받지 못하기 때문에 완전히 마비가 되지 않을 수가 없다. 그러나 그런 일은 여간해서는 일어나지 않는다. 칼 같은 것으로 자르지 않는 한 신경이 끊어지는 일은 일어나지 않는 것이다. 따라서 몸 어디에 마비가 일어났다고 하면 대개는 그 부위의 근육이 많이 굳어 있어서 보고와 지시가 제대로 이루어지지 않아 마비가 됐다고 느끼는 것일 뿐이다.

일례를 들어 설명해 보도록 하자. 몸펴기생활운동의 회원이었던 한 미술 선생님(여)께서 5개월째 기운이 없어 학교에서 학생들 가르치기가 힘들고, 심지어 밥을 해 먹는 것조차 힘이 들다고 했다. 얘기를 들어 보니 이는 분명히 부정맥이었다. 이 분 말씀이 오른쪽 다리가 내 다리가 아닌 것 같다고 하셨다. 오른쪽에 내 다리가 있는 것이 아니라 무언가를 달고 다니는 것 같은 느낌이 들었다고 하셨다. 이 분에게는 와불운동, 그중에서도 다리를 집중적으로 푸는 와불운동을 하시게 했다. 처음에는 이 운동을 2분도 하지 못한다고 했는데, 나중에는 15분 정도는 하게 됐다고 하셨다. 그리고 그때는 다리의 마비 증세는 거의 사라졌다고 하셨다. 굳어 있던 다리 근육이 풀리면서 신경도 잘 통하게 되어 마비 증세가 거의 다 사라졌다고 느끼게 된 것이었다. 와불운동을 한 결과 부정맥이 풀리면서 기운이 없어 기어들어가던 목소리에도 힘이 실렸다.

어쨌든 그냥 안면을 구성하고 있는 근육이 굳어 있어서 생기는 증세가 안면마비인 것이다. 따라서 안면마비는 안면을 구성하고 있는 근육이 부드럽게 풀리면 저절로 사라지게 된다. 그렇다고 해서 안면마비가 있는 사람한테 바로 그 안면 근육을 풀어 주려고 하면 여간해서는 잘 풀리지 않는다. 풀렸다고 생각하는 순간 바로 또 굳어 버리게 되는 것이 일반적이다. 그 이유는 이렇다. 남자든 여자든 모두 젖꼭지 위의 상체는 오른쪽과 왼쪽이 각각 하나의 '영역'을 형성하고 있다(인체의 '영역' 이론에 대해서도 『몸 펴면 살고 굽으면 죽는다』 참조). 예를 들어 이 여자분의 경우 오른쪽에 안면마비가 와 있었는데, 이럴 때는 상체의 오른쪽 영역 전체를 풀어 주어야 한다. 그러면 오른쪽 안면마비도 쉽게 해결된다. 오른쪽 손과 팔, 어깨, 등, 가슴, 목이 풀려야 안면 근육도 쉽게 풀린다. 이 사실을 모르고 안면 근육만 풀려고 하면 잘 안 풀리는 것이다.

이 여자분에게 양해를 구하고 양쪽 볼을 손으로 조금 세게 잡아 보았다. 먼저 왼쪽 볼을 잡아 보았는데, 아파하기는 했지만 그렇게 심하게 아파하지는 않았다. 다음으로 오른쪽 볼을 왼쪽과 똑같은 강도로 잡아 보았는데, 자지러지게 아파했다. 안면마비는 바로 이것 때문에 오는 것이다. 오른쪽을 자지러지게 아파하는 것은 그쪽의 근육이 왼쪽보다 훨씬 더 심하게 굳어 있기 때문이다. 이렇게 좀 세게 잡아 보았을 때 통증이 사라지면 안면마비도 사라지게 되는 것이다.

이 여자분에게는 '도움주기' 중 '온몸풀기'를 먼저 해 주었다. '영역'을 해결하기 전에 '온몸'을 먼저 다루면 '영역'을 다룰 때 좀 더 수월해지기 때문이다. 특히 몸 어딘가에 심각하게 이상이 있는 사람에게는 온몸풀기를 먼저 해 주어야 한다. 그래야 영역과 부위를 다룰 때 도움을 주는 사람이나 받는 사람 모두 좀 더 편하게 진행할 수 있기 때문이다.

그다음에는 오른쪽 '상체'를 풀기 시작했다. 오른쪽 상체 전체가 풀려야 오른쪽 안면마비도 해결되기 때문이다. 그런데 한 영역을 풀려고 할 때는 그 영역을 구성하고 있는 그 어느 지점부터 시작해도 상관은 없다. 한 지점이 풀리면 다른 지점도 풀리고, 또 다른 지점이 풀리면 다른 한 지점도 풀리게 되기 때문이다.

이 여자분에 대해서는 먼저 손가락부터 풀기 시작했다. 특별한 이유는 없었고 요즘 필자에게는 이게 습관화되어 있었기 때문이다. 경험적으로 보면 상체를 구성하고 있는 부분, 즉 얼굴, 머리, 목, 어깨, 등, 팔뚝, 손목, 손바닥, 손등, 손가락 중에서 손가락을 먼저 푸는 것이 가장 중요한 관문으로 여겨지게 되었기 때문이다. 손가락만 제대로 풀고 나면 상체 전 영역이 최소한 60% 이상은 풀려 있다는 것을 발견하고 나서는 상체를 풀 때 먼저 손가락부터 풀기 시작하는 것이 습관화되어 있었다. 그런데 이렇게 하는 데에도 약점은 있다. 손가락을 풀 때 상대방이 너무 아파한다는 것이다. 상대방이 통증을 참지 못할 수준으로 판단되면 위팔뚝이나 등을 먼저 잡고 손가락으로 옮기게 된다. 그러면 상대방이 어느 정도 견딜 만큼 통증을 느끼게 된다. 이런 상태에서 강도를 조절하여 손가락을 잡고 나면, 그다음부터 상체를 푸는 작업은 순풍에 돛을 달게 된다.

상체 중 어느 특정 지점, 예컨대 목(목디스크도 해당됨), 어깨(요즘은 회전근개 파열이라는 진단이 많이 나오는 것 같음), 머리, 팔, 손 등이 많이 아픈 사람의 손가락을 만져 보면, 손가락이 심각하게 굳어 있어 부드럽지가 않고 딱딱하다. 필자는 이런 사람들에게 "손가락이 마른 나뭇가지 같네" 또는 더 나아가면 "이건 완전히 마른 장작개비 같네요" 여자분들에게는 "이거 원 참, 이게 여자 손가락 맞아요? 남자인 내 손가락보다 더 뻣뻣하네요"라고 농담을 던진다. 그러면 이런 얘기를 들은 아주머니들 중에는 "나는 원래 어렸을 때부터 손가락이 뻣뻣했어요. 원래부터 그랬어요!"라고 항변하시는 분들이 종종 있다. 원래부터 그런 것이었지, 이게 무슨 문제가 있는 것이냐는 인식이 깊이 깔려 있는 것이다.

필자는 이런 얘기를 들으면 길게 설명하려고 하기보다는 그냥 말없이 손가락을 풀어 준다. 이런 분들은 어렸을 때부터 상체 쪽이 좋지는 않았지만, 크게 아프지만 않으면 불편하더라도 원래가 그런 것인가보다 생각하면서 살아왔을 것이다. 그래서 별 이상이 없다고 느끼면서 살아왔을 것이다. 어쨌든 이런 분들은 엄지부터 손가락을 풀어 주다 보면 엄청나게 아파한다. 이런 경우를 대비해서 필자는 요령을 익혔다. 너무 아프면 참아 내지를 못한다. 참아 내지 못할 만큼 아프면 필자의 도움주기를 거부하게 되므로 그렇게까지 세게 하면 안 된다. 거부하게 되면 필자가 아무리 공을 들여도 거부감만 주게 되고, 그러면 몸펴기생활운동에 대한 인상도 나빠지게 된다. 조심해야 한다.

그런데 통증의 정도는 대체로 그 사람의 얼굴에 다 나타나게 돼 있다. 사람의 얼굴에 있는 '표정근'은 자기 몸과 마음의 상태를 거의 다 그대로 보여준다. 아픈 정도가 얼굴에 거의 그대로 나타나는 것이다. 도움주기를 할 때 상대방이 아파하는 정도는 상대방의 얼굴 표정을 보면 쉽게 알 수 있다. 그 얼굴 표정을 보면서 강도를 조금 더 세게 하기도 하고 조금 더 약하게 하기도 한다. 강도를 좀 더 세게 하면 빨리 풀린다. 그러나 상대방은 너무 아파한다. 강도를 약하게 하면 풀리는 데 시간이 좀 더 많이 걸린다. 그러나 상대방은 참을 만한 수준에서 큰 통증 없이 편안하게 몸이 풀린다는 것을 느낀다. 필자는 장기간의 경험을 통해 상대방의 얼굴 표정을 보고 어느 쪽을 선택해야 하는지 어느 정도 요령을 익혔다.

호흡의 빠르고 느림을 통해서도 통증의 정도를 알 수 있다. 심하게 아프면 숨이 빨라진다. 그 통증을 해결하기 위해 더 많은 피를 그쪽에 보내기 위함일 것이다. 통증이 사라지면 숨은 정상적인 상태로 돌아오게 된다. 급한 불을 껐다고 판단해 원래의 편안한 상태로 돌아오는 것일 게다.

다행히 이 여자분은 통증을 아주 잘 참아 내는 편이었다. 당연히 오른쪽 손가락은 전부 마른 나뭇가지같이 뻣뻣했다. 좌우로 흔들어도 거의 움직임이 없었다. 이렇게 흔들 때 통증을 심하게 느끼는 사람은 좀 과장해서 표현하자면 돼지 멱따는 소리를 지르게 마련인데, 이 여자분은 얼굴을 좀 심하게 찡그리고 얕은 신음소리를 내는 정도였다.

엄지부터 풀기 시작했다. 손가락을 풀 때 엄지를 잘 풀면 그쪽 손가락의 50% 정도는 푼 셈이 된다. 그리고 손가락의 50% 정도를 풀게 되면 상체 영역의 50% 정도는 풀리게 된다. 이런 사실을 아는 것은 굉장히 중요하다. 엄지는 전후좌우와 위아래로 가동 범위가 아주 큰 반면, 그 외 네 손가락은 위아래로는 가동 범위가 크지만 전후좌우로는 가동 범위가 대단히 제한적이다. 엄지 외의 네 손가락은 주로 손가락을 쥐었다 폈다 하는 데 사용되지만, 엄지는 쥐었다 폈다 하는 기능 외에 전후좌우로 이 네 손가락을 오가면서 서로 짚을 수도 있고, 스스로 마음대로 돌릴 수도 있게 돼 있다. 이것이 의미하는 바는 엄지가 상체에서 훨씬 더 많은 '근육의 줄기'를 형성하고 있다는 것이다. 그리고 훨씬 더 많은 '근육의 줄기'를 형성하고 있기 때문에 엄지 쪽이 풀리면 훨씬 더 많은 '근육의 줄기'가 풀리게 된다는 것이다. 그래서 엄지 하나를 제대로 푸는 것이 나머지 네 손가락을 푸는 것과 거의 같은 비중을 갖는다는 것이 필자의 경험에서 나온 결론이다.

다음으로 손가락 사이를 엄지와 검지 사이에서부터 시작해 약지와 새끼 사이까지 차례로 풀어 주었다. 그리고 엄지 외의 네 손가락을 차례로 풀어 주었다. 여기에서 이렇게 손가락을 푸는 자세한 방법은 쓰지 않기로 한다. 그 기술적인 방법에 대해 쓰려면 글이 너무 길어지고, 처음 이런 글을 읽는 사람한테는 거의 이해가 되지 않을 것이기 때문이다. 여기에서 짚고 넘어가야 할 것은 몸의 원리에 대한 것이다. 몸의 원리를 이해하고 나면 몸에 이상이 생겼을 때 그 해법도 쉽게 나오기 때문이다. 그래서 여기에서 중점적으로 쓰는 것은 기술적인 방법이 아니라 몸의 원리에 대한 것이다.

손가락을 다 풀고 나서는 여러 번 팔을 털어 손과 팔의 근육을 더 풀어 주었다. 다음에는 어깨를 풀어 주었다. 안면마비가 왔을 때 당사자는 마비가 온 안면에만 신경을 쓰는데, 앞에서 얘기했듯이 안면마비를 안면만의 문제로 보아서는 안 된다. 손가락부터 시작해서 팔, 어깨, 등, 목, 안면까지 전체의 문제, 즉 영역의 문제로 보아야 한다. 그래서 안면마비를 풀려면 이 영역 전체를 함께 풀어야 한다. 한 부위만 풀려고 해서는 풀리지 않은 다른 부위의 영향 때문에 다시 굳게 되고, 그래서 해결이 부지하세월이 된다. 어깨를 풀어 주고 나서는 등을 풀고, 그다음에는 목을 풀어 주었다. 말하자면 안면 근육을 풀기 위해 멀리부터 포위를 해서 하나씩 공략을 하면서 포위망을 좁혀 간 것이다.

마지막으로 안면 근육에 손을 댔는데, 이미 주변의 응원군이 거의 다 전멸된 상태에서 안면 근육의 저항력은 많이 떨어져 있었다. 그러나 최후의 결전은 쉬운 것이 아닌 법이다. 안면마비가 왔을 때는 볼뿐만 아니라 턱, 인중, 입술, 눈 밑, 눈 위 등 안면의 근육이 전체적으로 심하게 굳어 있기 때문이다. 그래도 응원군이 거의 전멸된 상태라 기가 죽어 저항력이 약해진 안면 근육은 비교적 쉽게 항복해 들어온다. 문제는 오른쪽 얼굴 전체를 아주 세밀하게 풀어 주어야 하기 때문에 시간이 많이 걸린다는 것이다.

그래서 적당히 풀어 주고, 마지막으로 눈 위를 풀어 주었다. 눈 주변의 근육을 더듬어 보다 오른쪽 눈 바로 위 이마를 더듬으며 잡아 보니 가운데쯤에 조그마한 근육 뭉텅이가 만져졌다. 이놈이 바로 이 여자분 눈을 감지 못하게 하는 주범이었다. 좀 세게 엄지와 검지로 잡았더니 이 여자분은 상당히 아파했다. 이 조그마한 뭉텅이의 저항이 상당히 거센 편이었다. 그러나 아무리 저항해 보아야 잡고 있으면 잡혀 있는 놈은 힘이 빠지게 돼 더 이상 저항을 하지 못하게 되어 있다. 도망가지 못하고 꼭 잡혀 있으면 그놈은 달리 방법이 없다. 그런데 심하게 굳어 있어 뭉텅이나 고래 힘줄처럼 돼 있는 근육 중에는 잡고 있을 때 미꾸라지처럼 잘 빠져 나가는 놈도 더러 있다. 이런 경우에는 빠져 나간 놈을 다시 잡기 위해 좀 실랑이를 벌여야 한다.

어쨌든 잠시 후 이 작은 뭉텅이 놈은 자기 존재를 없애 버렸다. 굳어 있던 것이 풀린 것이다. 굳어 있던 것이 풀리면 그래 힘줄 같던 놈이나 뭉텅이 같던 놈이나 그 존재 자체가 사라져 버린다. 그리고 그 근육은 평퍼짐해지면서 평범한 원래의 근육으로 돌아가게 된다. 그러면 아프던 것도 사라지고 그 부위가 편해지게 된다. 뭉텅이가 사라지고 나서 이 여자분에게 눈을 감아 보라고 했다. 내게는 약간 미흡하다는 느낌은 들었지만 여하튼 눈은 거의 다 감겼다. 필자가 약간 미흡하다고 생각한 것은 95% 이상 눈꺼풀이 내려가긴 했지만 100% 다 내려가지는 않았기 때문이다. 그래도 이 여자분은 이 정도만으로도 만족해하는 것 같았다.

도움주기를 끝내고 이 여자분에게 목을 돌려 보라고 했다. 많이 편해졌다고 했다. 그러나 필자의 눈으로 볼 때는 만족스럽지 못했다. 왼쪽으로 돌릴 때 충분히 돌리지 못하고 4분의 3 지점쯤에서 멈추어지는 것이 보였기 때문이었다.

다음에는 '아- 이- 우- 에- 오-' 발음을 하라고 해 보았다. 안면 마비가 제대로 풀리면 이들 '발음'이 정확하게 나올 뿐만 아니라 발음할 때 '입술과 입술 주변의 모양새'도 정확하게 나온다. 발음이 나온다고 해서 해결된 것이 아니라 모양새, 즉 입가가 찌그러지지 않고 입술이 충분히 튀어나오는 모양새가 나와야 해결된 것이다. 이런 모양새가 충분히 예쁘게 나오지 않으면 아직 덜 풀린 것이다. 이 여자분은 80% 정도는 풀리고, 20% 정도는 풀리지 않고 남아 있는 것으로 판단이 되었다.

그런데 그동안의 경험을 보면 여기까지가 필자가 해 주어야 할 최대의 한계이고, 나머지는 본인이 해결해야 할 몫이다. 물론 더 풀어 주면 더 풀리기는 한다. 그러나 나머지는 본인이 풀게 해야 한다. 본인 스스로 운동해서 스스로 푸는 법을 익히게 해야 한다. 그래야 현재 한방이든 양방이든 남한테 의지하게 하는 '치료'라는 나쁜 습관의 타성에서 벗어나게 할 수 있다. 이 여자분에게는 두 가지 운동법을 가르쳐 주었다. 상체뿐만 아니라 허리, 다리까지 펴고 푸는 와불운동을 하라고 하고, 야구공을 가지고 얼굴 여기저기, 특히 볼과 입술, 턱, 인중 주변을 꼭꼭 눌러서 문질러 굳어 있는 안면 근육을 풀라고 했다. 그리고 사흘 뒤에 와서 얼마나 열심히 필자가 내 준 과제를 잘 수행했는지 점검을 해 보자고 했다.

사흘 뒤에 왔을 때 보니 사흘 전과 별로 달라진 것이 없었다. 운동 열심히 했느냐고 물어보았더니, 운동할 수가 없어서 별로 하지 못했다고 대답했다. 아이가 5살과 8살인데, 애들 돌보느라 시간이 나지 않았다고 했다. 하긴 그러기도 했을 것이다. 한참 빨빨거리고 돌아다니고 사고를 칠 어린 두 아이의 엄마로서 짬을 내서 운동하기는 쉬운 일이 아니었을 것이다. 그런 점이 이해는 됐다. 그래도 스스로 푸는 것을 배워야지, 남에게 의존하려고 해서는 안 된다. 몸펴기생활운동은 스스로 운동해서 스스로 건강하게 만드는 법을 전파하는 운동 단체이다. 필자가 도움주기를 하는 것은 수술 않고 약 먹지 않고도 다 나을 수 있다는 가능성을 보여주기 위해서다. 스스로 운동해서 나을 수 있다는 가능성에 대해 수긍하면 스스로 운동하게 할 수 있게 되는 것이다.

다시 상체를 조금 풀어 주고는, 나흘 뒤에 다시 오시라고 했다. 대신 단서를 붙였다. 그때 오셨을 때 이번처럼 운동하지 않은 모습이 보였을 경우에는 다시는 오지 못하게 하겠다고.

다시 오셨을 때는 약간의 진전이 있었다. '아- 이- 우- 에- 오-'를 해 보라고 했더니, '이-'를 할 때 왼쪽 입이 조금 더 벌어지고 '우-'와 '오-'를 할 때 입술이 더 앞으로 나와야 하는데 덜 나왔다. 그래도 지난번보다는 많이 나아진 모습이었다. 이 여자분 왈, 낮에는 운동할 시간이 없어 밤에 애들 재우고 나서 잠을 쪼개서 좌와 우 30분씩 1시간은 와불운동을 했다고 했다. 좀 더 하면 더 좋으련만. 그래도 정성이 가상해서 1주일 후에 다시 한 번 점검을 해 드리겠다고 했다.

1주일 뒤에 왔을 때는 안면 근육이 거의 다 정상이 되어 있었다. '이-' 할 때 양쪽 입이 똑같이 벌어졌다. '우-'와 '오-'를 할 때 입술이 충분히 튀어나오지는 않았지만, 이 정도면 야구공으로 문질러 입술을 풀어 주면 곧 완전하게 정상으로 돌아올 수 있는 데까지는 왔다. 그동안 옆에서 쭉 이 과정을 지켜본 마나님 왈, 얼굴이 많이 예뻐지셨네요. 그러고 보니 처음 왔을 때 거무튀튀하고 좀 찌그러든 느낌이 들었던 얼굴이 발그레하고 동그란 정상적인 모습을 하고 있었다. 배시시 웃는 모습에 나도 기분이 좋아졌다. 이제 더 이상 점검도 할 필요가 없을 것 같았다. 집에서 와불운동만 꾸준하게 하면 큰 병 없이 건강하게 살 수 있을 것이라고 하고, 가시라고 했다.

이것으로 이번 인연은 끝. 나중에 또 어떤 인연이 맺어질지는 사람의 능력으로는 알 수 없는 법. 그러나 어쨌든 고민으로 가득 차 있던 얼굴이 밝은 모습으로 변해 돌아가는 것을 보니, 필자의 기분도 좋아지지 않을 수 없었다.

(2012. 3. 11.)

 # 버거씨병? 크론병?

크론씨병(=크론병: Crohn's disease)은 미국인 의사 크론이 1932년에 처음으로 보고하였기 때문에 이 병명으로 불린다. 크론씨병뿐만 아니라 파킨슨씨병, 존슨씨병, 배체트씨병, 버거씨병 등 이렇게 사람 이름이 붙어 있는 병은 서양 현대의학의 입장에서 보면 난치 내지는 불치인 경우가 많다. 그 이유는 사람 이름이 붙어 있지 않은 다른 병도 마찬가지겠지만, 대개 이런 병이 왜 발생하는지 그 원인을 모르기 때문이다. 병의 원인을 안다면 그 원인을 제거해 주면 치료가 되겠지만, 원인을 모른다면 치료에 의해서는 병이 나을 수가 없다. 또 허리디스크처럼 원인을 잘못 알고 있어도 치료가 잘 될 리가 없다.

근래에 한화의 투수 송창식이 화제의 인물이 된 적이 있다. 2004년 시즌에 8승 7패로 잘나가던 신인 투수 송창식이 버거씨병(Buerger's disease)에 걸려 마운드를 떠났다가 돌아와 선발로 승리투수가 됐기 때문이다. 무려 7년(2,573일) 만에 선발 승리투수가 된 것이다. 송 선수는 2004년 시즌 막바지에 오른팔 팔꿈치에 이상이 발견됐고 이 때문에 수술을 받았는데, 결과가 좋지 않아 재활 훈련에 매달려야 했다. 이후 2008년 초에는 손끝에 피가 통하지 않으면서 감각이 사라진다는 버거씨병 판정을 받았다. 손끝에 감각이 없으면 제대로 공을 던질 수가 없다. 그런데 이 병을 딛고 다시 마운드로 돌아와 선발 승리투수가 됐으니 기적 같은 일일 것이다.

버거씨병은 폐쇄성 혈전혈관염(Thromboangiitis obliterans)이라고도 하는데, 서양 현대의학에서는 사지(四肢)의 말초 동맥에 염증이 발생해 그 동맥이 막혀 있을 때 이 증세가 나타난다고 설명한다. 이 병은 여러 가지 원인적 요소가 복합적으로 작용한 것으로 추측되고는 있지만, 직접적인 원인은 규명돼 있지 않고, 따라서 아직까지 이 병을 완치시킬 수 있는 방법은 없다고 한다. 이 병을 가지고 있는 환자를 검사해 보면 주로 발목 이하 피부의 온도가 그 위보다 낮으며, 발등과 안쪽 발목 부위에서 동맥의 맥박이 잘 감지되지 않는다고 한다.

이런 증세가 송창식 선수에게는 손가락에 온 것이다. 손가락이 굳어 힘을 쓸 수가 없었다고 한다. 그렇다면 송 선수가 재활에 성공하게 된 것은 굳어 있던 손가락의 근육이 부드럽게 풀리면서 손가락에 힘도 생기고 손끝의 감각도 돌아왔기 때문이라고 할 수 있을 것이다. 송 선수는 꾸준히 재활훈련을 했다고 하는

데, 어떤 재활훈련을 했는지에 대해서는 구체적으로 나와 있지 않아 잘 모르겠지만, 그러나 어쨌든 다 나았다. 그러면 어떻게 이런 변화가 일어날 수 있었을까?

버거씨병의 원인을 알면 이 병에서 벗어나는 원리도 어렵지 않게 알 수 있다. 말초 동맥에 염증이 생겨 이 동맥이 막혀서 이 병이 생긴다고 하는데, 그러면 왜 말초 동맥에 염증이 생기는 것일까? 이에 대해서는 몸펴기생활운동의 기본 원리만 알아도 간단하게 답이 나올 수 있다. 말초 동맥의 염증이란 다름 아닌 그 동맥이 굳어 있다는 것을 의미한다. 감염성질환이 아닐 때 나타나는 염증은 대개 그 부위가 굳어 있기 때문에 생긴다. 그리고 이렇게 해서 생긴 염증은 굳어 있던 그 부위가 부드럽게 풀리면 저절로 사라진다. 감염성질환일 경우에는 물론 세균이든 바이러스든 그 무엇이든 항원이 제거돼야 염증이 사라진다. 감염성질환과 비감염성질환의 염증에 대해서는 『몸 펴면 살고 굽으면 죽는다』에 자세하게 서술해 놓았다.

내 경험을 하나 소개해 보기로 하겠다. 3년 전의 일인 것 같다. 출판 일, 그중에서도 교열과 교정 일을 생업으로 하다 보니, 그리고 글을 많이 쓰다 보니 컴퓨터 앞에 앉아서 자판기를 두드리는 것이 내 하루의 일과였고 지금도 그렇다. 그런데 하루는 자판기를 두드리기 시작했는데, 바로 손가락 끝이 아파 더 이상 일을 할 수 없었다. 다른 때도 손끝이 아프다고 느끼기는 했지만 그래도 참을 만했는데, 유독 이 날만은 너무 아파 일을 할 수가 없었다. 말하자면 버거씨병과 비슷한 증세였던 것이다.

　이즈음에 내 손아귀에 힘이 없었다. 사람들하고 악수를 하는데, 왜 그렇게 상대방의 손아귀 힘이 센지, 내 손이 우그러들면서 아픈 느낌이 들었다. 심지어 80대 노인하고 악수를 하는데도, 그 노인의 손아귀 힘에 내 손이 눌렸다. 도저히 있을 수 없는 일이었다. 그때 앞에서 말한 대로 손끝이 아파 자판기를 두드릴 수 없게 되는 일이 발생했다. 일은 해야겠는데, 손가락 끝이 아파 일은 할 수가 없고. 참으로 답답한 노릇이었다.

　이때 나도 위팔의 근육이 굳어서 그런 게 아닌가 생각되어 위팔을 세게 눌러 보았다. 양쪽 팔뚝이 모두 상당히 아팠는데, 오른쪽이 더 아팠다. 주먹을 쥐고 무식하다고 할 정도로 세게 위팔을 돌아가면서 때렸다. 처음에는 손끝까지 찌르르하게 전기가 흐르면서 위팔의 통증이 눈물이 나올 정도로 심했는데, 한참 때리다 보니 전기도 흐르지 않고 통증도 가셨다. 손을 꽉 쥐어 보았다. 손아귀에 힘이 들어가는 것이 느껴졌다. 컴퓨터 자판기를 두드려 보았다. 손끝이 아픈 것이 훨씬 덜했다. 일을 할 수 있을 만큼은 충분히 손끝이 풀린 것이었다.

　나는 몸펴기생활운동에 맛을 들이면서부터는 사람 몸에 관한 것이라면 집요하게 파고드는 습성이 들었다. 낮에 계속 위팔을 때려 보고 눌러 보았다. 그날 밤 자면서도 잠시 잠이 깼을 때 위팔의 근육을 세게 눌러 보았다. 어느 순간 아직도 아픈 부분이 남아 있다는 것이 느껴졌다. 일어나 앉아서 "이놈이!" 하고 속으로 외치면서 사정없이 주먹으로 내갈겼다. 아침에 일어나서 팔을 보니 그 내갈겼던 부위가 시꺼멓게 멍이 들어 있었다. 이후 자판기를 두드리는 것이 한결 더 수월해졌다.

나에게는 이런 경험이 몸의 영역 이론을 수립하는 데 결정적인 도움이 돼 주었다. 몸의 어느 특정 부위에 이상이 생겼을 때 그 부위의 이상만 해결하려고 해서는 그 이상조차 해결할 수 없다. 전체적인 연관관계를 알고 접근해야 특정 부위의 이상도 해결할 수 있는 것이다. 몸은 전체가 하나이다. 그리고 또 영역별로도 엮여져 있다. 이런 사실을 모르고 몸에 대해 접근하면 몸의 문제를 해결하는 데 많은 장애가 발생한다. 이것이 몸에 대한 영역 이론이다. 연관관계를 알아야 한다는 것이다. 상체와 하체, 그리고 이를 연결해 주는 허리로 영역을 구분하고 접근하면 몸의 이상을 해결하는 데 크게 도움이 된다. 버거씨병뿐만 아니라 그다음에 설명할 크론병에 대해서도 이런 접근방법이 필요하다.

버거씨병은 손보다는 발에 더 많이 온다고 한다. 수족냉증처럼 발이 차가워진다고 한다. 그러면 손이든 발이든 왜 혈관이 막히면서 감각이 떨어지고 차가워지기도 하는 것일까?

이는 "근육과 혈관, 신경은 함께 간다"(이 역시 『몸 펴면 살고 굽으면 죽는다』라는 책에서 자세히 설명해 놓았다)는 명제를 떠올리면 쉽게 그 원인을 알 수 있다. 혈관은 피를 통해 근육에 영양분을 제공하는 역할을 한다. 영양분이 없으면 근육은 움직일 수 없다. 근육이 움직여야 몸은 운동을 할 수 있다. 몸이 운동을 하지 못하면 죽은 것이나 다를 바가 없게 된다. 그런데 근육에 영양분을 제공하는 혈관, 즉 동맥, 그중에서도 근육에 직접 영양분을 제공하는 말초 동맥이나 실핏줄은 근육 속을 지나간다. 그래야 직접 근육에 영양분을 제공할 수 있기 때문이다. 정상적인 혈관은 막혀 있지 않고 원래의 크기를 유지하고 있고, 그러면 혈액은 정상적으로 공급되면서 사람은 정상적으로 운동할 수 있게 된다. 그러면 왜 혈관이 막히면서 이상 증세가 나타나는 것일까?

이는 그 혈관을 감싸고 있는 근육이 굳어 있기 때문이다. 혈관을 감싸고 있는 근육이 굳으면 그 굳어 있는 근육이 혈관을 누르게 된다. 동맥 혈관은 근육 안을 지나가기 때문이다. 혈관은 그 눌리는 힘 때문에 그 자체가 좁아지면서 굵어지게 된다. 그러면 혈액의 전달에 지장이 생긴다. 좁아진 혈관에서는 혈액이 제대로 흐를 수 없게 되는 것이다. 서양 현대의학에서는 이를 두고 혈관이 폐색(閉塞)돼 있다고 표현한다. 막혀 있다는 뜻이다. 이는 물을 전달하는 고무호스를 누르면 그 호스의 지름이 좁아지면서 물이 덜 흐르게 되는 것과 마찬가지 이치이다. 그런데 서양 현대의학은 이 간단한 이치를 모르고 있다. 그래서 원인을 모르고 있는 것이다.

버거씨병이 있는 사람, 그중에서도 하체 쪽에 증세가 있는 사람은 통증 때문에 발을 절기도 하는데, 그 원인은 발의 근육이 심하게 굳어 있기 때문이다. 현대 서양의학은 아직 사람이 느끼는 통증의 원인이 근육이 굳어 있기 때문이라는 것을 모르고 있다. 이런 가장 기본적인 사실을 모르고 있으니, 버거씨병이 왔을 때 그에 동반되는 증세에 대해서도 잘 이해하지 못하는 것이다. 근육이 굳어 있어 혈관도 막히고 통증도 느낀다. 혈관이 막혀 영양분이 잘 공급되지 않으면 그 부위의 체온이 낮아진다. 혈액이 잘 공급되지 않으니 그 부위의 면역력도 떨어진다. 특정 부위, 예를 들어 발가락에 혈액이 잘 공급되지 않아 그곳의 면역력이 심하게 떨어지면 그 부위가 썩어 들어가기까지 한다. 원인은 그 부위가 심하게 굳어 있기 때문이다.

여기에서 또 하나 꼭 짚고 넘어가야 할 것이 있다. 송창식 선수와 관련해서 피가 잘 통하지 않아 손끝의 감각이 사라졌다고 하는데, 이 또한 잘못 알고 있는 것이다. 감각의 이상은 혈액 때문에 나타나는 것이 아니라 신경 때문에 나타나는 것으로 보아야 한다. 근육이 굳으면 혈관만 누르는 것이 아니라 근육 안을 지나가는 신경도 누르게 된다. 이 또한 "근육과 신경, 혈관은 함께 간다"는 명제를 이해하면 된다. 신경이 눌리면 신경전달물질이나 전기적 자극이 신경이 눌리지 않았을 때보다 잘 통하지 않게 된다. 이럴 때 두뇌에 감각신경을 통해 전달되는 감각정보가 충분한 양으로 투입(인풋)되지 않게 된다. 이럴 때 감각이 무뎌지거나 사라지는 증세가 나타나는 것으로 보아야 한다. 근육이 굳어 있으면 그 안을 지나가는 말초신경도 눌려서 제대로 작동하지 못하게 되는 것이다.

이와 관련해서 한 사례를 들어 보기로 하자. 저번에 한 아주머니가 심한 부정맥 때문에 방문을 했는데, 이 분 말씀이 다리가 마비돼 간다는 느낌이 든다고 했다. 오른쪽 다리가 마비돼 가면서 이 다리가 내 다리가 아닌 것 같다는 느낌이 든다고 했다. 다리에 무언지 모르겠지만 무언가 이물(異物)이 달려 있는 것 같다

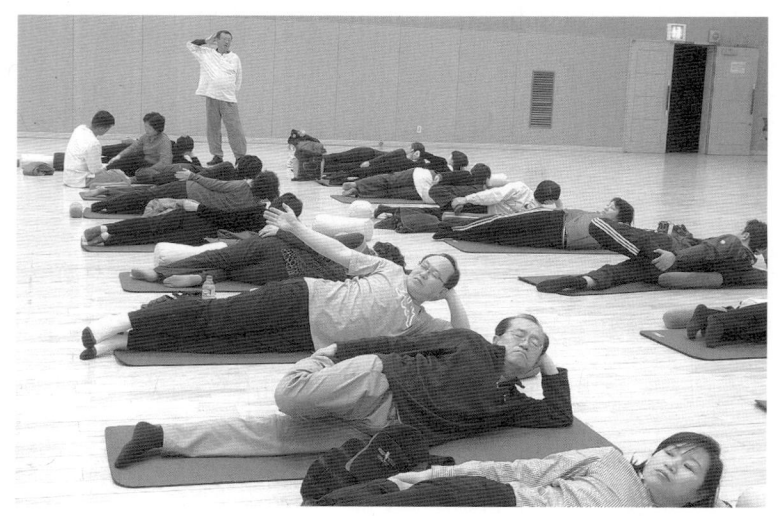

는 느낌[異物感]이 든다는 것이었다. 이런 경우 사람들은 보통 신경에 이상이 생긴 것으로 이해한다. 그리고 큰일이라도 난 것처럼 걱정한다. 혹시 이러다가 정말로 다리가 마비되는 것이 아닌가 하고. 그러나 이는 신경의 문제가 아니다. 다리를 누르면서 만져 보니 다리 전체가 굳어 있었는데, 그중에서도 특히 다리 옆쪽에 있는 장경인대가 나무껍질처럼 딱딱하게 굳어 있었다. 나는 이 분을 안심시켜 드렸다. 굳어 있는 다리 근육이 풀리면 마비 증세가 풀릴 것이라고. 그리고 옆으로 누워 온몸펴기(=와불운동)만 열심히 해도 괜찮아질 것이라고. 한 달쯤 후인가 이 분을 만났는데, 이제 내 다리인 것 같다고 하였다. 와불운동을 해서 허리와 함께 다리 근육이 풀리니, 눌렸던 신경이 풀리게 되면서 감각이 되돌아오고 있는 것이었다.

송창식 선수의 얘기로 돌아가 보자. 송 선수가 버거씨병에서 회복될 수 있었던 것은 몸이 펴지면서 굳어 있던 상체 영역의 근육이 부드럽게 풀렸기 때문이다. 어떤 재활운동을 했는지는 모르겠지만, 또는 재활운동과는 상관없이 다른 어떤 요인에 의해 풀렸는지는 모르겠지만, 송 선수의 상체 오른쪽(송 선수는 우완 투수. 따라서 왼쪽이 아니라 오른쪽이 문제였음)이 전반적으로 풀렸다. 전반적으로 풀렸다는 것은 목, 어깨, 등, 위팔, 팔꿈치, 아래팔, 손목, 손바닥, 손가락까지 다 풀렸다는 것을 의미한다. 이렇게 되면 제구력만 회복되는 것이 아니라 어깨에 힘이 생겨 볼에 속도가 붙고 볼도 더 묵직해진다. 드디어 모든 것이 회복된 것이다.

마지막으로 버거씨병과 관련해서 이에서 벗어나는 방법을 소개해 보기로 하자. 사지(四肢) 중에서 다리 쪽에 이 병이 왔을 때는 주로 기본운동 중 하체풀기와 허리펴기, 온몸펴기를 중점적으로 하는 것이 좋을 것이고, 팔 쪽에 이 병이 왔을 때는 상체펴기와 허리펴기, 온몸펴기를 중점적으로 하고 이와 함께 와불운동을 병행하는 것이 좋을 것으로 생각된다. 몸이 굳어서 병이 생기는 것이고, 몸이 굳는 것은 몸이 구부러져 있기 때문이다. 몸을 펴면 굳은 것이 풀리고, 굳은 것이 풀리면 병도 물러간다.

크론병은 구강(口腔: 입에서 목구멍에 이르는 입 안의 빈 곳)에서 항문(고등 포유동물의 소화기 말단에 있는 구멍)까지 소화기계통 어느 부위에서나 발생하는 만성적인 염증이나 궤양성 질환이라고 한다. 특히 위장관(胃腸管: 위와 창자를 함께 포함하고 있는 소화기계통의 한 부분)에 염증이나 궤양이 많이 발생하는데, 어떤 요인으로 염증을 유발해서 크론병이 발생하는지에 대해서는 알려진 바가 없다고 한다. 연구자들은 바이러스나 세균 감염이 면역체계를 자극해 크론병의 염증 과정이 나타나는 것으로 설명하고 있다. 그리고 바이러스나 세균 감염이 사라지더라도 일단 면역체계가 자극을 받으면 활성화되기 때문에 지속적으로 위장관 내에서 염증을 일으키는 것으로 설명한다.

내가 크론병이 있는 여자분을 만나게 된 것은 3년 전쯤에 외교통상부 산하에 있는 외교안보연구원에서 몸펴기생활운동을 강의하게 된 덕분이었다. 한 선배의 추천으로 이곳에서 두 번 강의를 하게 됐는데, 한 번은 정부 각 부처와 산하기관의 국장급 이하 공무원들을 대상으로 하는 것이었고, 다른 한 번은 곧 퇴임하게 될 대사님들을 대상으로 하는 것이었다. 정부 각 부처와 산하기관의 국장급 이하 공무원들은 일종의 재충전을 위한 교육을 받고 있었고, 대사님들은 퇴임을 앞두고 사회에 나갈 준비를 하기 위해 교육을 받고 있었던 것으로 기억이 난다.

대사님들을 상대로 하는 강의에서는 별로 아픈 사람이 없었는데, 국장급 이하의 분들을 상대로 하는 강의에서는 아픈 사람들이 아주 많았다. 강의 후반부터 강의 끝나고 나서까지 어깨 아프고 팔꿈치 아프고 무릎 아프고 발목 아픈 분들이 줄을 서서 몸을 좀 보아 달라고 하셨다. 이런 분들 몸 좀 보아 드리는 것이야 어려운 일은 아니었는데, 다 끝나고 나서 어떤 국장님의 부탁 말씀을 듣고는 좀 당혹스러웠다. 따님이 크론병인데, 병원에서 손을 들었다는 것이었다. 한번 방문해서 상담을 해 보고 싶다고 말씀하셨다.

순간 생각이 난 것은 전에 열 몇 살밖에 안 된 아이가 이 병으로 죽었다는 얘기를 들은 것이었다. 그리고 나는 당시 이 병에 대해 아무 것도 모르고 있었다. '크롬'에 중독돼서 생긴 것인지 (당시 나는 '크론'병을 '크롬'병으로 잘못 알고 있었다), 다른 무엇 때문인지도 모르고 있었다. 허리 아프고 다리 아프고 어깨 아프고 하는 것에 대해서는 어느 정도 자신이 있었지만, 이런 희귀병에 대해서는 경험이나 아는 게 거의 없었다. 그래서 잠시 망설이다가 국장님께 말씀을 드렸다. "제가 자신 있게 말씀드릴 수 있는 것은 없지만, 병원에서 포기했다고 하니 따님을 한번 뵙기는 하겠습니다."

이게 크론병 여자분과 만나는 인연이 됐다. 사무실로 돌아와 인터넷을 서핑하면서 자료를 찾아보고 나서 '크롬'병이 아니라 '크론'병이라는 것도 알게 됐고, 소화기 계통의 여러 곳에서 염증이나 궤양이 나타날 때 이 병명으로 진단한다는 것도 알게 됐다. 그렇다면 상체펴기와 온몸펴기만 열심히 하면 이 병에서 벗어날 수 있겠구나 하는 확신까지 들었다.

얼마 후 이 여자분이 어머니와 함께 왔다. 분당에서 오는 데 두 시간 가까이 걸렸다고 했다. 차를 타고 오면서 많이 지쳐 있는 것으로 보였다. 나이를 물어보니 서른이라고 했다. 나이 30의 젊은이가 이런 무서운 병에 걸리다니!

이런 분한테 제일 중요한 것은 몸펴기생활운동을 신뢰하고 이후 적극적으로 운동을 하게 하는 것이다. 우리 운동을 신뢰하지 않으면 적극적으로 운동하지 않게 되고, 그러면 몸도 회복되지 않는다. 몸펴기생활운동을 하는 분들이 '도움주기'를 잘 익혀야 하는 제일 중요한 이유 중의 하나가 바로 여기에 있다고 생각한다. 이 여자분이 우리 운동을 신뢰하게 하는 것이 이때 제일 중요한 부분이었다. 신뢰하게 하는 가장 좋은 방법은 몸으로 느끼게 하는 것이다. 몸이 편해진다는 것을 느끼게 되면 나을 수 있다는 확신까지 가질 수 있게 된다. 말로는 안 되는 것이다.

병원에서 이 여자분을 포기한 이유는 소장에 궤양이 생겼기 때문이었다. 소장의 길이는 6.7~7.6m 정도인데, 여기에 궤양이 생겼다고 해서 수술로 이를 잘라내지는 못한다. 소장은 섭취한 음식물을 소화시키면서 영양분을 흡수하는 역할을 하는데, 이를 잘라내면 아무리 좋은 음식을 많이 먹어도 영양분을 흡수하지 못해 영양실조로 죽기 때문이다. 물론 딱 한 번 조금 잘라내면 별 문제가 없겠지만, 계속해서 궤양이 생겨날 가능성이 크기 때문에 처음부터 잘라내지 않는다는 것이다.

궤양이 생겼다고 이를 잘라내는 것으로 치료를 하는 것도 큰 문제이지만, 왜 궤양이 생기는지 원인도 모르고 치료를 하는 것이 더 큰 문제이다. 앞에서 설명한 대로 염증이나 궤양 모두 비감염성이라면 이는 대개 그 부위가 굳어 있기 때문이다. 좀 덜 굳어 있을 때 염증이 되고, 더 굳은 상태에서 마찰 때문에 피가 맺히면 궤양이 된다. 이는 장기에도 그대로 적용된다. 그리고 장기가 굳는 원인은 몸이 구부러져 장기가 하수되면서 눌려 있기 때문이다. 몸을 펴면 장기가 원위치로 올라가 눌리지 않기 때문에 염증이나 궤양은 저절로 사라진다.

그런데 정작 이 여자분이 고통을 당하고 있었던 것은 소장 때문이 아니었다. 물만 먹어도 토해 내기 때문에 일체 식사를 하지 못하고 있다는 것이었다. 물만 먹어도 토하고 있다면, 이는 위가 극도로 심하게 굳어 있는 것이다. 속이 메스껍거나 토할 것 같다, 그리고 실제로 토한다면, 이는 위가 심하게 굳어 있기 때문이다. 위를 푸는 방법은 여러 가지가 있다. 그 상태에 따라 적절한 방법을 선택해야 하는데, 이 분은 위가 워낙 심하게 굳어 있기 때문에 위에 직접 손을 대는 것은 삼가야 한다. 위에 직접 손을 대면 그 통증이 너무 심해 참을 수가 없을 것이기 때문이다. 나는 골반흔들기를 통해 위를 풀어 주기로 마음을 먹었다.

평상시에 하던 대로 전상장골극을 엄지와 검지로 감싸고 엄지두덩을 아래로 팍 내리는데, 이 여자분이 하도 크게 비명을 지르는 바람에 내가 깜짝 놀라고 말았다. 자세를 풀고 가만히 생각해 보았다. 그동안 내가 이 자세를 취하면서 도움주기를 할 때 사람들은 편안하게 느꼈지, 이렇게 아파한 경우는 없었다. 정말로 처음이었다. 이때 이 분이 얘기했다. 몸의 어딘가에 뭐가 닿기만 해도 그 부위가 아파서 참을 수가 없다고. 바로 직감할 수 있었다. 그렇다면 섬유근육통일 것이다. 양해를 구하고 무릎을 살짝 눌러 보았다. 즉시 비명 소리가 터져 나왔다.

또 양해를 구하고 종아리를 손가락으로 눌러 보았다. 역시 비명 소리가 터져 나왔다. 그런데 이상했다. 눌렀던 살이 쏙 들어가더니 다시 나오지를 않았다. 보통 사람들은 눌렀다가 손을 떼면 바로 원상회복이 되는데, 이 분은 쏙 들어간 상태 그대로였던 것이다. 부종이었다. 신장의 기능이 떨어져 몸에 불필요한 물질을 걸러내지 못할 때 몸이 붓게 되는데, 신장의 기능이 웬만큼 떨어져 있을 때는 아침에 부었던 것이 늦어도 저녁때는 풀어지게 된다. 그런데 신장이 이보다 더 기능이 떨어지면 24시간 부기가 빠지지 않게 된다. 부종이 시작되는 것이다. 그런데 이 분의 부종은 이미 시작 단계를 많이 넘어서 있었다. 얼굴을 보니 볼이 허옇게 떠서 부풀어 올라 있었다. 이 나이의 여자분이라면 V라인이 돼 있어야 할 턱이 거의 사각턱이 돼 있었다. 그만큼 심하게 부어 있었던 것이다.

이분한테 물어보았다. 이렇게 부종이 심한데, 병원에서는 어떤 치료를 받았느냐고. 병원에서는 알부민 수치가 떨어져서 그런 것이라며, 알부민 치료를 해 왔다고 했다. 부종은 신장의 문제라는 것은 쉽게 알 수 있는 것인데, 무슨 알부민? 신장 기능을 증진시키는 방법을 써야 하는데, 무슨 알부민 주사? 이분한테 국화차 등 이뇨제를 드시는 것이 좋을 것이라고 알려드렸다. 이뇨제가 신장 기능이 회복되는 데 도움이 되기 때문이다.

처음에는 크론병만 생각하고 이분을 대했는데, 이제 생각이 달라졌다. 이분은 당시 크론병 중에서도 위가 가장 큰 문제였고 (보통은 위보다는 장에 많이 나타난다고 한다), 섬유근육통에 부종까지 심각한 상태였다. 잠시 생각을 해 보았다. 어떻게 접근해야 이분이 크게 통증을 느끼지 않으면서도 몸이 풀리면서 편해지는 경험을 할 수 있겠는가? 늘 해 보던 것이 아니라 처음 경험해 보는 것에는 응용이 필요하다. 응용에는 새로 생각해 보는 것이 필요하다.

곧 답이 나왔다. 평상시에 하던 대로 전상장골극을 엄지와 검지로 감싸고 엄지두덩을 아래로 팍 내리는 대신, 평상시와 달리 전상장골극을 엄지와 검지로 감싸기만 한 상태에서 골반을 상하로 살살 흔들기 시작했다. 그러면서 이분의 표정을 살펴보았다. 아파하는지 안 아파하는지. 엄지두덩을 팍 내리지 않고 살살 흔드니, 아파하는 표정은 나오지 않았다. 얼굴 표정을 보면서 점점 더 조금씩 빨리, 그리고 세게 흔들어 보았다. 역시 아파하는 표정이 나오지 않았다. 이렇게 확인이 되자 엄지두덩을 아래로 팍 내리고 빨리, 그리고 세게 흔들었다. 역시 아파하는 표정이 나오지 않았다. 몸 전체의 근육이 풀리면서 이제 골반흔들기를 감당할 수 있게 됐던 것이다. 마지막으로는 내가 할 수 있는 한 최대한 빨리, 그리고 세게 흔들어 댔다. 그래도 아파하는 표정이 나오지 않았다.

한 10분쯤 했을까. 내 체력이 한계가 왔다. 이마에 땀방울이 맺히고 숨이 턱에 차 왔다. 더 이상 힘이 없어 골반을 흔들 수가 없었다. 이마와 얼굴의 땀을 닦아 내고, 이 분의 허벅지 근육을 눌러 보았다. 비명 소리가 나오지 않았다. 그러면 됐다. 이제 일단 섬유근육에서 느끼던 통증은 사라진 것이다.

그동안의 경험을 보면 실제로 골반흔들기의 위력은 대단하다.

이것을 제대로 해 주면 상대방의 발끝에서 다리, 허리, 장기, 가슴, 목, 팔, 머리까지 굳어 있던 근육이 적어도 반 이상은 풀리게 된다. 문제는 이 도움주기를 할 때 잠깐 몇 번 흔들어 주는 데는 큰 힘이 들지 않지만, 2~3분 이상 지속하려면 체력이 고갈돼 더 이상 할 수 없게 된다는 데 있다. 이럴 때 요령을 얘기하자면, 힘이 빠져 갈 때 멈추어서 숨을 돌리고 잠시 쉬었다가 다시 하면 된다는 것 정도이다. 이렇게 해도 효과는 마찬가지다.

어쨌든 다시 힘을 내 다리부터 허리, 어깨, 목까지 풀어 주었다. 이로써 내가 해 줄 수 있는 도움주기는 다 한 셈이었다. 도움주기를 해 주는 것은 운동을 하게 하기 위함이다. 이 여자분의 얼굴이 올 때의 지친 모습과 달리 화색이 도는 것 같았다. 말할 때 약간 웃음기도 띠었다. 이분에게는 상체펴기와 온몸펴기를 집중적으로 해야 한다고 하면서 운동법을 알려드렸다. 이분은 열심히 하겠다며 큰 베개와 방석을 구입해 가지고는 돌아갔다. 얼마나 열심히 운동했는지 점검하고 그다음의 적절한 운동법을 알려드리기로 하고, 1주에 한 번씩 보기로 했다.

2주 후에 보았을 때 이분은 내게 자랑을 했다. 처음 여기 올 때는 물도 못 마셨는데, 이제 죽은 먹을 수 있게 됐다고. 어떤 운동을 하느냐고 물었더니, 상체펴기만 하고 있다고 했다. 다음 2주 후에 보았을 때도 자랑을 했다. 이제 된밥은 못 먹어도 진밥은 먹을 수 있게 됐다고. 다음 2주 후에 보았을 때도 또 자랑을 했다. 이제는 된밥을 먹어도 괜찮게 됐다고. 불과 한 달 보름 만에 물도 못 마시던 사람이 쥔밥까지 먹게 된 것이다. 이는 상체펴기로 위가 점점 더 풀려 부드러워졌기 때문에 가능해진 것이었다.

병원에서는 알부민 부족 때문에 생겼다는 주장을 철회하고 이뇨 치료를 하고 있다고 했는데, 덕분에 부종도 많이 사라졌다고 자랑했다. 그러고 보니 부풀어 올라 있던 얼굴이 많이 꺼지고, 사각턱도 많이 갸름해진 것 같았다. 이뇨 치료를 해서 부종이 많이 사라진 것인지, 상체펴기를 열심히 해서 그렇게 됐는지는 모를 일이다. 그러나 내 입장에서는 이뇨 치료보다는 상체펴기가 신장에 더 도움이 됐을 것이라고 생각했다.

그 후에 한 번 더 오고 나서 더 이상 오겠다는 연락이 없었다. 한 달쯤 지나서인가, 다시 오겠다는 연락이 왔다. 와서는 어머니가 화가 나서 따님의 무성의를 나한테 일러 바쳤다. 그동안 병원에 입원해 있었다고 했다. 몸이 좋아지니까 밤 12시에 친구들하고 만나 떡볶이에 튀긴 같은 것을 실컷 먹고 들어와 속이 너무 부대껴 새벽에 응급실로 실려 들어가 이후 병원에 입원해 있었다는 것이다. 그동안 열심히 운동했는데, 이제는 운동도 열심히 하지 않는단다. 따님 또한 어머니의 얘기에 화가 난 것 같았다. 토라진 목소리로 반박을 했다. 운동 열심히 하고 있다고.

이분과의 만남은 이것으로 끝이 났다. 얼마 후에 전화가 한 번 왔다. 같이 병원에 입원해 있던 아줌마가 자기와 비슷한 증세인데, 같이 찾아가도 되겠느냐고 물어 왔다. 나는 언제든지 미리 전화해서 시간 약속을 하고 오시면 된다고 답을 드렸다. 그러고 나서는 다시 연락이 없었다.

전에 암에 관해 글을 쓸 때 "조심 또 조심하고, 방심은 금물"이라고 했는데, 그때 예를 들었던 것이 이 여자분이다. 이분은 다 나았다고 방심하고 늦은밤에 친구들 만나 위에 큰 부담을 주는 기름진 밀가루 음식을 먹었다. 때문에 워낙 위가 아프니까 새벽에 응급실로 실려 갔다. 그래도 어쨌든 물도 마시지 못하던 이분은 6주 만에 위가 많이 풀려 된밥을 먹을 수 있게 됐다. 이 경험을 통해 장기가 굳어 있을 때는 역시 상체펴기의 효과가 대단히 크다는 것이 입증됐다.

　버거씨병이나 크론병처럼 희귀병이나 난치병이라는 것이 그 원인을 모를 때는 해결하기가 대단히 어려워진다. 원인을 모르니 어떻게 해결할 수 있겠는가? 그러나 염증이나 궤양이 왜 생기는지 그 원인만 알아도 희귀병이나 난치병은 어렵지 않게 해결할 수 있다. 그렇게 과학적인 의학이라고 자부하는 현대의학은 아직 염증이나 궤양이 왜 생기는지 그 원인조차 모르고 있다. 더 나아가면 왜 통증이 생기는지도 그 원인을 모르고 있다. 이런 기본적인 사실조차 모르고 있는 것이 현대 서양의학의 실상이다. 이 현대 시대에 전근대에서 헤매고 있는 것이 서양 현대의학이다. 장님 코끼리 다리 만지듯이 하고 있는 것이 서양 현대의학이다. 몸펴기생활운동이 존재해야 하는 이유가 여기에 있다. 몸을 진정 과학적으로 이해하고 과학적으로 해결하는 방법이 몸펴기생활운동에는 있다.

(2011. 9. 14)

제 2 부

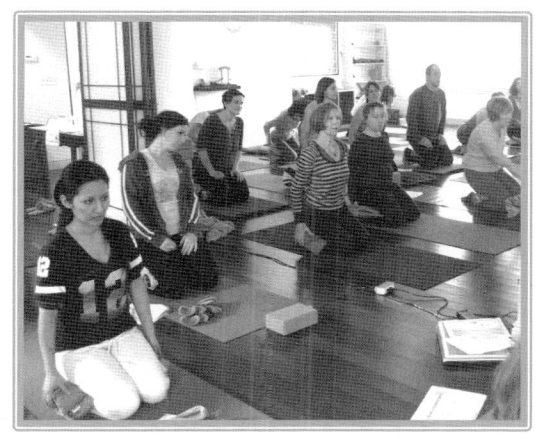

몸펴기 '생활운동'

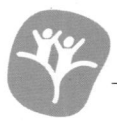 ## 기도하는 자세에 대해

 지난주까지 일산에 있는 세광교회에서 1주일에 한 번씩 3개월 동안 강의를 했습니다. 이 교회에서 제게 강의를 해 달라고 요청해 왔습니다. 여기에서 아주 중요한 것을 알았습니다. 기도하는 자세에 관한 것입니다. 기도를 많이 하시는 분들 중에 몸이 좋지 않은 분들이 많다는 것은 그동안 익히 보아 온 바였습니다. 수녀님들께서 저한테 여러 분 오셨는데, 모두 어깨와 목이 좋지 않으셨습니다.

 청와대에 있다가 모로코에 있는 아프리카개발은행에 근무하다가 돌아온 고등학교 동창생이 돌아온 지 1주일 만에 심근경색으로 유명을 달리했습니다. 모로코에 가기 전에 목이 아프다고 저한테 여러 번 찾아왔던 친구였습니다. 신앙이 독실해 하루에도 서너 시간을 기도하던 친구였습니다. 문제는 바로 기도하는 자세였습니다. 나라마다 기도하는 자세가 다른데, 유독 한국에서는 고개를 푹 숙이고 기도합니다. 목을 숙이면 어깨는 앞으로 처지고 허리는 뒤로 가서 굽어 버립니다.

호주에서 오셔서 연신내운동원에서 속성으로 몸펴기생활운동을 배우고 다시 호주로 가신 천주교 신자분의 말씀을 들어 보면 호주에서는 기도할 때 고개를 숙이지 않고 평상시의 자세에 손만 모으고 눈만 감는다고 합니다. 지금 한국에서는 기도하는 자세가 잘못돼 있습니다. 이것이 신자들의 건강에 엄청나게 나쁜 영향을 미치고 있습니다.

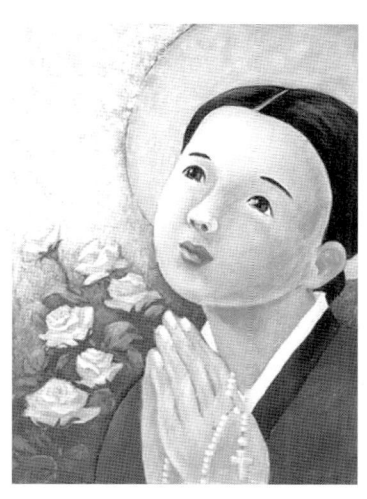

원래 기도할 때는 하늘에 계신 하느님을 우러러보면서 "하늘에 계신 우리 아버지……" 하면서 기도하였습니다. 이는 '기도하는 소녀'의 그림을 보아도 알 수 있고 예수께서 기도하는 그림을 보아도 그렇습니다. 그런데 지금 한국에서는 땅 밑에 있는 염라대왕을 보면서 기도하고 있습니다.

하늘을 보고 기도하면 몸 전체, 특히 허리가 쭉 펴집니다. 이렇게 기도하는 것만으로 몸 전체가 쭉 펴져 몸이 건강해질 수 있습니다. 그러나 염라대왕을 보고 기도하면 몸이 완전히 우그러들어, 기도하는 것 자체만으로 건강이 완전히 깨져 빨리 염라대왕한테 가는 지름길이 됩니다. 이제는 기도할 때의 자세도 옛날의 바른 자세로 돌아가야 합니다.

왜 기도하는 자세가 한국에서만 유독 몸을 망치는 구부리는 자세로 변했는지 저는 아직 모르겠습니다. 앞으로 연구해 보려고 합니다. 어쨌든 기도할 때의 자세는 바뀌어야 합니다. 하늘에 계신 하느님을 우러러보며 허리를 펴고 기도하면 몸도 좋아지게 돼 있습니다. 하늘을 우러러보며 두 손을 모으고 기도해 봅시다. 허리가 쭉 서며 느낌이 전혀 달라진다는 것을 느끼게 될 것입니다.

(2008. 3. 2.)

 # 아이들 건강의 적 보행기를 없애자!

　보행기가 아기들에게 미치는 영향에 대해 알아보도록 하자. 필자는 보행기는 아기들뿐만 아니라 이것을 이용하고 자란 모든 사람들의 건강에 백해무익한 도구라고 생각한다. 좀 심하게 표현하자면 인류의 건강에 공공의 적이라고 생각한다. 그 이유는 다음과 같다.

　현재 우리나라에서는 아기가 태어나서 3개월쯤 되면, 그러니까 누워 있다가 몸을 뒤집고 길 수 있을 때쯤 되면 대부분의 아기들에게 보행기를 태우고 있다. 요즘에는 보행기가 아기들에게 거의 필수품으로 여겨지고 있다.

　아기를 키우는 사람의 입장에서 보면 보행기는 참으로 편리한 도구다. 보행기에 태워 놓으면 아기는 보행기라는 틀 속에 묶여 있을 수밖에 없기 때문에 말썽 피우기가 어려워진다. 아기가 기어 다니면 먹어서는 안 될 것을 주워 먹기도 하고, 빨빨거리면서 돌아다니다가 어디엔가 이마를 부딪쳐 다칠 수도 있고, 별의별 사고가 다 날 수도 있다. 그런데 보행기에 묶어 놓으면 보행기 위에 놓여 있는 것만 먹을 수 있고, 어디 부딪쳐도 보행기가 대신 부딪쳐 주니 다칠 이유도 별로 없다. 보호자의 입장에서 보면 얼마나 편하고 좋은 도구인지 모른다. 더구나 보호자는 아기를 보행기에 가둬 놓으면 자기가 할 일을 마음 놓고 할 수도 있다.

여기에다 보행기에 태우면 아기의 성장과 발육을 빠르게 한다는 연구 논문까지 나와 있다. 부모에게만 좋은 것이 아니라 아기에게도 좋다고 하니 금상첨화인 셈이다. 보행기를 태우지 않을 이유가 없는 것이다.

그러나 최근 들어 보행기가 아기의 성장과 발육에 저해가 된다는 논문이 발표되고 있다. 필자는 보행기를 성장과 발육을 저해할 뿐만 아니라, 더 나아가 아이의 건강을 해치는 주범 중의 하나라고 생각한다. 보행기가 아기가 갖추어야 할 정상적인 자세를 갖추지 못하게 하기 때문이다. 보행기를 탈 때와 길 때 아기의 자세를 비교해 보면 왜 그런지 알 수 있다.

우선 목을 보자. 맨바닥에서 길 때는 고개를 바짝 들고 기는 데 비해 보행기에 타고 다닐 때는 목을 앞으로 삐쭉 내밀거나 고개를 숙이거나 조금 들고 다닌다. 이런 자세가 나오니 보행기를 타면 C자 목이 제대로 형성되지 않는다. 요즘 학생들을 보면 대개 고개를 들지 못하고 앞으로 삐쭉 내밀고 다니는데, 이렇게 된 일차적인 원인은 유아기 때 제대로 기지 못하고 보행기에 많

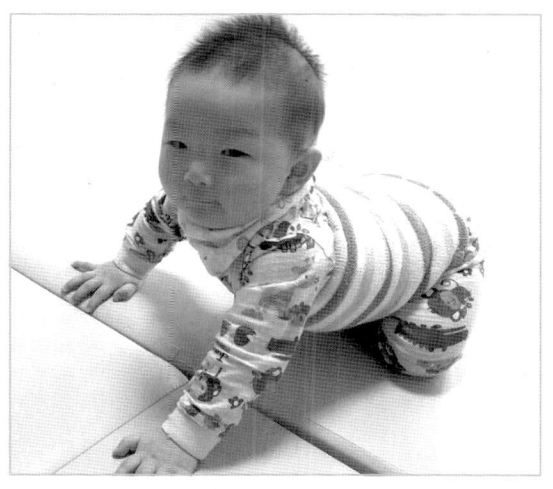

이 탔기 때문이다. 이차적인 원인은 낮은 모니터의 컴퓨터 앞에서 너무 오래 고개를 숙이고 앉아 있었기 때문이다. 보행기는 아기 때 정상적인 목의 형상을 이루는 데 결정적인 방해자의 역할을 하는 것이다.

두 번째로 어깨를 보자. 기어다니면 어깨와 가슴이 펴지는데, 보행기를 타면 어떻게 되겠는가? 맨바닥에서 길 때는 상체의 물리적 하중이 어깨 쪽에 주어져 어깨가 뒤로 펴져 제자리를 잡게 된다. 그런데 보행기어 타고 다니면 어깨에 물리적 하중이 주어지지 않아 어깨가 펴지지 않는다. 그 결과 가슴도 펴지지 않는다. 요즘 학생들을 보면 대부분이 목은 앞으로 쭉 빼고 어깨는 앞으로 움츠러들어 있는 자세를 하고 있다. 이것도 일차적인 원인은 보행기, 이차적인 원인은 컴퓨터 때문이라고 보아야 한다.

다음으로 허리를 보자. 길 때는 이 역시 물리적 하중 때문에 척추가 아래로 내려가면서 제대로 된 S라인을 형성하게 된다. 정상적인 모양새가 되는 것이다. 그런데 보행기를 타고 다니면 허리는 1자 내지는 약한 S라인을 형성하게 된다. 제대로 된 허리를 형성하지 못하게 되는 것이다. 옛날에는 노인이 되어서야 허리가 아프다고 했는데, 요즘에는 중고등학생들 중에서도 허리가 아프다는 아이들이 꽤 많다. 이것 역시 보행기가 일차적인 원인이고, 이차적인 원인은 컴퓨터 때문이라고 보아야 한다.

허리가 구부러지면 다리에도 문제가 생긴다. 요즘 아이들은 노인네처럼 먼 거리를 잘 걷지 못하는데, 사람들은 아이들이 운동을 하지 않기 때문이라고 설명한다. 이런 설명에도 물론 설득력은 있다. 많이 운동하면 근육이 강화돼 체력도 좋아지게 된다. 그러나 필자는 운동하지 않는 것에 덧붙여 허리가 구부러져 다리에 이상이 있기 때문이라는 원인을 추가하고 싶다. 허리가 구부러져 있기 때문에 다리 근육이 많이 굳어 있어 걸으면 다리가 아픈데, 어떻게 많이 걸을 수 있겠는가.

요즘 애들은 예전보다 더 잘 먹고 살기 때문에 덩치는 예전보다 더 커지고 있다. 그러나 체력은 점점 더 떨어지고 있다. 덩치는 커지는데 왜 체력은 점점 더 떨어지고 있는 것일까? 대체로 운동은 하지 않고 입시를 위해 공부에만 매달릴 수밖에 없는 환경 때문이라는 분석이 지배적이다. 필자는 이런 분석에 일부 동의하긴 하지만, 이것만으로 원인을 설명하는 데는 한계가 있다고 본다. 사람이 원래 갖추어야 할 자세에 대해 모르고 있어 이를 간과하고 있다고 본다.

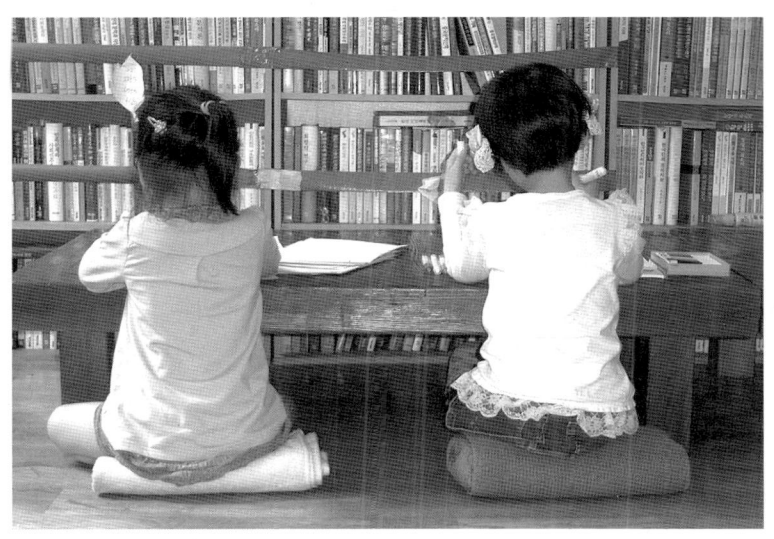

 필자가 중고등학교에 다닐 때인 1970년대 초반에는 대입 시험만 있는 것이 아니라 고입 시험도 있었다. 그 전에는 중학교 입학 시험도 있었다. 공부에 매달리기는 그때나 지금이나 마한가지다. 다만 그때는 학원이나 과외가 별로 없어 혼자 공부하는 학생이 대부분이었다는 게 차이라면 차이일 것이다. 10년 전과 비교해 지금이 더 치열하게 입시 전쟁을 치르고 있는 것일까? 10년 전에도 입시 때문에 아이들이 운동을 하지 못해 덩치는 커지는 데 비해 체력은 점점 더 떨어지고 있다는 기사가 언론에 보도되곤 했다. 왜 그때나 지금이나 똑같은 현상이 벌어지고 있는 것일까?

 필자는 아이들의 자세가 점점 더 나빠지고 있는 것이 주원인이라고 생각한다. 필자가 중고등학교에 다닐 때는 선생님으로부터 자세 똑바로 하라는 잔소리를 많이 들었다. 예전에 선생님들은 바른 자세의 중요성을 잘 알고 있었다. 바른 자세는 전통적으로 내려오던 문화였기 때문이다. 그래서인지 학생들은 이런 선생님의 말씀에 잘 따랐다.

그런데 요즘의 선생님들은 바른 자세의 중요성을 잘 모른다. 설령 그 중요성을 알고 학생들에게 똑바로 앉으라고 얘기를 해도 소용이 없다고 한다. 오히려 쓸데없는 잔소리나 한다고 선생님에게 대들기도 한다고 한다.

중학교에 재능기부로 몸펴기생활운동에 대해 강의하러 갔을 때 30명 전후의 학생 중 똑바로 앉아 있는 학생은 한두 명도 안되었다. 거의 대부분이 노인처럼 구부정하게 앉아 있었다. 이런 자세니 몸이 정상일 리가 없다. 몸이 구부러지면 근육이 굳어 아프고 힘도 나지 않는다. 덩치가 커져도 체력은 점점 더 떨어지게 되어 있다.

이렇게 아이들의 몸이 굽는 것은 아기 때 보행기를 태우는 것 때문에 시작된다. 다음으로 아이들이 컴퓨터에 빠져 있다 보니 운동도 하지 않기 때문이다. 그래서 필자는 아이들 몸을 구부러지게 만드는 맨 처음 원인은 보행기, 그다음은 컴퓨터라고 생각한다.

이런 이유로 필자는 보행기를 없애자고 주장한다. 보행기를 없애면 아기의 보호자는 상당한 불편을 감수해야 한다. 그렇지만 몸을 뒤집고 나서 설 때까지 9개월 정도의 불편함에서 벗어나기 위해 자기의 아이를 평생 몸 불편하게 살게 해서야 되겠는가.

(2013. 2. 19.)

 ## 브래지어를 차지 말자

얼마 전 SBS스페셜을 보았습니다. 브래지어에 관한 것이었습니다. 브래지어는 하나의 문화에 지나지 않는다는 것이 그 프로그램의 결론이었습니다. 산업혁명 이전에는 남자가 화려한 차림을 했고, 여자는 수수한 차림을 했습니다. 이게 남자(남편)의 부와 권위를 상징했다고 합니다. 그러던 것이 산업혁명 이후 문화가 달라져 여자가 화려하게 보여야 남자의 부와 권위가 돋보이는 방향으로 바뀌었습니다. 여자의 젖가슴이 도드라지게 보이게 하는 것도 남자의 부와 권위를 상징하는 것이 되었다고 합니다.
　이렇게 해서 퍼지게 된 브래지어가 이제는 의미가 바뀌었습니다. 젖가슴을 도드라지게 보이게 하고 처지지 않게 하기 위해 착용하는 브래지어는 여성들의 필수품이 되었습니다. 이제는 브래지어를 착용하지 않는 여성들이 이상한 사람 취급을 받습니다.

브래지어를 하지 않는 여성은 정숙하지 않고 별난 여자라는 인식이 생겼습니다.

그런데 브래지어는 여자를 죽이는 주범 중의 하나입니다. 여자분들은 겨드랑이 뒤쪽이 아프지 않은 사람이 거의 없을 정도입니다. 남자분들은 여기가 아픈 사람이 그리 많지 않습니다. 원인은 브래지어의 압박 때문입니다. 남자보다 여자가 어깨 아픈 사람이 더 많은데, 그 원인도 브래지어에 있습니다. 얼마 전 미국에서 유방암의 결정적인 원인이 브래지어 착용이라는 연구 결과가 나오기도 하였습니다. 브래지어를 하루 종일 착용하는 여성은 전혀 착용하지 않는 여성보다 유방암 발병률이 125배나 높다는 것입니다. 유방암이란 결국 유방의 특정 부위가 심하게 굳었을 때 오는 것입니다.

브래지어가 젖가슴부터 어깨까지 상체를 압박합니다. 어깨가 좋지 않으면 그 연장선상(영역)에 있는 목도 좋지 않습니다. 또 같은 영역에 있는 손과 팔도 좋지 않습니다. 여성에게 갑상샘암이 많은 이유도 브래지어 착용과 관련이 있다고 추측하고 있습니다.

저는 그동안 우리가 몇 가지 국민적인 문화운동을 펼치는 방향으로 나아가야 한다고 생각해 왔습니다. 보행기 없애기 운동, 컴퓨터 모니터 올리기 운동, 작업장 작업대 높이기 운동, 엉덩이가 밑으로 빠지게 하거나 고개 숙이게 하는 의자 없애기 운동, 평면 책상을 설계용 책상으로 바꾸기 운동, 주방조리대 올리기 운동 등. 모두가 몸을 펴고 살게 하기 위해 만들어 가야 하는 것입니다.

  SBS스페셜을 보면서 여기에 브래지어 안 하기 운동을 하나 더 추가해야 한다고 생각했습니다. 그동안 강의를 하면서 활동할 때는 젖가슴이 움직여 불편할 테니 브래지어를 하고, 집에 가서는 반드시 브래지어를 벗으라고 얘기했습니다. 여자분들이 집 밖에서 활동할 때 브래지어를 하지 않는 것을 너무 부담스러워 할 것으로 보았기 때문입니다.

  그런데 오늘 아침 방송을 보면서 생각을 바꾸었습니다. 브래지어라는 게 하나의 문화 현상에 지나지 않는 것이라면 사회운동을 통해 퇴치할 수도 있는 것이라 생각했습니다. 우리가 몸펴기생활운동을 잘하면 없앨 수 있는 한 패션(유행)에 지나지 않는 것입니다. 여자들의 몸, 특히 직접적으로는 상체를 옥죄는, 그럼으로써 상체와 함께 몸 전체가 하나인 허리, 하체까지 해롭게 만드는 브래지어를 없애야 한다고 생각하게 되었습니다.

  물론 여자분들께 강제할 일은 아닙니다. 강제로 그렇게 하라고 해서 되는 일이 아니지요. 문화를 바꾸어야 한다는 얘기입니다. 그런 문화를 만들어 나가야 한다는 얘기입니다.

(2011. 10. 9.)

 # 컴퓨터 모니터를 높이자

다음은 제가 2005년 3월 28일 몸펴기생활운동 홈페이지에 쓴 글입니다. 시간이 많이 지났지만 지금도 유용하고, 사람들에게 도움이 될 것 같아 전문을 싣습니다.

지금 바로 홍제천 연변을 한 30분 걷고 왔습니다. 제 직업이 편집쟁이인데, 45세가 돼서 뒤늦은 나이에 컴퓨터 자판하고 씨름하게 되니 영 자세가 안 나오나 봅니다. 한두 시간 작업을 하면 목도 뻣뻣하고 오른쪽 어깨가 결립니다. 등뼈가 틀어지고 있다는 느낌도 받습니다.

그러면 이 글을 읽는 사람 중에는 이렇게 말하는 사람들도 많겠지요. 세상에 너만 그런 줄 아니? 나도 마찬가지야. 어쨌든 가슴을 펴고 한참을 걷고 오니 일단은 몸이 시원하군요.

저는 요즘 컴퓨터 앞에 앉는 자세에 대해 실험을 하고 있습니다. 혹 실험에 동참해서 결과를 말씀해 주시는 분이 계시면 더 말할 나위 없이 좋겠습니다. 한 사람보다는 여러 사람의 경험이 좀 더 일반성을 띨 수 있기 때문입니다.

컴퓨터하고 씨름할 때도 기본은 허리를 세우고 가슴을 펴는 것입니다. 그리고 시선을 멀리 보는 자세가 되도록 목을 세워야 합니다. 그런데 이렇게 하기에는 현재 우리가 쓰고 있는 모니터는 너무 낮게 놓는 것 같습니다. 높이가 낮으니 고개를 숙이고 허리를 구부려야 합니다. 허리를 구부리면 자연스레 가슴도 움츠러듭니다.

저는 이것 때문에 사무직 종사자들이 VDT증후군으로 고생하는 것이 아닌가 추측하고 있습니다. 목이 굽어서 머리는 맑지 않고, 시신경이 막혀 눈은 침침하고, 어깨는 항상 긴장돼 있어 아프고, 등짝은 굳어서 아주 불쾌한 기분이고, 심한 사람은 어깨가 심하게 굽어 오십견에 걸려 있습니다. 항상 구부리고 책을 읽어야 하는 교수님들은 사무직보다 훨씬 더 심한 증상으로 고통을 받고 있습니다.

이제 인류의 문명은 컴퓨터가 필수인 단계에 접어들었고, 그 누구도 이 고통에서 자유로울 수 없게 됐습니다. 그래서 여기에서 벗어나는 방법이 없나 궁리하던 끝에 생각해 낸 것이 모니터의 높이를 높이는 것이었습니다. 책을 쌓아 20~30cm 정도 모니터의 높이를 높여 보았습니다. 단순하게 이렇게 하면 허리를 구부리지 않아도 되는 것 아닌가 생각해서였습니다.

혼자 실험을 해 보니 허리를 세우고 가슴을 펴는 데 상당히 도움이 됐습니다. 목도 먼 산을 바라보는 듯한 자세로 잡혔습니다. 가족들한테 권해 보니 가족들도 좋은 것 같다고 합니다.

그런데 문제가 하나 있더군요. 이렇게 해도 허리와 가슴은 웅크린 채 목만 뒤로 젖혀지는 자세가 나오기도 하는 것입니다. 그래서 모니터의 높이를 올리는 것만으로 저절로 척추를 바로 세울 수 있는 것은 아니라는 결론을 내렸습니다. 스스로 척추를 펴려는 노력을 계속해야 좋은 결과를 얻을 수 있다는 것입니다. 그리고 의자에 앉을 때 다리는 의자 쪽으로 붙이기보다는 쭉 뻗는 것이 허리를 펴는 데 훨씬 크게 도움이 된다는 사실도 발견했습니다.

지금까지 제 경험을 말씀드렸습니다. 이 글을 읽고 한번 실험을 하고 나서 결과를 알려주신다면, 이 방법을 폐기하든 더 발전시키든 도움이 될 것입니다. 우리가 건강한 생활을 해 나가는 데는 서로가 좋은 의견을 내놓고 함께 보완해 가는 자세가 중요하다고 생각합니다. 더 나아가서는 이를 상업화시키지 말고 인류 공동의 자산으로 함께 나누어 가져야 한다고 생각합니다. 함께 연

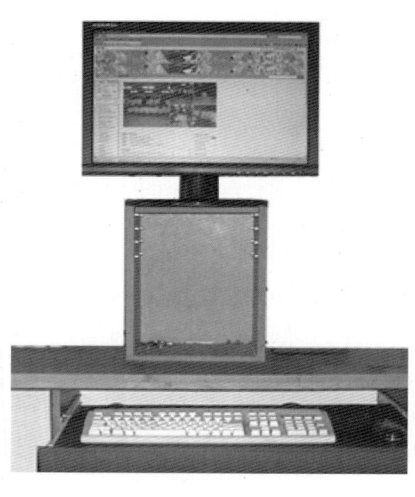

구하고 함께 나누는 공동체를 만들어 나가는 데 뜻을 모아 가기를 바라며, 좋은 의견 기다리겠습니다.

 이 글이 나간 후 컴퓨터 모니터를 높였더니 참 좋다는 반응이 많이 나왔고, 그래서 지금은 모니터를 높이는 사람도 꽤 많은 것으로 알고 있습니다. 다만 그 당시에는 20~30cm 높이는 것이 좋다고 했는데, 이후 경험을 해 보니까 사람에 따라 다르겠지만 30~45cm 정도는 돼야 하는 것으로 판단됩니다.
 이 모니터를 높이는 방법은 여러 가지가 있습니다. 저처럼 나무로 틀을 짜도 되고, 파일박스 위에 모니터를 올려놓아도 되고, 책이나 벽돌 같은 것을 쌓아 그 위에 올려놓아도 됩니다. 이게 아무것도 아닌 것 같지만, 해 보시면 목, 어깨, 등, 팔에 어떤 변화가 오는지 느낄 수 있을 것입니다.

(2008. 3. 28.)

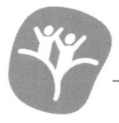 ## 잠은 어떻게 자는 것이 좋은가?

 몸펴기생활운동 모임에서 베개의 높이는 어느 정도가 돼야 좋은지 물어보는 사람이 가끔 있습니다. 그러면 제가 "신선은 종이 한 장 베고 자고, 이슬만 먹고 산다는 얘기가 있습니다"라고 운을 뗍니다. 이때 어떤 사람은 즉시 농담으로 물어 옵니다. "신선은 참이슬만 먹고 삽니까?" 그러면 온통 웃음바다가 됩니다. 술만 먹고 사는 것은 사람이 아니라 알코올 자동차겠지요. 어쨌든 종이 한 장만 베고 잔다는 것은 베개를 베지 않고 잔다는 것일 테고, 이슬만 먹고 산다는 것은 극히 소식을 한다는 뜻일 것입니다.
 제 경험을 얘기해 보면 이렇습니다. 몸펴기생활운동을 하지 않았을 때는 아주 높은 베개를 베야 잠이 왔습니다. 그러나 지금은 얇은 방석을 반으로 접어서 베고 잡니다. 신선이 되려면 종이 한 장만 베야 되는데 신선이 되기는 아직 멀었다는 증거겠지요. 그

래도 어쨌든 몸이 어느 정도 펴졌다는 것을 보여 주는 것입니다.

고개가 많이 숙여져 있는 사람일수록 잘 때도 고개를 많이 숙이는 것이 편하니까 높은 베개를 베게 됩니다. 높은 베개가 고개 숙인 자세를 지탱해 주는 것입니다.

그러나 목이 완전하게 서면 그개 숙인 자세를 지탱해 줄 필요가 없으므로 베개가 필요 없습니다.

이런 점에서 보면 신선이란 목이 완벽하게 선 사람이고, 목이 완벽하게 섰다는 것은 몸이 완벽하게 펴졌다는 것을 의미하기 때문에 신선이란 몸이 완벽하게 펴진 사람을 의미합니다.

베개의 높이는 몸이 펴진 것과 반비례합니다. 몸이 펴져 있는 사람은 목을 앞으로 굽게 만드는 높은 베개는 불편해서 베고 잘 수가 없습니다. 고침단명(高枕短命)이라는 말이 나온 이유가 바로 여기 있습니다. 높은 베개를 베고 자는 사람은 대개 몸이 많이 굽어 있기 때문에 건강이 좋지 않을 수밖에 없습니다.

베개와 관련해서 "모로 누워 잘 때는 높은 베개로 머리를 받쳐 주어야 어깨가 편안한 것 아닌가" 하는 질문도 있습니다. 이에 대해서도 제 경험을 말씀드리면 그렇지 않습니다. 저는 예전에 오른쪽으로 모로 누워 잘 때는 어깨와 다리가 아파 오랫동안 이런 자세로 자지 못했습니다. 몸이 굽어서 온몸의 근육이 굳어 있었기 때문입니다. 지금은 베개의 높이를 확 낮추었지만 어느 쪽으로 모로 누워 자도 아프지 않습니다. 모로 누워 잘 때 어느 쪽의 어떤 부위가 아프다는 것은 그 부위에 이상이 있다는 것을 의미합니다. 몸이 제대로 펴지면 그런 현상도 사라집니다.

"모로 누워 잘 때는 엄마 뱃속에 있을 때처럼 구부리고 자는 것이 좋은 것 아니냐"고 물어 오는 사람도 있습니다. 그렇지는 않다고 생각합니다. 이것 역시 제 경험을 얘기해 보면 이렇습니다.

작년 11월경부터 자다가 새벽녘에 이상한 경험을 했습니다. 요즘도 매일은 아니지만 가끔 이런 경험을 하고 있습니다. 모로 누워 자면서 저도 모르게 자꾸 목을 뒤로 젖히는 것이 아닙니까. 이러한 행동의 의미를 처음에는 몰랐는데, 곰곰이 생각해 보니 굽히고 자면서 몸이 불편하니까 몸을 펴는 것이었습니다. 목을 뒤로 젖히는 것은 목만 펴는 것이 아니라 몸 전체를 펴는 것입니다. 자면서도 불편하면 자신도 모르게 몸을 펴게 됩니다. 모로 누워 잘 때 구부리고 자는 것은 실은 몸이 구부러져 있어 그 자세가 편하기 때문입니다.

자다가 몸을 펴는 행위를 몇 번 하고 난 날 아침에 온몸펴기를 하면 그렇지 않은 날보다 몸이 많이 펴져 있다는 것을 알게 됩니다. 허리가 잘 펴지기 때문에 이를 알 수 있는 것입니다.

웅크리고 자는 것이 편한 것은 몸이 굽어 있기 때문입니다. 잘 때도 굽은 자세를 유지해야 근육에 힘이 가해지지 않아 통증이 생기지 않기 때문에 편하다고 느끼는 것입니다. 몸을 펴면 근육에 힘이 가해지면서 통증을 느끼게 되기 때문에 불편해하는 것입니다. 마치 허리 아픈 사람이 허리를 펴면 더 아프기 때문에 구부정한 자세를 유지하는 것과 같은 이치입니다.

엄마 뱃속은 태아가 똑바로 서 있기에는 공간이 너무 좁습니다. 그래서 웅크리고 있는 것입니다. 직립하지 않고 네 발로 걷는 포유류는 어미 뱃속에 있을 때의 자세를 밖으로 나와서도 그대로 유지합니다. 인간도 엄마 뱃속에 있을 때는 직립하지 않은 다른 포유류와 같은 자세를 취하고 있습니다. 그러나 엄마 뱃속에서 나와서부터는 직립한 자세를 취하기 위해 몸의 형태를 바꾸어야 합니다.

태어나서 누워만 있을 때는 척추가 S라인을 형성하지 않고 1자가 돼 있습니다. 이런 갓난아기의 등을 만져 보면 근육이 딱딱하게 굳어 있습니다. 원래 어린아이들은 몸이 부드러운 법인데 갓난아기의 등은 그렇지 않습니다. 직립한 인간의 몸은 굽어 있으면 근육이 굳게 되고, 펴져 있으면 근육이 부드러워지게 돼 있습니다. 몸을 젖혀 엎어져서 기려고 할 때부터 허리가 만곡을 그으면서 S라인이 형성되기 시작합니다. 기는 자세를 취할 때 아기는 고개를 번쩍 들게 되는데, 이때 1자였던 목이 C자로 바뀌면서 목이 형성됩니다. 길 때 어깨 또한 뒤로 넘어가면서 직립한 인간의 어깨가 형성됩니다. 이런 과정을 거쳐 허리와 목, 어깨가 형성된 아기의 등을 만져 보면 누워만 있을 때와 달리 근육이 부드럽게 풀려 있는 것을 발견하게 됩니다.

따라서 잘 때 엄마 뱃속에 있을 때의 자세가 가장 좋은 자세라고 하는 것은 어불성설에 지나지 않습니다. 잘 때도 평상시에 구부러져 있던 몸의 상태를 유지해야 편하기 때문에 웅크리고 자는 것입니다.

불상(佛像) 중 모로 누워 있는 부처님의 모습을 새긴 와불(臥佛)의 모습을 기억해 보지요. 제가 식견이 짧아서 그런지는 몰라

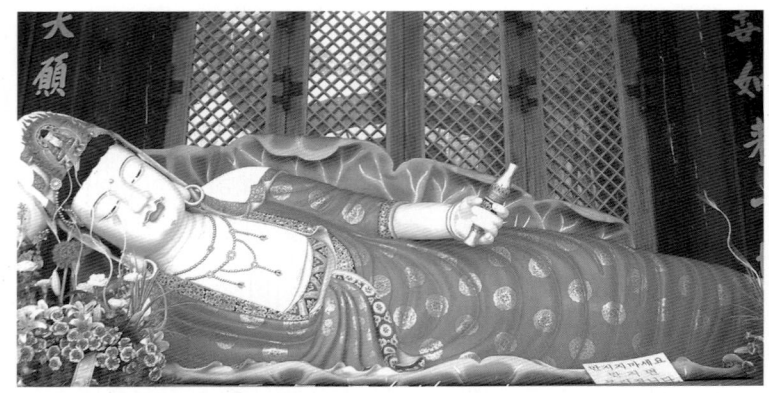

도 웅크리고 누워 있는 와불은 본 적이 없는 것 같습니다. 허리를 세우고 다리를 쭉 뻗고 있는 와불만 기억이 납니다. 인터넷에서 찾아보니 한국의 와불만이 아니라 일본의 와불도 허리를 펴고 다리를 쭉 뻗고 있습니다.

저는 모로 누워 잘 때도 이런 자세가 좋다고 생각합니다. 단, 팔로 머리를 괴고 모로 누울 때는 고개가 충분히 젖혀지지 않지만, 팔로 머리를 괴지 않을 때는 베개를 베든 안 베든 고개를 뒤로 최대한 젖혀야 합니다. 부산 금산사의 와불상보다는 일본 북큐슈 금장원의 와불상이 더 고개를 뒤로 젖히고 있는데, 이런 자세가 나와야 잠을 자고 나서 몸이 더 편해집니다.

또 "바로 누워 자는 것이 좋은지, 모로 누워 자는 것이 좋은지" 질문해 오는 사람도 있습니다. 제 대답은 어느 자세로 자도 괜찮다는 것입니다. 사람은 한 자세로 너무 오랫동안 자면 눌리는 부분에 혈액순환이 안 되고 몸이 완전히 굳어 버리기 때문에

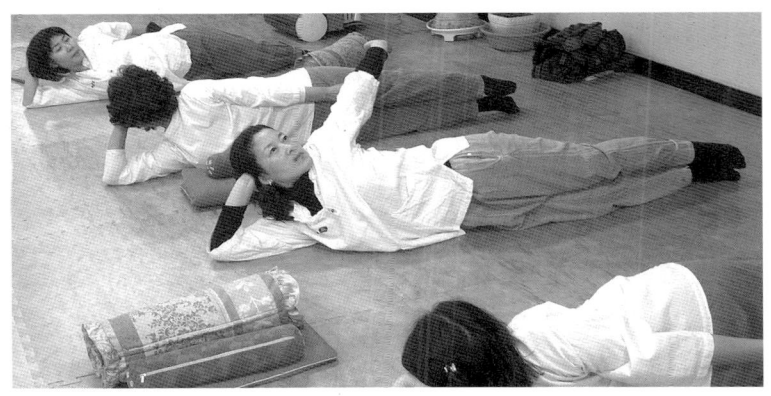

자는 동안 자세를 20~30번 바꾸게 됩니다. 이것은 자연스러운 현상입니다.

다만 잠을 자려고 할 때 바로 누우면 잠들지 못하는 사람은 몸에 문제가 있는 것입니다. 그것은 몸이 많이 굽어 있기 때문입니다. 바로 누우면 몸이 펴지는데, 이렇게 몸이 펴지면 평소 몸이 굽어 있던 사람은 불편해서 잠들지 못하게 되는 것입니다. 저 역시 몸이 어느 정도 펴지기 전까지는 바로 누워서는 잠들지 못했습니다. 또한 오른쪽으로 누우면 아프니까 꼭 왼쪽으로 누워야 잠이 들었습니다.

중요한 것은 몸을 펴는 것입니다. 몸을 펴면 자연스럽게 종이 한 장 베고 자는 신선이 될 수 있습니다. 몸 쭉 펴고 즐겁게 살아갑시다.

(2008. 3. 12.)

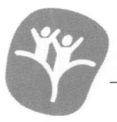 ## 바르게 앉는 자세는?

 조선 시대 사극을 보면 선비들이 허리를 앞뒤 또는 좌우로 흔들면서 글을 읽는 장면이 나옵니다. 몸펴기생활운동을 모를 때는 왜 이런 모습으로 글을 읽고 있는지 이해가 되지 않았습니다. 공부를 하는 것이 따분하거나 무료해서 그러는 것일까 하는 의문을 가질 정도였습니다. 그러나 몸펴기생활운동을 알고 제가 직접 허리를 흔들어 보면서 그 이유를 이해할 수 있게 됐습니다. 자세를 바로 하기 위해서 허리를 흔드는 것이었습니다.
 허리가 서지 않은 상태에 있을 때는 앞뒤로 흔들면 허리가 바짝 섰는데, 좌우로 흔들면 별 느낌이 들지 않았습니다. 허리가 어느 정도 선 지금은 느낌이 달라졌습니다. 좌우로 흔들 때도 확실하게 허리가 선다는 느낌을 갖게 됐습니다. 선비들은 허리를 세우기 위해 이런 동작을 취했던 것입니다.

선비들은 앉은뱅이 책상에 책을 놓고 공부를 했는데, 책상이 낮기 때문에 오랫동안 글을 읽다 보면 아무리 허리가 꼿꼿하게 서 있는 선비라도 허리가 굽었을 것입니다. 허리가 굽으면 장기가 눌려 몸에 힘이 빠지고 목까지 굳어 눈도 침침해지고 머리도 아팠을 것입니다. 공부가 잘 안 됐겠지요. 맑은 정신과 가벼운 몸으로 공부하기 위해 허리를 흔들어서 허리를 펴려고 했을 것입니다.

　저는 일을 하다가 몸이 조금 피곤해지면 바로 일어나서 깍지를 끼고 하는 온몸펴기를 합니다. 그러면 허리가 서고 굳었던 목 근육이 풀리면서 몸이 개운해지고 눈도 더 밝아집니다. 선비들이 허리를 흔드는 것이나 제가 온몸펴기를 하는 것이나 목적은 같습니다. 앉아 있을 때도 허리를 꼿꼿하게 세우고 고개를 들고 앉아야 몸이 개운해지고 눈이 밝아지며 머리까지 맑아집니다.

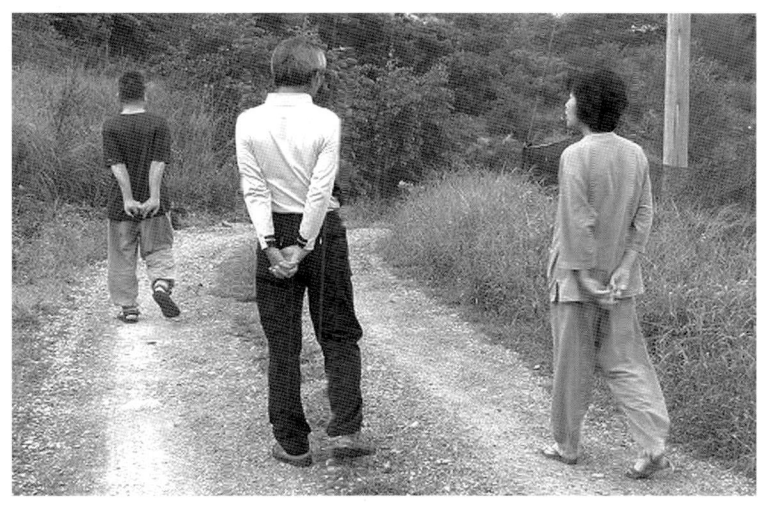

육체노동이나 영업직에 종사하는 사람이 아니라면 보통 생활하거나 일을 하면서 가장 많은 시간 취하는 자세가 앉아 있는 것입니다. 다음이 누워 있는 것이고, 그다음이 걷는 것이고, 그다음이 서 있는 것입니다. 그래서 앉아 있는 자세가 가장 중요합니다.

미국의 GDP 대비 의료비는 15%가 넘어 OECD 국가 중 1위를 달리고 있습니다. 총소득의 15% 이상을 치료비로 쓰는 것입니다. 그런데 OECD 국가 중에서 미국인의 건강 정도는 최하위라고 합니다. 제가 재작년에 미국을 보름 정도 다녀오고 나서 왜 이런 현상이 일어나는지 이해하게 됐습니다.

일반적인 미국인의 생활을 보면 미국인들의 건강이 왜 그렇게 나쁜지 알 수 있습니다. 직장이 멀리 있으니 보통 1시간 이상 차를 몰아 출근해야 합니다. 차의 의자는 둥그렇게 굽어 있고 의자의 머리받이 역시 고개를 푹 숙이게 앞으로 굽어 있습니다. 미국인들이 굽어 있기 때문에 의자 역시 굽어 있는 사람에게 맞도록 만든 것인데, 우리의 차도 미국인들과 마찬가지로 몸을 굽히고 앉게 돼 있습니다. 직장에서는 의자에 구부리고 앉아서 일을 하겠지요. 집이 멀리 있으니 퇴근하자마자 출근할 때와 동일한 자세로 차를 몰아 집으로 돌아갑니다. 집안일을 조금 하고 나면 소파에 구부리고 앉아 몇 시간 TV를 봅니다. 소파에 앉아 TV를 보아야 하니 허리를 완전히 구부려야 하겠지요. 그리고 잡니다. 몸이 굽어 있으니 침대는 허리가 뒤로 빠지는 푹신한 침대를 선호하겠지요.

미국의 처남 집에서 천으로 된 야외용 의자에 앉아 보고는 놀랐습니다. 엉덩이가 밑으로 푹 빠지니 몸이 동그랗게 말렸습니다. 의자에 앉는 것만으로도 몸이 무지무지하게 불편했습니다. 미국에서 이런 의자가 달리고 있다는 것만으로도 미국 사람들의 건강을 짐작해 볼 수 있었습니다. 몸이 동그랗게 말려야 편한 사람들이 많으니 이런 의자를 만들어서 팔겠지요. 이런 생활이 반복되다 보니 미국 사람이 OECD 국가 중에서 몸이 가장 굽어 있고, 이렇게 몸이 굽어 있으니 의료비를 최고로 많이 쓰고도 건강은 최하위겠지요.

얘기 나온 김에 의자에 앉는 자세에 대해 먼저 얘기해 보겠습니다. 우리의 앉는 문화가 온돌방 바닥에 허리를 세우고 앉는 것이라면, 서양은 의자에 허리를 굽히고 등을 기대고 앉는 문화라고 할 수 있습니다. 여기에 중대한 차이가 있습니다. 우리나라도 젊은 세대는 어려서부터 의자에 기대고 앉는 데다 낮은 컴퓨터 모니터에 푹 빠져 있기 때문에 서양사람 못지않게 모두 굽어 있지만, 의자 문화가 들어오기 전에는 허리가 꼿꼿하게 서 있었습니다. 김구 선생의 자세를 보면 먼 산을 쳐다보듯이 고개를 들고 있는데, 이것이 바로 허리가 제대로 펴져 있는 자세입니다. 요즘 젊은 세대는 모두 고개를 숙이고 다니는데, 고개 숙인 자세는 허리가 뒤로 굽어 있는 자세입니다.

지금은 의자가 이미 보편화돼 있기 때문에 의자에 앉을 수밖에 없는 세상이 됐습니다. 따라서 의자에 앉을 때도 허리를 세우

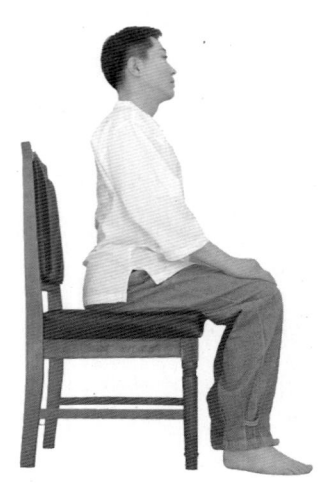
고 앉아야 합니다. 허리를 세우고 앉으면 자동차나 비행기로 장거리 여행을 하거나 오랫동안 앉아 있어도 피곤하거나 졸리지 않습니다.

의자에 앉을 때는 허리를 등받이에 대지 말고 그냥 허리를 세우고 앉는 것이 가장 좋은 자세입니다. 아직 허리가 펴지지 않아 이렇게 앉는 것이 힘든 사람은 엉덩이와 등을 등받이에 붙이고 앉으면 됩니다. 그러면 최소한 허리는 구부러지지 않습니다.

탈것의 의자에 앉을 때는 도구를 이용하는 것이 좋은데, 몸펴기생활운동 강남 동호회와 양평 동호회에서 숙제봉이라고 이름을 붙인 것이 그것입니다. 숙제봉은 수도의 동파를 막거나 단열하기 위해 사용하는 은박 보온관을 이용해서 만들 수 있습니다. 이 보온관 지름 8cm 정도의 것에 6cm 정도의 것을 집어넣고 잘라 25cm 이하의 길이로 만들어서 허리에 받치면 됩니다. 의자 머리받이에 줄을 매서 달아 놓으면 언제든지 사용할 수 있습니다. 이런 봉이 없으면 이 정도 두께의 페트병을 뚜껑을 닫아서 허리에 받치면 됩니다. 이때 엉덩이를 등받이에 바짝 붙여야 합니다. 도구를 이용하지 못할 때는 엉덩이를 등받이에 붙이고 어깨를 뒤로해서 견갑골로 등받이에 기대면 좋습니다. 그러나 이 자세는 운전자는 취하기가 힘드니 도구를 이용하는 것이 좋겠지요. 의자 머리받이는 빼서 거꾸로 끼우면 고개를 들 수 있게 됩니다. 한번 해 보십시오. 목이 상당히 편해질 것입니다.

비행기로 장거리 여행을 할 때는 비행기에 비치돼 있는 베개와 담요가 훌륭한 도구가 될 수 있습니다. 베개와 담요를 둘둘 말아 둥그렇게 해서 허리에 대고 엉덩이를 등받이에 붙이면 허리가 서는 자세가 나옵니다.

TV는 바닥에 놓지 말고 가능한 한 높이는 것이 좋습니다. 이는 컴퓨터 모니터를 올려놓아야 하는 것과 같은 이치입니다. 고개를 15도보다 더 들고 TV를 보면 목을 세울 수 있습니다. 처음에는 아프고 불편하겠지만, 시간이 지나면서 아프고 불편한 것이 없어지고 목이 편해집니다. 목이 서면 눈 침침하고 머리 아픈 게 사라집니다.

(2008. 3. 31)

 ## 설사나 변비가 있는 사람들에게

 설사로 고생하는 분들께 도움이 되기 바란다. 설사가 심하면 과민성대장염이라고 하는데, 사실 과민성이 아니라 몸이 굽어 장기가 하수되면서 장이 굳어 있는 것이다. 대장 중 횡행결장(橫行結腸)은 배꼽 위를 지나가야 정상인데, 장기가 심하게 하수되면 배꼽 밑으로까지 내려와 있으면서 굳는다. 굳어 있는 장이 풀리면 설사는 사라진다.

 장이 굳어 있는지 알아보려면 누워서 대장이 지나가는 길 위를 손가락으로 눌러 보면 된다. 세게 눌러도 아프지 않으면 이상이 없는 것이고, 아프면 문제가 있는 것이다. 아프다는 것은 대장 근육이 굳어 있다는 것을 의미한다.

 변비가 있는 분에게도 도움이 된다. 변비와 설사는 동전의 양면과 같은 것이어서, 둘 다 대장이 굳어서 나타나는 증세다. 운동을 해서 몸을 펴 대장을 구성하는 근육이 풀리면 변비나 설사는 둘 다 저절로 사라진다. 변비와 설사가 함께 오는 경우에도 장만 풀리면 함께 사라진다.

40여 년 전 초등학교 1학년 가을에 설사한 것을 지금도 기억하고 있는 것은 그것이 그만큼 심각한 경험이었기 때문일 것이다. 아버님 회사에서 수유리로 가을 소풍을 갔는데, 갑자기 배가 사르르 아파 화장실을 찾았다. 그런데 화장실에 당도하기도 전에 바지에 싸고 말았다. 얼마나 창피한지 몰랐다. 사람들이 안 보이는 곳으로 가 시냇물로 닦아냈지만, 냄새는 다 가시지 않았다. 그래서 어울려서 먹고 마시지도 못하고 혼자 바위 위에 앉아서 집에 갈 시간만 기다렸다.

대학에 다닐 때 살던 집은 재래식 변소를 쓰고 있었다. 내가 변을 본 다음 바로 할머님이 들어가셨는데, 할머님 말씀이 너 설사가 너무 심각하다고 하셨다. 그냥 보통 설사가 아니라 거품똥을 싼다는 것이었다. 그래서 어머님의 권유로 집안에서 잘 아는 한의사의 진맥을 받았는데, 심장이 약하고 다른 이상은 없다고 하셨다. 지금은 몸펴기생활운동을 열심히 해서 말끔히 사라졌지만, 부정맥 증세였다.

결혼을 하고 나서도 계속해서 아랫배는 차가웠고 설사 또한 계속됐다. 매일 기운이 없고 차를 타거나 집에 들어가면 졸리기만 했다. 한여름에도 두꺼운 이불을 덮지 않으면 추워서 잠을 자지 못했다. 그때는 설사를 하니까 많은 영양분을 밖으로 내보내기 때문에 이런 증세가 나타나는 것으로 이해했다.

병원에 가면 과민성이라면서 약을 주는데, 아무런 효과도 없었다. 이때부터 설사와의 전쟁이 시작됐다. 누가 하는 소리가 아침을 안 먹으면 장이 편안해진다고 해서 1983년 초부터 아침을 먹지 않았다. 3주 정도는 공복감에 시달렸지만, 이후로는 오히려 아침을 먹으면 신트림이 나고 속이 쓰렸다. 아침을 안 먹으니까 증세가 조금 덜해지는 것 같기는 했다. 이후 지금까지 계속해서 두 끼를 먹게 됐다.

장모님께서 몸에 열을 내는 데 좋다고 하시면서 강화도에서 엄지손가락보다 큰 수삼(水蔘)을 사다 주셨다. 아침저녁으로 두 뿌리씩 몇 달간을 씹어 먹어 보았다. 그러나 별 효과가 없었다. 어떤 사람이 구연산이 장에 좋다고 해서 그 시디신 하얀 구연산 결정을 물에 타서 장복해 보기도 했지만, 역시 별 효과가 없었다. 밤꿀도 먹어 보았다. 마찬가지로 효과가 없었다. 진짜 밤꿀은 맛이 달지 않고 쓰기만 하기 때문에 아들들은 한번 입에 대보고는 다시는 근처에 얼씬도 하지 않았다.

운동을 하지 않아서 그런가 보다 하고 아침마다 산에 오르기 시작했다. 당시에는 불광1동에 살았는데, 집에서 가까운 향림담이라는 약수터에 매일 올랐다. 가서 20리터짜리 물통에 물을 받아서 지고 오는 것이 아침 일과였다. 처음에는 왕복 50분 정도 걸렸는데, 이력이 붙으니까 27분 정도로 시간이 줄어들었다. 거의 뛰어 올라갔다가 뛰어 내려오는 수준이 됐다. 6개월을 하루도 거르지 않고 하니까 조금 좋아지는 것 같기는 했다.

1989년에는 주체사상 총서 네 권을 출판하고 수배를 받게 됐는데, 그때 나는 주사파는 아니었다. 오히려 단파 라디오로 북한 방송을 듣고는 앵무새처럼 외워 대는 주사파는 주체적인 것이 아니라 반(反)주체적이라고 보고 있었다. 그러나 주체사상에 대해 나와 있는 책이 형편없는 수준이라 본격적으로 주체사상을 해설한 책을 내야 제대로 알고 제대로 비판할 수 있다고 생각하고 있었다. 어쨌든 이 책 네 권을 내고 2년간 수배(그때는 '도바리'라고 했다)생활을 하게 됐다.

이때 냉방 시내버스가 처음 나왔는데, 이것이 문제였다. 찬바람을 쏘이면 바로 설사가 나오려고 했다. 급하게 버스를 내려 어떤 건물이라도 들어가 볼일을 보아야 했다. 참으로 고역이었다. 그래서 생각해 낸 것이 복대를 차고 다니는 것이었다. 복대를 차고 있으면 배가 따뜻해지므로 찬바람을 맞아도 설사가 나지 않았다. 그런데 한여름 뙤약볕 밑에서 복대를 차고 다니려니 이만저만한 고역이 아니었다. 온몸이 땀으로 범벅이 된 채 돌아다녀야 했다.

그러던 내게 작년부터 몸의 변화가 오기 시작했다. 허리가 서기 시작하면서 몸에서 열이 나기 시작하는데, 이제는 뜨거운 것이 싫어졌다. 예전에는 설사 때문에 아이스크림을 먹지 못했고 여름에 찬물도 마시지 못했다. 그러나 이제는 아이스크림을 다섯 개나 먹어도 아무렇지도 않다. 겨울에도 차가운 물이 좋다. 찬물을 마셔야 속이 시원하고 상쾌해진다. 여름에도 요를 깔고 두꺼운 이불을 덮고 자던 것이 이제는 맨바닥에 아무것도 덮지 않고 자는 것으로 바뀌었다. 그렇게 싫어하던 에어컨 바람이 이제는 너무나 반가운 존재가 됐다.

내 몸의 변화는 어느 정도 허리가 펴졌기 때문이라는 것을 나는 잘 안다. 걷기와 허리펴기를 꾸준하게 한 결과 1자로 굽었던 허리가 만곡을 긋게 됐고, 사라졌던 엉덩이가 볼록하게 살아났다. 몸이 쭉 펴지니까 가슴에서만 왔다 갔다 하던 얕은 호흡이 아랫배까지 쑥 내려오는 깊은 호흡으로 바뀌었다. 호흡이 깊어지니까 몸에 필요한 산소를 충분히 흡수하게 됐다. 산소가 충분하니 당을 태울 수 있게 됐다. 당이 잘 타니 열이 난다.

장기가 처져 장을 누르니 장이 굳어 제대로 연동운동을 하지 못했는데, 처져 있던 장기가 위로 올라가니 대장이 풀리면서 제대로 된 연동운동을 하게 됐다. 그래서 잡아 주어야 할 때 잡아 줄 수 있게 되니 설사가 안 나온다. 이제는 아무리 차가운 것을 먹어도 설사가 나지 않는다.

그뿐만이 아니다. 밥만 먹으면 바로 설사를 하는 증상도 있었다. 심할 때는 밥숟가락을 놓자마자 화장실로 직행해야 했고, 늦어도 30분 안에는 꼭 화장실에 가야 했다. 이런 증세는 매일 아침 설사를 하는 증세가 사라지고 나서도 6개월 이상은 더 간 것 같다. 이후 허리가 더 제대로 세워지면서 그 빈도수가 점차 줄어들더니, 마침내 밥 먹고 바로 화장실 가는 일이 이제는 완전히 사라지고 말았다.

(2008. 4. 14.)

 ## 얼마나 먹어야 하나

　3년 전에 8개월 정도 하루 한 끼만 먹어 보았습니다. 1983년에 장이 좋지 않은 사람은 아침을 먹지 않으면 장이 좋아진다고 해서 두 끼로 줄인 후 아예 한 끼로 줄여 버린 것입니다.
　제가 한 끼를 먹고 있다고 얘기하니까, 선배 한 분께서 사람이 한 끼를 먹어도 살 수 있다면 인류의 식량문제를 해결할 수 있을 것이라며 한번 제대로 실험해 보라고 하셨습니다. 힘든 육체노동을 하지 않는 사람은 한 끼만 먹어도 된다면 지금 먹는 것보다 2분의 1 내지 3분의 1만 먹어도 될 테니까 인류의 식량문제는 어렵지 않게 해결돼겠지요.
　남방의 소승불교에서는 주로 아침에 한 끼를 먹고, 북방의 대승불교에서는 주로 5시 정도에 한 끼를 먹는다고 합니다. 시간에 차이가 나는 것은 그 지역의 문화적 전통일 뿐 특별한 의미는 없을 것이라고 생각합니다. 사람의 몸이라는 것은 한번 적응해 놓으면 그 리듬에 맞게 변하기 때문입니다.

제가 두 끼를 먹으려고 했을 때 어떤 사람은 아침을, 어떤 사람은 점심을 또 어떤 사람은 저녁을 거르는 것이 좋다고 했는데, 어쨌든 저는 아침을 거르는 것으로 선택을 했습니다. 지금도 아침을 거르는 사람도 있을 것이고, 점심을 거르는 사람도 있을 것이며, 저녁을 거르는 사람도 있을 것입니다. 저는 그 어떤 것도 괜찮다고 생각합니다. 어떤 끼니를 거르든 몸이 거기에 적응하면 아무런 문제도 없을 것이기 때문입니다.

어쨌든 8개월간 한 끼를 먹어 본 결과 몸무게가 1kg 정도 빠졌습니다. 처음 3주 정도 허기가 져서 참기 힘들었지만, 그 이후가 되니까 아무렇지도 않더군요. 살은 많이 빠질 것으로 기대했는데, 한 달 후에 1kg 정도 빠지고 나더니 더 빠지지 않았습니다. 그때는 제 뱃살이 자꾸 화제가 되곤 해서 창피했거든요. 그 외에는 아무런 변화도 일어나지 않았습니다. 한 끼를 먹어도 아무 상관이 없다는 것을 이때 몸으로 체험했습니다.

제 직업이 글을 쓰거나 만지는 것인데, 저처럼 육체노동을 하지 않는 사람에게는 한 끼면 족하다는 것을 충분히 알게 됐습니다. 송종환(몸펴기생활운동협회장) 님은 저와 함께 한 끼로 줄이기 시작해서 저보다 거의 2년은 더 한 끼만 먹었는데, 몸에 무리가 오지 않았다고 합니다. 세 끼를 먹다가 한 끼로 줄이려고 하니까 처음에 적응할 때 배가 고파 힘이 들었다는 것 외에는 아무런 무리도 없었답니다. 뿐만 아니라 몸무게에도 별 변화가 오지 않았다고 합니다. 3kg 정도 빠지고 나서는 더 빠지지 않은 것으로 알고 있습니다.

제가 다시 두 끼를 먹게 된 것은 점심 때 사람들을 만나는 경우가 간혹 있었는데, 혼자 멀뚱히 상대방이 먹는 모양만 보고 있자니 불편해서였습니다. 저만 불편한 것이 아니라 상대방도 불편했을 것입니다. 다른 이유가 있어서가 아니라 단순히 이런 이유 때문에 다시 두 끼로 늘렸습니다.

그리고 제가 한 약속 때문에 두 끼로 복귀하고 나서 바로 그렇게도 좋아하던 술을 3개월간 끊었는데, 몸무게가 3kg 정도 늘어났습니다. 이때 술을 끊으면 살이 빠진다는 얘기가 사실일 수도 있지만, 그렇지 않을 수도 있다는 것을 알았습니다. 그때 몸무게가 87kg을 조금 넘었습니다. 오히려 이때 살이 찐 것은 그 좋아하던 술을 먹지 않으니까 스트레스를 받아 몸이 전보다 더 굽었고, 그것이 뱃살을 찌우게 된 원인이 아닐까 추측해 봅니다.

제가 전에 효리 배꼽 얘기를 할 때 몸이 펴지면서 덜 먹게 됐다고 말한 적이 있습니다. 이 얘기는 지금도 유효합니다. 지금도 많이 먹으면 불편합니다. 예를 들어 사무실 옆에 있는 설렁탕집에서 설렁탕을 먹을 때 공깃밥은 반이나 3분의 1 정도를 남기게 됩니다. 같이 먹는 남자분이나 여자분 모두 다 비우는데, 저는 다 비우면 배가 터질 것 같아 남기게 됩니다. 몸이 펴지면 눌려 있어 기능이 떨어져 있던 소장이 안 눌리게 되어 기능이 회복되면서 충분히 흡수할 수 있게 되니까 덜 먹게 되는 것이 아닐까 생각하고 있습니다. 반주로 소주 두 병 정도 하면 다 비우고도 더 먹게 됩니다. 그러나 한 병 정도 하면 반주를 하지 않을 때와 마찬가지로 덜 먹게 됩니다. 반주를 두 병 정도 하면 알코올이 몸을 마비시켜 얼마나 먹어야 하는지 느끼지 못하게 하기 때문일 것입니다.

아침을 안 먹으면 당이 부족해 두뇌의 기능이 떨어지므로 반드시 아침을 먹어야 한다는 얘기가 있습니다. 글쎄요. 제가 원래 머리가 나빠 더 나빠질 머리도 없어서 그런지 아침을 안 먹어서 두뇌의 기능이 떨어진 적은 없는 것 같습니다. 오히려 몸이 펴지면서 머리가 맑아지니까 예전보다 더 기억도 잘되고 공부도 더 잘되는 것 같습니다.

앞에서 얘기한 대로 한 끼를 먹든 두 끼를 먹든 또는 세 끼를 먹든 아무 상관이 없다는 것이 제 생각입니다. 물론 힘든 육체노동을 하는 사람은 많이 먹어야 합니다. 먹어야 할 만큼 먹지 않으면 허기가 져서 일을 할 수 없습니다. 그러나 컴퓨터 자판이나 두드리는 일을 하는 요즘 사람들은 시간을 지켜서 먹으면 몸이 알아서 준비를 하게 돼 있습니다. 더 중요한 것은 몸을 펴는 일입니다. 몸을 펴면 몸이 다 알아서 적당히 먹게 해 줍니다.

(2008. 5. 6.)

제 3 부

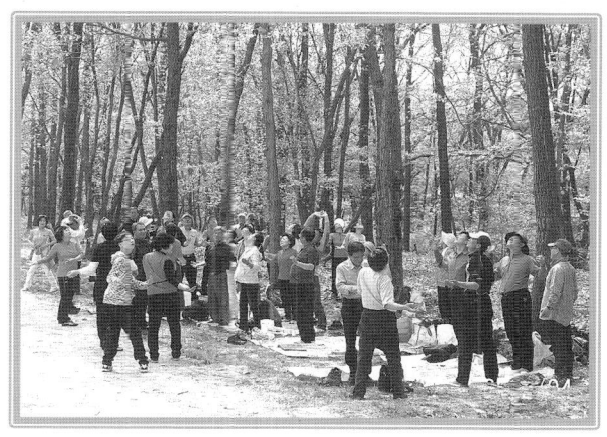

몸 펴고 건강하게 삽시다

 # 신나는 음악에 맞추어
3단계 온몸펴기를 합시다

온몸펴기에는 세 가지 단계가 있다는 것은 잘 알고 계실 것입니다. 1단계는 환자 수준에 있을 때 하는 운동입니다. 고개를 15도 각도 정도 들고 뒤로 깍지를 끼고 하는데, 실제로 이 운동조차 감당하지 못하는 사람이 간혹 있습니다. 그 이유는 고개가 워낙 굽어 있어 얼굴을 15도 정도 드는 것이 고통스럽거나, 어깨가

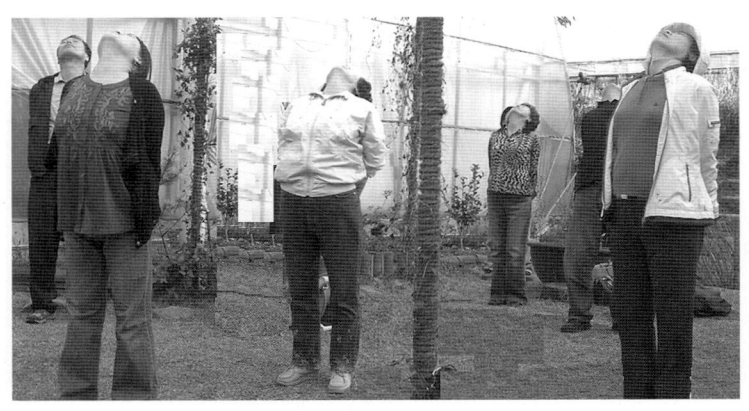

워낙 앞으로 움츠러들어 있어 팔을 뒤로 해서 깍지를 낄 때 어깨와 팔에 심한 통증을 느끼기 때문입니다. 특히 오십견이 있어 팔을 뒤로 돌리지 못하는 사람의 경우에는 팔을 뒤로 해서 깍지를 끼는 것이 거의 불가능합니다. 오십견이 없어도 워낙 어깨가 움츠러들어 있으면 팔을 뒤로 했을 때 양손의 손가락이 잘 닿지 않아 깍지를 끼지 못하는 경우도 있습니다.

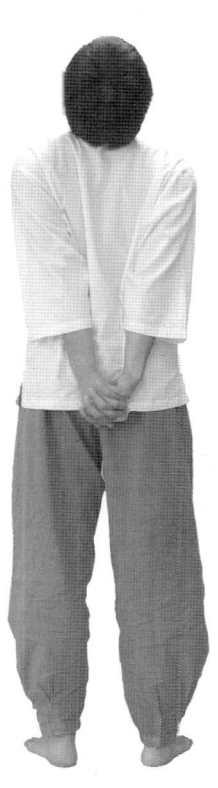

2단계는 이런 수준에서 벗어나면 누구나 다 할 수 있는 운동입니다. 그럼에도 2단계 운동이 쉬운 것은 아닙니다. 처음 이 운동을 하는 사람은 여기저기가 쑤시고 아플 뿐만 아니라 숨이 차서 감당하기 어려운 경우가 많습니다. 여름에는 땀을 비 오듯이 흘려 몸이 흠뻑 젖는 경우가 많습니다. 그래서 처음에 10분을 감당하지 못하는 사람은 2~3분씩 끊어서라도 여러 번 하라고 권하고 있습니다.

이 운동을 할 때는 목 뒷덜미 맨 아래 부분이 칼로 에이듯이 아프고 어떤 때는 숨이 막히는 것 같은 느낌이 들 때도 있습니다. 턱 부분도 아프고 볼, 어깨, 위팔, 팔꿈치, 심지어 가슴까지 찢어지는 것 같은 통증을 느끼는 경우도 있습니다. 장기 중에서 좋지 않은 부분이 있으면 그 부위가 찌르르하게 아프거나 둔한 통증을 느끼게 됩니다. 허리는 후상장골극 주변이나 척추세움근 위나 아래, 중간 등 여기저기 아팠다가 풀리기가 여러 번 반복됩니다. 그러면서 굽어 있던 허리가 점차 펴지게 됩니다. 이 운동을 할 때 느끼는 통증은 바로 통증을 느끼는 그 부위가 굳어 있기 때문이고, 계속 이 운동을 하다 보면 점차 통증이 사라집니다. 그리고 어떤 부위의 통증이 사라졌는가 하면, 또 다른 부위에 통증이 생겨납니다. 이런 현상이 반복되면서 점차 여기저기 굳어 있던 근육이 풀어지고, 그러면서 몸이 펴집니다. 점차 몸이 좋아지는 것입니다.

2단계 온몸펴기를 충분히 할 수 있게 되면 허리펴기나 상체펴기, 하체풀기 등 다른 기본운동은 하지 않아도 괜찮습니다. 2단계 온몸펴기에는 다른 기본운동의 요소가 다 들어 있을 뿐만 아니라 더 강력한 운동이기 때문입니다. 그래서 어떤 사람은 상체펴기는 식은 죽 먹듯이 할 수 있어도 2단계 운동은 너무 고통스럽다는 얘기를 하기도 합니다.

그런데 이 2단계 운동보다 훨씬 강력한 것이 3단계 운동입니다. 2단계 운동을 할 수 있는 사람도 3단계 운동을 하려면 숨이 차고 힘이 들 뿐만 아니라 특히 위팔 여기저기가 아파 처음에는 2~3분간 지속하기도 어렵다고 합니다. 그래서 그동안 저만 3단계 운동을 하면서도 다른 분들께는 별로 권하지 않았습니다. 2단계 운동도 힘들어하는데, 3단계 운동까지 하게 하면 너무 무리가 되지 않을까 하는 우려 때문이었습니다.

그런데 지금은 생각이 바뀌었습니다. 이제는 심화반이나 평생반에 있는 분들에게는 3단계 운동을 적극 권하고 있습니다. 2단계 운동을 할 때는 다 풀어지지 않았던 근육이 3단계 운동을 하면 더 잘 풀어지고, 특히 어깨뼈(=견갑골) 주변과 팔의 굳어 있던 근육이 더 잘 풀어진다는 것을 경험을 통해 알게 되었기 때문입니다.

겨울철에 접어들면 감기 걸리는 사람이 많아집니다. 그 이유는 추워지면 고개를 숙이고 몸을 움츠리기 때문입니다. 목 주변의 근육이 굳어 감기가 많이 찾아오는 것입니다. 이에 비해 여름에 30도 이상의 무더위가 찾아오면 장이 좋지 않은 사람들에게 설사가 잦아질 뿐만 아니라 어깨 아픈 사람이 부쩍 늘어납니다. 그 이유는 더우면 몸이 축 처져서 늘어지는데, 그러면 장이 늘려 굳게 되고 어깨까지 더 움츠러들어 어깨 주변의 근육이 더 굳게 되기 때문입니다.

저도 여름만 되면 오른쪽 어깨뼈와 흉추 3번 등돌기 사이의 근육(능형근인 것 같음)에 아주 기분 나쁜 통증을 많이 느꼈습니다. 심하게 아픈 것은 아니고 약간 찌르르한데, 그게 아주 기분을 나쁘게 만들었습니다. 그래서 작년 여름에는 효자손의 날 부분으로 그 기분 나쁘게 아픈 부위를 때려 근육을 푸는 방법까지 생각해 내게 된 것입니다. 그 부위가 풀리니 어깨뼈가 뒤로 쫙 모아지면서 등과 목이 시원해졌습니다. 그렇게 등과 목의 상쾌한 느낌은 평생 처음인 것 같았습니다.

그런데 몸펴기생활운동을 오래 하신 분들 중에도 저와 마찬가지 증세로 불편해하는 분들이 제법 많다는 것을 알게 됐습니다. 예전에 1단계 운동만 있고 2단계 운동은 없었을 때는 말할 것도 없고, 2단계 운동을 해도 어깨뼈 주변과 팔의 굳어 있던 근육은 다 풀어지지 않고 아직 굳어 있는 것이 남아 있는 것입니다. 특히 여름이 되면 이런 증세가 더 심해지는 것도 저와 마찬가지였습니다.

어깨뼈 주변과 팔은 상체의 영역에 속하는데, 이곳의 근육은 이 영역이 함께 풀려야 전체가 풀리게 됩니다. 또 거꾸로 어깨뼈 주변이 풀리면 팔이 풀리고 팔이 풀리면 어깨뼈 주변의 근육도 풀리기도 합니다. 제가 자주 인용하는 말 중 원효대사의 불일이불이(不一而不二), 즉 하나도 아니고 둘도 아니다, 하나이면서도 둘이라는 말이 이 상체의 영역에도 적용이 되는 것입니다.

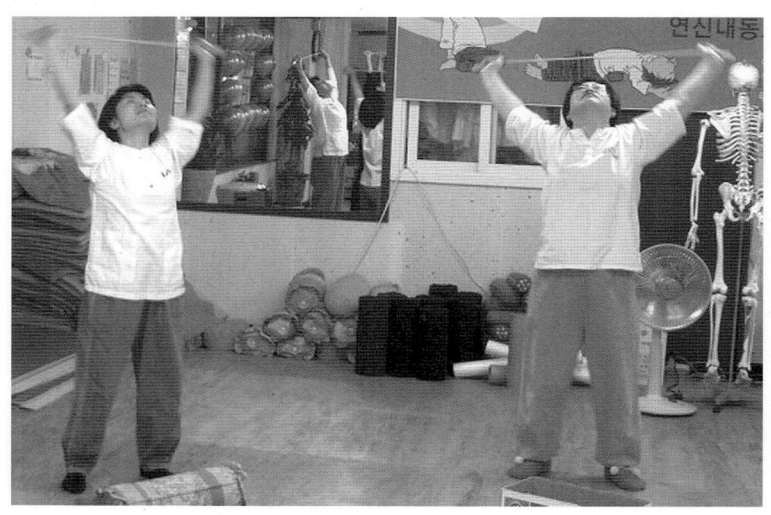

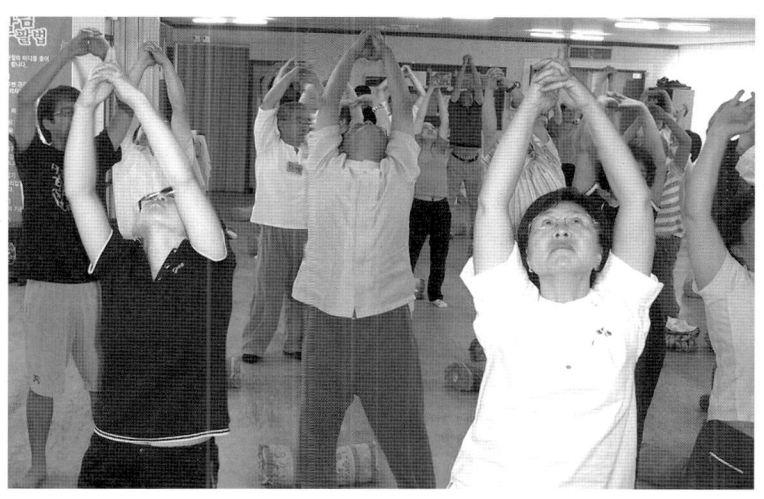

　3단계 운동은 이 상체의 영역을 한꺼번에 푸는 데 좋은 운동입니다. 3단계 운동을 하기 전에 손가락으로 팔뚝을 눌러 보고, 운동을 하고 나서 팔뚝을 눌러 보면 많은 차이가 난다는 것을 알 수 있습니다. 3단계 운동을 하기 전에는 딱딱하던 위팔이 이 운동을 하고 나면 부드럽게 풀려 있을 것입니다. 팔뚝이 풀리면 어깨 아픈 증세도 많이 완화됩니다.

　요즘 연신내운동원에서는 경쾌한 음악 소리가 울려 퍼집니다. 3단계 운동을 음악에 맞추어 춤을 추면서 하면 지루함이나 힘든 것을 좀 더 잘 참아낼 수 있습니다. 뽕짝도 좋고 행진곡도 좋고 좀 빠른 속도의 음악에 맞추어 몸을 흔들면 그것으로 운동이 됩니다. 그래서 연신내에서는 경쾌한 음악에 맞추어 춤을 추게 하고 있습니다. 스텝을 밟으면서 이 운동을 하면 더 신도 나고 지루함도 줄일 수 있는데, 아직 스텝을 밟으면서 이 운동을 하는 분은 별로 없는 것 같습니다. 아직 이 운동을 하는 것 자체가 어설프고, 스텝을 밟는 것 자체가 좀 창피하게 느껴지기 때문이라고 생각합니다. 제가 스텝을 밟으면 이상하다는 듯이 제 동작을 보면서 웃기만 합니다. 그러나 시간이 지나 동작이 익숙해지고 창피하다는 느낌이 사라지면 함께 스텝을 밟으면서 즐겁게 춤을 출 날이 조만간 올 것이라고 생각합니다.

그러면 몸펴기생활운동이 딱딱하고 근엄한 운동이라는 현재와 같은 이상한 인식도 많이 불식될 것으로 여겨집니다. 즐겁게 춤을 추면서 건강도 더 빨리 챙긴다. 이래야 몸펴기생활운동도 더 쉽게 사람들에게 다가갈 수 있을 것으로 생각합니다. 하루 빨리 춤추는 몸펴기생활운동이 정착됐으면 하는 마음입니다.

(2010. 5. 7)

 ## 무릎 통증 스스로 풀어 내기

　무릎이 아픈 것은 현대의학에서 얘기하듯이 연골에 이상이 있기 때문이 아니다. 무릎과 무릎 주변에 있는 근육, 특히 힘줄이 굳어 있기 때문에 생긴다. 무릎의 이런 근육이 풀리면 퇴행성관절염이라 부르는 여기저기 무릎 아픈 증세는 저절로 사라진다.
　그럼에도 불구하고 무릎이 아파 고생하는 사람은 굉장히 많고, 이에 따라 연골 수술을 하는 경우도 굉장히 많아지고 있다. 심지어 관절을 갈아 끼우는 인공관절 수술을 하는 사람들의 숫자도 많이 늘어나는 추세다.
　필자의 이론과 경험에 의거해서 보면 무릎의 통증을 해결하는 방법은 의외로 간단하다. 일반적인 통증의 발생 원인과 해법을 모를 때는 무릎 통증의 해법을 찾기가 어려웠지만, 이를 알고 나니 그 원리를 무릎에 적용시키기만 하면 되는 것이었다. 무릎의 통증은 몸이 구부러지면서 다리의 근육이 밑으로 밀려 내려와 굳어서 생기는 것이므로 허리가 펴져 밀려 내려와 있던 근육이 위로 올라가면서 근육이 풀리면 이 통증은 사라진다.

그런데 허리를 펴는 데는 시간이 너무 많이 걸리므로, 우선 허리가 펴지기 전에 무릎의 통증을 없애는 게 필요했다. 여기에서부터 얘기를 풀어나가 보자.

지금까지의 경험을 정리해 보면 사람들이 무릎이 아프다고 호소하는 경우 그 부위는 대략 8군데 정도 됐다. 그중에서 근육이나 근육의 줄기가 겹치는 부위가 있기 때문에 5군데 정도를 풀면 이 8군데가 다 풀렸다. 총 8군데가 다 아픈 사람은 없었고 보통은 1군데, 많아야 2~3군데를 아파했다.

8군데 아픈 지점과 5군데 근육의 줄기를 다 다루려면 상당히 복잡해지겠지만, 각 사안별로 간단하게 증세와 해법만 짚고 넘어가기로 하자.

첫째, 무릎관절염 중에서 가장 흔한 것은 무릎에서 오금으로 넘어가는 지점에서 발생한다. 이곳을 손가락으로 눌렀을 때 이곳에 아무 이상이 없는 사람은 마치 뼈를 누르는 것처럼 딱딱하게 느껴지는데, 이상이 있는 사람은 살점 같은 것이 만져진다. 이곳이 극심하게 아픈 사람은 살점 정도가 아니라 자줏빛으로 팅팅 부어 툭 튀어 나와 있는 것이 만져진다. 이 정도가 되면 걷는 게 거의 불가능해진다. 몸이 구부러지면서 하체의 근육이 너무 많이 밀려 내려와 이 지점에 수북이 쌓여 있는 것이다.

이 관절염을 퇴치하는 방법은 여러 가지가 있는데, 가장 간단한 방법 하나만 소개하기로 하자. 가슴펴기를 하면서 양 발바닥을 붙여서 몸 위쪽으로 최대한 끌어올린 다음 양 무릎을 바닥 쪽으로 내려뜨리고 있으면 된다. 이렇게 하고 있으면 밑으로 밀려 내려와 있던 근육이 위로 올라가 굳은 것이 풀린다. 살점이 점차 없어지면 뼈와 살이 직접 맞닿게 된다. 이럴 때 일어나 걸어 보면 이 퇴행성관절염은 이미 씻은 듯이 사라져 있다.

　이 운동을 할 때 고려해야 할 점이 하나 있다. 오랫동안 이 운동 자세를 취하고 있으면 다리에 상당한 통증이 따르는데, 이럴 때는 자세를 풀었다가 통증이 가셨을 때 다시 자세를 취하면 된다.

　둘째, 높은 데서 낮은 데로 내려갈 때, 특히 계단을 내려갈 때 시큰거리고 아픈 경우가 있다. 이때 주로 시큰거리며 아픈 곳은 종지뼈 가운데 맨 아래와 정강이뼈가 만나는 지점이다. 종지뼈 가운데 맨 위와 넓적다리뼈가 만나는 곳이나 위쪽으로 넓적다리뼈가 시작되는 지점이 아프기도 하다. 아픈 곳은 세 곳으로 나타나지만 긴 다리 근육 하나가 풀리면 세 곳이 한꺼번에 풀린다. 세 군데라는 게 실은 모두 하나로 연결된 대퇴직근의 힘줄인 것이다.

　이 세 곳을 함께 푸는 방법은 '와불운동'을 하면서 아픈 쪽 다리를 천정 쪽으로 위로 올리고 머리 쪽으로 좀 세게 잡아당기는 것이다. 그러면 조만간 굳어 있던 대퇴직근이 풀리면서 이 무릎 아픈 증세는 모두 사라진다.

　셋째, 종지뼈 가운데 안쪽이 아플 때가 있다. 종지뼈 안쪽이 뼈를 바늘로 콕콕 찌르듯이 아프다고 한다. 그래서 이렇게 아플 때 사람들은 뼛속이 아프다고 표현한다. 또 이곳으로부터 무릎 안쪽으로 연결되는 지점이 아프다고 하기도 한다. 무릎 안쪽이 아플 때 당장 제일 쉽게 이를 푸는 방법은 주먹으로 아픈 곳을 때리는 것이다. 세게 여러 번 때리고 나면 걷는 데는 아무 지장이 없을 정도로 통증이 완화된다. 두 곳이 함께 아플 수 있지만, 이 두 곳은 모두 하나의 근육의 줄기로 되어 있다. 따라서 한 곳이 풀리면 다른 곳도 함께 풀리게 되어 있다.
　이들 통증 역시 다리에서 무릎으로 연결되는 근육의 줄기 하나가 심하게 굳어 있을 때 나타나는 증세다. 따라서 해법은 굳어 있는 이 근육의 줄기 하나를 푸는 것이다. 방법은 야구공이나 소프트볼을 바닥에 놓고 엎드려서 치골을 그 위에 놓고 몸무게를 받게 하는 것이다. 그러면 치골결합에서 사타구니 사이의 3분의 1쯤 되는 지점이 많이 아픈데, 이 아픈 것이 사라지면 이 근육의 줄기가 풀리면서 이 관절염도 사라진다.

　넷째, 이곳은 위치상 무릎인지 아닌지 구분하기가 어려운데, 사람들은 어쨌든 여기가 아프면 이구동성으로 무릎이 아프다고 말한다. 산을 자주 타는 사람들이 이곳의 통증을 호소하는 경우가 많다.

위치는 누워 있을 때 정강이뼈 상단부에서 하단부로 1cm가 채 되지 않는 지점의 약간 튀어나와 있는 곳에 있다. 이곳이 무릎에 속하든 속하지 않든 그것은 중요하지 않다. 이곳과 연결돼 있는 근육의 줄기가 풀리면 이곳의 통증도 사라지게 되기 때문이다. 결국 이곳이 아플 때도 퇴행성관절염 때문에 아픈 것은 아니다.

해법은 굳어 있는 근육의 줄기 하나를 푸는 것이다. 방법은 야구공이나 소프트볼을 바닥에 놓고 엎드려서 치골을 그 위에 놓고 몸무게를 받게 하는 것이다. 그러면 치골결합에서 사타구니 사이의 3분의 2쯤 되는 지점이 많이 아픈데, 이 아픈 것이 사라지면 이 근육의 줄기가 풀리면서 이 관절염도 사라진다.

다섯째, 넓적다리뼈 바깥쪽의 쏙 들어가 있는 곳이 아플 때도 있다. 이곳은 항상적으로 아픈 곳은 아니다. 급하게 마음먹고 서둘러서 걷는다든지 할 때 일시적으로 아플 뿐이다.

이곳이 아플 때 당장 제일 쉽게 푸는 법은 주먹으로 아픈 곳을 때리는 것이다. 세게 여러 번 때리고 나면 걷는 데는 아무 지장이 없을 정도로 통증이 완화된다.

이렇게 무릎이 아픈 것은 무릎의 연골에 이상이 생겼기 때문이 아니다. 무릎의 근육이나 이들 근육과 줄기를 이루는 근육이 굳어 있어서 아픈 것이다. 이런 것들이 풀리면 무릎의 통증은 저절로 사라진다.

(2014. 3. 4.)

 # 접질린 발목, 이틀도 안 돼 해결

지난주 목요일 발목을 심하게 접질렸다. 20cm가 조금 넘는 정도의 식당 댓돌에서 발을 헛디뎌 몸이 굴러 떨어지면서 발목이 접질렸다. 접질릴 때 다리에 힘이 없으면 접질리는 방향에서 발을 되돌릴 수 없어 접질리지만, 힘이 있으면 바로 되돌릴 수 있게 되어 접질리지 않는다. 다리 근육이 부드러워지면, 다리에 힘이 생긴다. 특히 다리 중에서도 종아리 근육이 부드러워지면, 접질릴 때 바로 힘을 주어 이를 되돌릴 수 있게 된다. 나도 몸펴기생활운동을 하기 전에는 어쩌다 한 번씩 발목이 접질리기도 했는데, 이 운동을 해서 다리 근육이 부드러워지고 나서는 한 번도 접질린 적이 없었다.

그런데도 이 날 내 발목이 접질리게 된 것은 정신을 딴 데 두고 있었기 때문이었다. 소위 1970~80년대 운동권 출신들이 많이 그렇듯이 나도 몸펴기생활운동에 전념하기 전에는 정치에 관심이 많았다. 정치를 하고 싶다는 생각을 하기도 했고, 따라서 정치판이 어떻게 돌아가는지에 대해서도 관심이 많았다. 그러나 몸펴기생활운동에 전념하고 나서부터는 정치에 대한 관심은 거의 다 사라졌다. 우선 정치하는 사람이 돼서 세상을 좋게 하는 것보다는 몸펴기생활운동을 해서 사람들이 건강을 회복하지 하는 것이 내게는 훨씬 더 잘 어울린다고 생각하게 됐고, 또 늘 사람의 몸에 대해 공부하다 보니 정치가 어떻게 돌아가는지 알고 싶지도 않았다. 사람의 몸을 공부하는 데도 시간이 모자라니, 정치에 관심을 가지고 신문을 읽고 인터넷을 서핑하면서 신경 쓸 겨를도 없었다. 그래서 예전에는 매일 정치면 기사부터 보기 시작했는데, 요즘에는 아예 신문을 보지도 않는다.

그런데 이 날은 뭐에 씌웠는지, 정치 얘기에 열을 올리면서 뛰어들고 말았다. 안철수 열풍과 박원순 변호사의 서울시장 출마에 관해 선배님들이 열변을 토하는데 나도 끼어들고 만 것이다. 선배님들 왈, "현재 여와 야는 서로에 기대서 존재하고 있다. 한쪽이 없어지면, 다른 쪽도 없어진다. 서로가 공생관계다. 박 변호사는 그런 판에 끼어들어서는 안 된다. 어느 당에 끼어드는 순간 박 변호사도 같이 죽는다. 따로 당을 만들어서 해야 정치판이 바뀐다. 기타 등등⋯⋯." 소위 말하는 거대담론이 장풍을 쏘듯 공중에서 팍팍 부딪혔다. 여기에서 내가 한 얘기는 소개하지 않는다. 연신내동호회에서는 가급적 정치적인 얘기는 하지 않게 돼 있기 때문이다. 회원들의 성향이 진보부터 보수까지 다양한

데, 정치 얘기를 하면 큰소리가 나오고 논쟁이 일어난다. 빨갱이니, 보수 꼴통이니 하면서 목소리를 높여 상대방을 공격하면서 말이다. 가급적이면 종교 얘기도 하지 않게 돼 있다. 정치 얘기처럼 격한 감정을 불러일으키지는 않고 목소리도 높이지는 않지만, 그래도 감정은 상하게 된다.

어쨌든 열띠게 얘기를 하다 보니 얘기에 취하고 말았다. 하던 얘기의 여운이 머리에서 빙빙 돌고 있었다. 이런 상태에서 방에서 나오다가 댓돌에서 내려오면서 오른쪽 발목을 헛짚어 접질리고 말았다. 바로 일어나 섰는데, 선배님들은 걱정이 됐던 것 같다. "괜찮아? 괜찮아?" "예, 괜찮습니다."

그 날은 발목이 아프기는 했지만 그래도 조금씩 절뚝이면서 걸을 수는 있었다. 그러나 다음날 아침에는 사정이 달라졌다. 절뚝이면서라도 걸으려고 했지만, 통증이 너무 심했다. 보통 삐거나 접질렸을 때 당일에는 그래도 참을 만은 한데, 자고 일어나면 참을 수 없을 만큼 통증이 심해진다. 나도 마찬가지였다.

이걸 어떻게 풀까? 가만히 생각해 보았다. 발목 아픈 사람과 수십 명 접해 보았는데, 실패도 하고 성공도 하면서 내린 결론이 있었다. 처음에는 원인도 모르면서 전에 광화문에서 어깨 너머로 배운 방식을 사용했다. 이렇게 했을 때 좋아졌다고 말하는 사람이 더 많았지만, 별로 좋아지지 않았다거나, 심지어는 더 아파졌다는 사람도 나왔다. 이걸 어떻게 해결할까 고민 고민하다가 마지막으로 내린 결론이 있었다. 어떤 기술적인 방법이 중요한 것이 아니라 그 통증이 오는 원인을 찾아내야 한다는 것이었다.

그렇다면 원리 내지는 원론으로 돌아가서 생각해야 했다. 통증은 근육이 많이 굳어 있을 때 두뇌에서 느끼는 감각이다. 결국 발목이 접질렸을 때 발목이 아픈 것도 발목이 접질리면서 발목 주변의 근육이 굳어 있기 때문이다. 그렇다면 그 굳어 있는 발목 주변의 근육을 풀어 주면 접질린 발목의 통증 문제는 해결되는 것이다. 나도 그렇게 하면 해결이 되겠다는 생각이 들었다.

그래도 확신은 서지 않았다. 그동안 여기저기 아프다는 사람들의 통증을 해결하는 방법을 많이 알려주었고, 또 실제로 많은 사람들이 몸이 편해졌다는 얘기를 했지만, 그래도 나에게 적용할 때는 될지 안 될지 모르겠다는 불확실한 감이 들기도 한다. 남에게 분명하게 해결된다고 확신을 가지고 얘기를 했으면서도, 막상 자신에게 그런 일이 닥치면 생각이 약간씩 흔들리게 된다. 그러나 자신이 직접 자기 몸을 가지고 해결을 해 보면 정말로 확신을 하게 된다. 나도 이런 과정을 쭉 거쳐 왔다. 이런 과정을 거치면서 자기가 제시한 방법에 대해 조금씩 더 확신을 하게 된다. 이번에도 심하게 접질린 발목을 나 스스로 해결하면서 내가 생각하는 몸펴기생활운동의 방법에 대해 훨씬 더 확신을 갖게 됐다.

이 정도로 발목이 심하게 접질린 상태에서 병원에 간다면, 분명히 인대 파열이 심하다고 하면서 수술을 하지 않으면 큰일난다는 소리를 들을 것이었다. 발목을 둘러싼 바깥쪽, 안쪽, 뒤쪽 근육만이 아니라 발등, 발가락, 발목 위까지 아팠다. 자고 일어나니 심한 통증 때문에 절룩이면서 걷는 것조차 힘이 들었다. 그동안의 경험으로 보면, 이 정도의 상태에서 병원에 가면 수술 날짜를 잡고 수술을 하기 전까지 반(半)깁스를 하고 있다가 철심을 박는 수술을 하는 것으로 알고 있다.

오른발을 딛는데 너무 통증이 심하자, 나는 조금 생각하다가 간단하게 결론을 내렸다. 이 부위가 너무 많이 굳어 있구나! 그렇다면 굳은 근육을 풀어 주면 되겠구나! "굳어 있는 근육은 힘을 가하면 풀어진다." 이미 2년 6개월 전에 쓴 책『몸 펴면 살고 굽으면 죽는다』에서 아주 길게 그 원인과 푸는 방법에 대해 써 놓았다. 이런 원론적인 내용을 내게도 적용하면 되는 것이다.

처음에는 발목이 너무 아프니까 일어서서 할 수는 없었다. 그래서 왼발을 아래로 하고 오른발을 위로 포개고 책상다리 자세를 취했다. 이 자세를 취하는 데도 발목이 많이 아팠다. 그래도 참으면서 이 자세에서 발목을 움직여 보았다. 미동도 하지 않았다. 이렇게 미동도 하지 않는 것은 움직이면 더 아파지기 때문이다. 아프지 않으면 마음대로 움직일 수 있지만, 통증이 오면 그 통증 때문에 그 상태에서 더 진전시키지 못한다. 왼손을 이용해서 엄지와 검지로 여기저기 꾹 누르고 있었다. 눈물까지 나오지는 않았지만, 이빨을 꽉~ 깨물면서 참아야 할 만큼 통증은 극심했다. 한 부위를 누르고 있다가 너무 아프면 다른 부위로 이동했다. 이렇게 하기를 한 시간쯤 했을까. 통증이 상당히 완화된 것이 느껴졌다.

나는 아침에 3단계 온몸펴기를 30분 정도 하는 것이 생활화돼 있다. 그것도 스트레칭 벨트를 가지고 한다. 그냥 서서 하는 것이 아니라 조금 빨리 걸으면서 이 운동을 하고 있다. 이 운동을 하지 않으면 하루의 출발이 상쾌하지 않기 때문에 그냥 습관이 돼 있다. 이 날은 조금 그민이 됐다. 이렇게 발목이 아픈데, 이 운동이 가능할까? 그러나 하기로 했다. 가능한지 불가능한지는 해 보아야 아는 것이다. 안 해 보고 미리 포기하면 해결책은 없다. 일어서서 스트레칭 벨트를 들고 팔과 엉덩이를 흔들면서 걷기 시작했다. 발목 주변에서 극심한 통증이 일었다. 참기가 힘들었다.

그러나 나는 곰펴기생활운동과 관련해서는 예전에도 그랬고 지금도 '단무지'라고 할 수 있다. 웬 단무지? '단구지'란 지금은 별로 쓰이지 않지만 1980년대 중반쯤 학생운동에서 만들어진 용어였다. 학생운동에는 이론이 필요하고, 그래서 다른 대학에서는 이론 공부도 많이 했다. 그런데 성균관(SKK, 속되게 에스깡깡이라고 했음)대학교 운동권은 공부는 별로 하지 않는 것 같은데 실전, 즉 시위를 할 때는 전투력이 막강했다고 한다. 전경들이 쏘아대는 최루탄을 두려워하지 않고 무조건 돌진하고 돌 던지고 하면서, 당시의 용어를 빌리면 에니미(enemy, 즉 적)와의 전투를 다른 학교의 운동권보다 더 잘 치렀다는 것이다. 그래서 단무지라는 별명이 성대 운동권에 붙었다. 단무지란 중국집에서 나오는 노란무(=단무지)의 표현을 빌려 단(단순), 구(무식), 지(지랄꾼)를 합성해서 만든 용어였다. 이론을 중시하는 것이 아니라 실제 전투에서 단순하고 무식하게 지랄을 떨며 전투한다는 내용이었다. 나는 이론을 아주 중요하게 여기기는 하지만, 무식하게 지랄을 떨 만큼 실제로 해 보는 것을 더 중요하게 여긴다.

이빨을 꽉 깨물고 통증을 참으면서 30분을 채웠다. 그런데 걸으면서 하는 이 3단계 운동을 15분 정도 하자 조금씩 통증이 완화되기 시작했다. 이후 계속 걸을수록 통증은 조금씩 더 완화됐다. 도대체 이게 무슨 조화인가? 왜 걸으면 걸을수록 아프던 것이 조금씩 더 사라지는 걸까? 계속 생각하면서 걸었다. 답은 곧 나왔다. 밀려서 굳어 있던 근육이 걸으면 펴져서 풀어지기 때문에 통증이 완화되는 것이다. 사람들은 이 간단한 사실을 모르고 발목이 아프면 걷지 않으려고 한다. 병원에서도 발목이 아플 때는 걸어서는 안 된다고 가르친다.

어쨌든 다음날 아침에 일어났을 때는 절뚝이지 않고 걸을 수 있을 정도로는 발목이 풀려 있었다. 물론 통증이 상당한 정도 남아 있기는 했다. 하지만 이제 걷는 데는 아무 무리가 없었다. 전날 한 운동은 30분 정도 걸으면서 하는 3단계 온몸펴기를 한 번 더 하는 것이었고, 앞서서 엄지와 검지 등 손가락으로 계속해서 발목 주변을 눌러서 풀어 주는 것이었다. 이것으로 심하게 접질린 내 발목의 통증은 일단 해결된 셈이었다.

여기에서 마지막으로 정리하고 싶은 것은 병원에서 하지 말라고 말하는 동작에 관한 것이다.

발목이 아플 때 왜 병원에서는 걷지 말라고 하는 것일까? 답은 간단하다. 접질린 당사자로서는 발목의 통증이 더 심해지기 때문일 것이다. 더 아파지니까 하지 말라는 것일 게다. 그러면 실제로 그런 것일까? 맞다. 걸으면 처음에는 가만히 있을 때보다 더 아파진다. 그러나 통증을 참고 계속 걷다 보면 통증은 점차 사라진다. 발목이 심하게 접질렸을 때 문제는 병원에서 얘기하듯이 인대 파열이 아니다. 접질렸을 때 파열된 인대는 시간이 지나면 저절로 복원이 된다.

문제는 발목 주변의 통증이다. 그리고 사람 몸의 통증은 기본적으로 근육이 굳어 있을 때 생긴다. 접질릴 때 발목 주변의 근육이 심하게 굳어서 발목이 아픈 것이다. 그런데 서양 현대의학은 이런 가장 기본적인 사실조차 모른다. 이 때문에 하지 않아도 될 수술을 무분별하게 많이 하고 있는 것이다. 이에 대해서는 여러 번 얘기를 했기 때문에 여기에서 더 이상 언급하지는 않기로 한다.

발바닥의 통증이 심한 족저근막염에서 벗어나는 제일 쉬운 방법은 뒷굽이 낮은 신발을 신고 발바닥을 땅바닥에 팍팍 힘을 주어 내디디면서 빨리 걷는 것이다. 이렇게 20~30분, 심한 사람은 이보다 더 긴 시간 걷다 보면 그 아프던 발바닥의 통증이 점차 사라지다가 마침내는 완전히 사라진다. 족저근막염이라는 것은 발바닥의 근육이 밀리면서 굳어 있는 것인데, 이렇게 걸으면 밀린 근육이 펴지면서 풀려 통증이 사라지는 것이다. 사람들은 발바닥이 아프니까 바닥에 발바닥을 살살 디디면서 천천히 걷게 되는데, 이렇게 하면 발바닥의 근육이 더 오그라들어 더 아프게 된다. 병원에서는 족저근막염일 때도 많이 걷지 말라고 하는 모양인데, 이 또한 왜 통증이 생기는지 모르기 때문에 하는 얘기다.

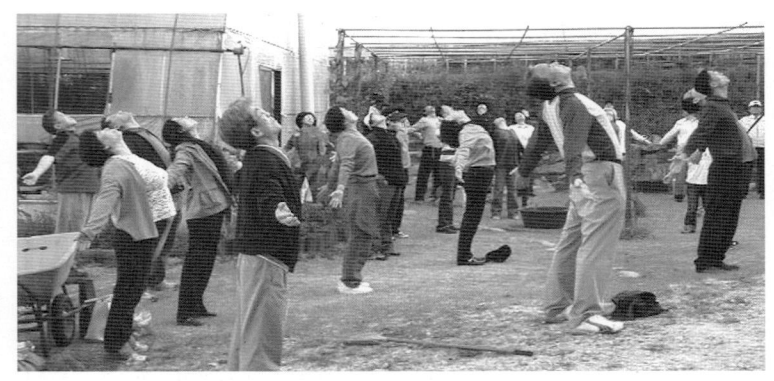

병원에서 하지 말라는 동작을 몇 가지 더 짚어 보기로 하자.

우선 목을 뒤로 젖히지 말라고 한다. 왜 그럴까? 젖히면 더 아파지기 때문일 것이다. 그러면 계속 젖히는 운동을 하면 점점 더 아파질까? 아니다. 어느 시점부터는 덜 아파지기 시작해 결국은 최대한 젖혀도 하나도 아프지 않게 된다. 목이 앞으로 구부러져 있고, 이와 함께 어깨를 포함해서 상체가 앞으로 구부러져 있어 소위 말하는 목디스크, 오십견 등 목과 어깨, 팔의 질환이 오는 것인데, 목을 뒤로 젖혀 펴지 말고 앞으로 구부리고 있으라고 한다. 목을 뒤로 젖혀야 상체가 함께 펴지고 그래야 목의 이상도 해결된다는 것을 모르는 것이다.

무릎 꿇고 앉으면 큰일 난다고 얘기하는 의사도 많은 것 같다. 이것은 무릎 꿇고 앉으면 무릎이나 정강이, 발등이 아픈 사람이 많기 때문일 것이다. 그러나 이 또한 단편적인 발상이라고 보아

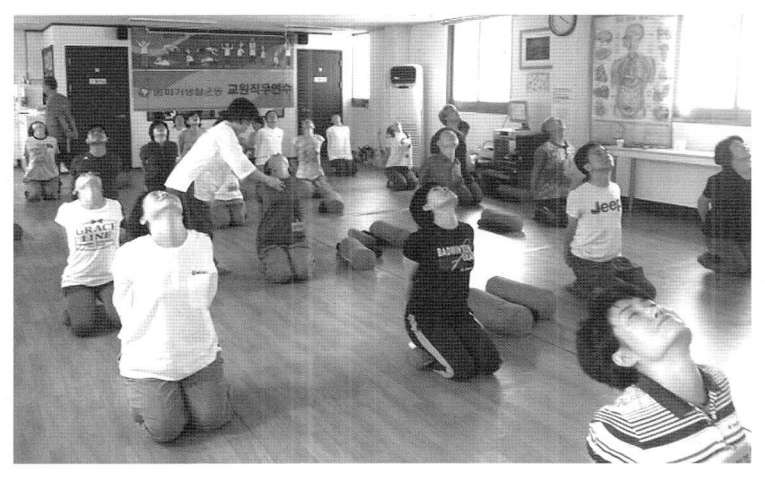

야 한다. 왜 무릎을 꿇고 앉으면 이런 부위가 아플까? 이렇게 생각해 보아야 한다. 또 무릎 꿇고 앉으면 큰일이 난다면, 우리 남한보다 인구가 서 배나 많은 일본에서는 왜 큰일이 나지 않고 있는 것일까? 일본인의 앉는 자세는 전통적으로 무릎을 꿇는 것이다. 그럼에도 불구하고 일본은 전 세계에서 최장수국이고, OECD 국가 중에서 GDP 대비 의료비가 가장 낮은 국가에 속한다. 그만큼 사람들이 건강하다는 것이다. 처음 무릎 꿇고 앉았을 때 나타나는 통증은 이 자세를 계속해서 하다 보면 점차 사라진다. 무릎이나 정강이, 발등의 근육이 점차 풀리면서 아픈 게 사라지는 것이다.

치과병원에서는 이를 꽉 깨물지 말라고 하기도 한다. 그러면 이가 상한다고 얘기한다. 이를 꽉 깨물면 잇몸이나 이가 좋지 않은 사람은 이가 더 아파진다. 그러나 이를 악다물고 계속해서 꽉 깨물고 있어 보자. 이때도 처음에는 심했던 통증이 점차 사라진다는 것을 느낄 수 있을 것이다. 이를 꽉 깨물고 있으면 떠 있던 잇몸이 제자리를 잡게 된다. 잇몸이 제자리를 잡으면 세균성 염증이 생겨 불룩하게 부풀어 올라 있으면서 지독하게 아프던 잇몸의 염증이 사그라지면서 잇몸의 통증도 저절로 사라진다. 내 경험으로는 5분 이상 꽉 깨물고 있으면 다음날쯤에는 염증이 사라지면서 통증까지 사라졌다. 이는 감염성질환에 대한 면역력이 어떻게 살아나는가 하는 문제와 관련이 되는데, 예전에 암을 설명할 때 대상포진이나 베체트병을 얘기하면서 그 기제를 썼으므로 여기에서 더 자세한 설명은 하지 않기로 한다.

현대 서양의학이든 한방이든 아직 통증의 원인을 모른다. 따라서 통증을 어떻게 풀지에 대해서도 모른다. 나는 이번에 접질린 발목을 스스로 풀면서 근육이 굳어서 아프다는 것에 대해, 그리고 굳은 근육을 풀면 아픈 것도 사라진다는 것에 대해 더욱더 깊이 확신을 갖게 됐다. 그러나 카이로프랙틱 등에서 하는 것과 같이 남이 풀어 주는 것이 아니라 스스로 푸는 것이 얼마든지 가능하다는 것, 그리고 이렇게 하는 것이 주체적인 인간으로서 해야 할 일이라는 것을 더 깊이 느끼게 됐다.

(2011. 9. 22.)

 ## 허리펴기: 허리가 구부러져 있을 때

다음은 루이사(루푸스를 이기는 사람들) 웹진 7월호에 실린 글입니다. 운동의 방법은 『몸 펴면 살고 굽으면 죽는다』에 실린 내용이기도 하지만, 가장 기본적인 것이기에 싣습니다.

한 달 전쯤 선배 한 분이 따님을 데리고 수련장을 방문했다. 천추(=엉치등뼈)에서 요추(=허리등뼈)가 시작되는 지점이 17도 정도 휘어 있다는 진단을 받았다고 한다. 뒤늦게 48세에 결혼해 낳은 늦둥이 따님이 척추측만증이라고 하니 형수님과 함께 얼굴에 수심이 가득한 채로 들어왔다. 초등학교 4학년 정도이니 사춘기 이전의 여자애였다. 척추측만증이 무엇인지 잘 모르니 부모님은 무작정 걱정만 하고 있었다. 병원에서 척추측만증의 원인과 해법에 대해 설명을 해 주지 않으니 부모 입장에서는 걱정만 할 뿐 뾰족한 방법이 없었던 것이다.

또 하나 걱정은 따님이 1자 목이라는 것이었다. 척추측만증에 1자 목이라니 이 애가 정상적으로 성장할 수 있을지 이 부부는 걱정이 이만저만이 아니었다. 그래서 필자가 설명을 해 주었다. 원인을 알고 나면 해법이 있을 것이니 크게 걱정할 필요가 없다고 안심을 시켜 드렸다.

우선 1자 목이라는 것은 고개가 굽어 있을 때 나타나는 현상이라고 보면 된다. 말하자면 평상시에 고개를 숙이고 살고 있는 것이다. 고개를 들어 뒤로 젖혀 보면 목은 금세 좋은 목의 형태라고 하는 C자 목으로 바뀐다. 고개를 들면 고개는 저절로 C자가 되고, 고개를 숙이면 고개는 저절로 1자가 된다. 이건 너무나 간단하고 자명한 원리다. 그런데 평상시에 늘 고개를 숙이고 살았기 때문에 고개를 들고 있는 것이 여간 힘든 일이 아니다. 고개를 들고 있으려면 목이 여기저기 아프다. 특히 목 뒷덜미 아래쪽이 많이 아프다. 여간한 노력을 하지 않고는 고개를 숙이고 살던 사람이 고개를 들고 사는 것이 사실상 불가능하다.

요즘 학생들치고 1자 목이 아닌 사람은 거의 없다고 해도 과언이 아닐 것이다. 전에 청소년들에게 몸펴기생활운동을 가르칠 때 한 학생이 기막힌 얘기를 한 적이 있다. 필자가 고개를 들고 살아야 건강하게 살 수 있다고 강조를 했더니 그 학생 하는 말이 가관이었다. 애들이 다 고개를 숙이고 다니는데, 저만 고개를 들고 다니면 쪽팔린다는 것이었다. 이 정도로 요즘 학생들은 고개를 숙이고 살고 있는 것이다.

또 요즘 학생들에게 척추측만증은 다반사다. 한 통계에 의하면 심각한 수준의 척추측만증이 있는 학생이 전체의 30% 정도에 이른다고 한다. 이 따님도 요즘 학생들의 전형적인 자세, 즉 1자 목에 척추가 휘어져 있는 셈이었다.

현대의학에서는 척추측만증을 구조성과 비구조성으로 나누어 구조성은 구조적으로 척추에 문제가 있는 것이지만, 아직 그 원인은 알지 못한다고 한다. 비구조성 혹은 기능성은 척추 자체에는 문제가 없으나, 다른 외부적 원인으로 인해 발생한다고 한다. 의자에 앉는 자세가 바르지 못하거나 책가방을 한쪽으로만 들고 다녀서 발생한다고 한다. 또 이런 자세의 이상에서 오는 것 외에도 다리의 길이가 달라서 발생할 수도 있고, 사타구니에 있는 관절인 엉덩관절이 굳어서 생길 수도 있다고 한다.

정상적으로 세상에 태어난 사람이라면 구조적으로 척추에 이상이 생길 수는 없다. 문제는 자세가 잘못돼서 발생한다. 자세가 잘못돼서 문제가 발생했다면, 그것은 사람 내부에 원인이 있는 것이다. 자세를 사람 외부의 문제로 보는 것은 척추 자체의 문제가 아니라는 의미일 것이다. 사람 몸의 문제는 대부분 외부적 요인보다는 내부적 요인에 의해 발생한다. 특히 물리적 구조인 자세가 잘못돼서 발생한다. 이렇게 중요한 자세를 현대의학에서는 외부적 요인으로 치부해 버리고 있는 것이다.

의자에 앉는 자세가 잘못되면 허리가 굽고 다리 근육이 굳게 되기 때문에 분명히 척추측만증의 원인이 되기는 한다. 그러나 이것이 직접적인 원인은 아니다. 의자에 앉는 자세가 어떤 과정을 거쳐 척추측만증을 낳는지 이해하지 못하고 있는 것이다. 측만증이 있는 사람은 의자에 앉는 자세에만 문제가 있는 것이 아니라, 걷고 서고 방바닥에 앉는 등 일상생활의 모든 자세에 문제가 있는 것이다.

가방을 한쪽으로만 들고 다니는 것 역시 원인이 될 수는 있다. 그러나 사람은 생명체이다. 무거운 가방이라면 한쪽으로만 들고 다니지 못한다. 한쪽으로 들다가 힘이 들면 다른 쪽으로 옮겨서 들게 돼 있다. 가벼운 가방이라면 척추를 휘게 할 리가 없다. 예전에는 학생들이 지금보다 훨씬 무거운 가방을 손으로 들고 다녔다. 그래도 그때는 척추측만증이 거의 없었다. 요즘에는 학생들이 모두 가방을 양 어깨로 메고 다닌다. 양 어깨로 메면 힘이 분산돼 어느 한쪽으로 휘게 하지 않는다. 그럼에도 불구하고 척추측만증은 크게 늘어났고 점점 더 늘어나고 있는 추세다. 책가방 때문에 척추측만증이 늘어난다는 얘기에는 설득력이 없다.

양쪽 다리의 길이가 달라서라는 설명도 있지만, 이 또한 아주 눈에 띄게 차이가 나는 경우가 아니라면 맞는 설명이 아니다. 이는 실제로 다리의 길이를 재 보면 알 수 있다. 넓적다리뼈의 골두부터 복사뼈까지의 길이를 재보면 실제로 거의 차이가 없다. 엉덩관절에서 넓적다리뼈가 밑으로 삐져나와서 다리 길이에 차이가 난다고도 한다. 그러나 이는 오른쪽이나 왼쪽 모두 수시로 삐져나올 수 있다. 그리고 실제로 삐져나와 있기도 하다. 그러나 그 차이는 기껏해야 1~2mm 정도다.

그리고 이렇게 아주 미세하게 차이가 나는 것은 한쪽 다리를 중심축으로 해서 서거나 걷기 때문이다. 오른쪽 다리로만 힘을 주면 오른쪽 넓적다리뼈의 골두가 확 안으로 밀려들어 갈 것이고, 왼쪽은 힘이 안 들어가니까 골두가 느슨하게 삐져나올 것이다. 그래서 양쪽 다리 길이에 차이가 나는 것처럼 보일 뿐이다. 그 차이도 기껏해야 1~2mm 정도인 것이다.

엉덩관절이 굳어서 측만증이 생긴다는 설명도 맞지 않다. 다리 근육이 굳으면 사타구니에 있는 엉덩관절 주변의 근육도 같이 굳는다. 대체로 다리 근육이 전체적으로 굳는 것이다. 그중에서 더 굳어 있는 부위에서 통증을 느끼는 것이다. 허리가 펴져 있어 다리 근육이 풀어져 있으면 다리 양쪽으로 적절하게 힘을 줄 수 있으므로 골반이 좀 덜 틀어지게 된다. 이런 사람에게는 측만증이 오지 않는다.

결국 허리가 굽어서 측만증이 오는 것이다. 그런데 병원에서는 등이 휘어 있다고 해서 보조기를 채우고 수술을 하라고 한다. 이런 방법은 대증요법에 지나지 않는다. 근본적인 것은 허리를 세우는 것이다. 허리를 세우면 다리 근육이 풀리고, 그러면 양쪽 다리에 고르게 힘이 들어가게 되어 비교적 골반이 균형을 이루고, 그러면 척추측만증은 자연스럽게 사라진다. 결국 척추측만증은 허리를 펴면 사라지는 것이다.

척추측만증은 그것 자체만으로는 사람들을 많이 힘들게 하지는 않는다. 문제는 허리가 많이 굽어 있기 때문에, 바로 이것 때문에 여러 가지 다른 질환이 함께 나타난다는 데 있다. 아이들의 경우 우선 나타나는 것이 머리가 아프고 눈이 침침한 것이다. 소화도 안 되고 기운이 없으며 쉬 피로해진다. 이 외에도 여러 가지 증세가 함께 나타날 수 있다.

이렇게 설명을 해 주고 나서 선배의 따님에게 허리펴기를 시켜 보았다. 베개를 허리에 대고 눕게 했다. 3분 정도 눕게 하고 나서 이전과 어떻게 달라졌는지 보여드렸다. 천추에서 요추가 거의 휘지 않고 똑바로 서 있는 것이 눈에 보였다. 허리를 펴면 척추는 정상으로 돌아가게 돼 있는 것이다.

허리를 펴야 이런 증세에서 벗어날 수 있는데, 간단한 운동을 통해서 몇 개월 내에 상당한 정도 측만증에서 벗어날 수 있는 방법이 있다. 그 방법이 바로 허리펴기다. 허리를 펴면 측만증은 사라진다. 그러나 후상장골극 주변부터 위쪽으로 허리가 아픈 사람은 이 운동을 하면 허리가 끊어지는 것처럼 아파 지속적으로 이 운동을 하기가 어렵다. 그런 경우에는 누워서 기지개를 세게 하면 된다. 누워서 발을 아래로 최대한 꺾고, 두 팔을 만세 부르는 자세로 하고 힘을 주어 최대한 위쪽으로 올린다. 또 철봉에 가만히 매달려 몸을 조금씩 흔드는 것도 좋은 방법이 된다. 그러면 허리가 펴지면서 소복하게 올라와 있는 한쪽 등이 내려오면서 등까지 펴진다.

허리펴기는 2단계의 운동으로 구성되는데, 그 방법은 다음과 같다.

1단계: 방석운동

베개를 가지고 하거나 방석을 두 장 가지고 이 운동을 하면 허리와 등이 동시에 펴지지만, 방석 한 장을 가지고 이 운동을 할 때는 허리를 펴는 운동(허리방석)과 등을 펴는 운동(등방석)으로 나누어서 해야 한다. 이는 허리에 대는 도구의 높이에 따라 운동의 효과가 달라지기 때문이다. 방석의 접힌 부분이 접히지 않은 부분보다 높이가 더 높은데, 방석 한 장만 가지고 이 운동을 할 때는 접히지 않은 부분의 높이가 낮아 허리나 등의 그 반대편에는 별 자극을 주지 못한다. 그러나 두 장을 가지고 할 때는 접힌 부분을 허리 쪽에 대고 누워 있기만 해도 등까지 함께 펴지게 된다. 그 반대도 성립한다.

허리방석: 허리를 펴는 운동

1) 너무 얇지 않은 솜방석을 반으로 접는다. 너무 얇은 방석은 접어서 놓아도 허리에 힘이 가해지지 않기 때문에 효과가 떨어진다. 다른 재료로 만들어진 방석보다 솜방석을 권하는 이유는 그래도 솜방석이 오랫동안 운동을 해도 덜 꺼지기 때문이다. 푹신한 방석은 얼마 안 돼 푹 꺼져 버려 운동의 효과가 떨어지거나 없어져 버린다.

2) 방석의 접힌 부분을 후상장골 바로 위에 밑어 놓고, 접히지 않은 부분을 머리를 향하게 하고 그 위에 눕는다. 이때 조심해야 할 것은 반드시 엉덩이 전체가 바닥에 닿도록 해야 한다는 것이다.

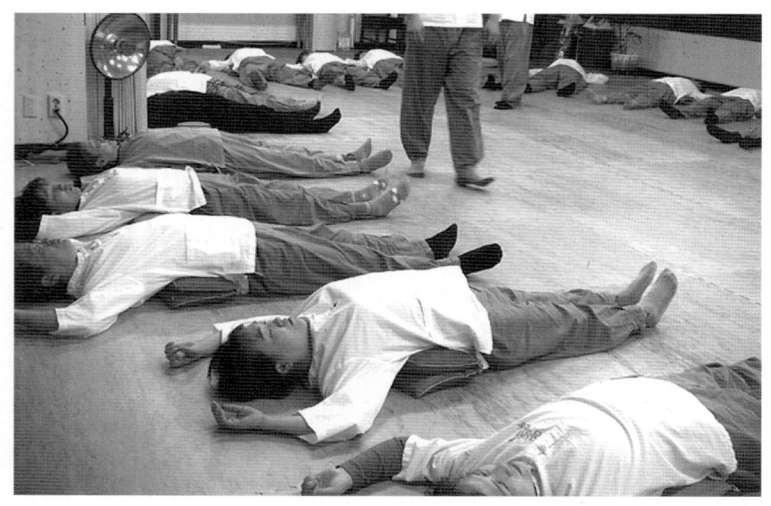

3) 팔은 바닥에 댄 채 만세 부르는 자세를 취해도 되고, 이것이 불편하면 팔을 조금 밑으로 내려 반(半)만세 자세를 취해도 된다. 어깨가 좋지 않은 사람은 팔을 쭉 뻗고 하면 어깨가 풀리는 데 도움이 된다.

4) 시간은 10~15분이면 된다.

5) 일어날 때는 몸을 180도 뒤집어서 엎어진 다음, 고개를 번쩍 들고, 두 팔로 바닥을 짚고, 엉덩이부터 뒤로 빼고, 고양이 기지개 자세를 취하면서 일어나는 자세를 취한다.

이 상태에서 엉덩이를 앞으로 뺐다 뒤로 뺐다 하면 허리가 더 쭉 펴진다. 이때 고개를 숙이고 동작을 하면 허리가 굽기 때문에 아무런 효과도 없다.

일어날 때 꼭 이 자세를 취해야 하는 것은 아니지만, 이 자세를 취하고 나면 허리가 상당히 시원해진다. 조심해야 할 것은 갑자기 일어나지 말아야 한다는 것이다. 갑자기 확 일어나면 근육에 무리한 힘이 가해져 허리가 삐끗하면서 아플 수 있기 때문이다.

* 주의사항
  - 방석 두 개로 이 운동을 할 때는 접은 방석의 높이 때문에 자연스럽게 엉덩이 전체가 바닥에 닿게 되지만, 방석 하나를 가지고 이 운동을 할 때는 반드시 엉덩이 전체가 바닥에 닿도록 주의해야 한다. 엉덩이 전체가 바닥에 닿지 않게 되면 방석의 일부가 엉덩이, 즉 골반에 걸쳐지게 되는데, 그러면 골반이 아래로 말려 내려가면서 허리가 펴지는 것이 아니라 거꾸로 더 굽게 된다. 이렇게 되면 허리가 편해지는 것이 아니라 더 불편해지고, 심지어는 아프게까지 된다. 이것이 이 운동을 할 때 가장 주의해야 할 사항이다.
  - 이 운동을 하다가 잠이 들면 근육이 굳어 다음날 허리가 상당히 아플 수도 있다. 방석과 닿는 부분의 근육이 눌려서 굳기 때문이다. 이럴 때는 10~15분간 이 운동을 다시 하면 굳은 근육이 풀어진다. 운동을 하다가 잠들지 않도록 알람시계를 이용하거나, 다른 사람한테 혹시 잠들면 깨워 달라고 부탁해 두는 것이 좋다.
  - 키가 작은 사람은 이 운동을 할 때 방석의 접히지 않은 부분이 흉추 7번(어깨뼈의 먼 아래 지점 또는 젖꼭지의 등 부분)보다 위로 올라가게 되어 등 부분에 불편함을 느끼게 된다. 그리고 실제로 완만한 곡선을 이루어야 할 등이 뒤로 꺾이면서 등 근육이 굳게 되면 목까지 함께 굳게 된다. 이런 경우에는 방석을 잘라내 길이를 짧게 함으로써 방

석의 접히지 않은 부분이 흉추 7번 또는 어깨뼈보다 밑으로 내려와서 닿게 해야 한다.

- 이 운동을 할 때 다리가 위에서 아래로 전류가 흐르듯이 찌릿하거나 특정 부위가 여러 군데 바늘로 살짝 찔리는 것처럼 뜨끔뜨끔하거나 근육 안에서 마치 벌레가 꿈틀거리면서 움직이는 것 같은 느낌을 받게 되기도 한다. 심지어 엉덩이부터 척추 전체가 바닥에서 위로 튀면서 떴다가 가라앉기를 반복하기도 하고, 팔이 저절로 반복해서 빠른 속도로 좌우로 돌아가는 사람도 있다. 이런 현상이 나타날 때 어떤 사람은 무언가 잘못된 것이 아닌가 걱정하기도 하는데, 오히려 반가워해야 한다. 이런 느낌은 허리가 서고 몸이 펴지면서 근육이 풀리고, 근육이 풀리면서 눌러서 약해져 있던 신경이 트이고 있다는 증거다. 이런 느낌을 받아야 제대로 효과를 보고 있다고 생각해야 한다. 이런 느낌이나 움직임은 이 운동을 계속하다 보면 점차 사라진다. 더 열심히 운동하는 사람일수록 더 빨리 사라진다.

- 이 운동을 할 때 허리가 아픈 경우가 세 가지 있다. 제일 많은 경우는 앞에서 얘기한 대로 방석의 접힌 부분을 후상장골보다 밑으로 놓았을 때다. 다른 하나는 골반이 심하게 불균형한 상태에 있을 때다. 이 경우는 이 운동을 하고 있으면 스스로 골반의 균형이 이루어지면서 시간이 가면 저절로 통증이 사라진다. 또 다른 하나는 후상장골 주위의 근육이 굳어 있을 때다. 이런 경우에는 장기간 이 운동을 하면 점차 통증이 사라지지만, 당장 아프기 때문에 이 운동을 꺼리게 된다. 이런 사람은 그 아픈 부위를 정확하게 탐지하고 주먹으로 세게 때리거나 손가락으로 세게 눌러 근육을 풀어 주고 나서 이 운동을 하면 된다.

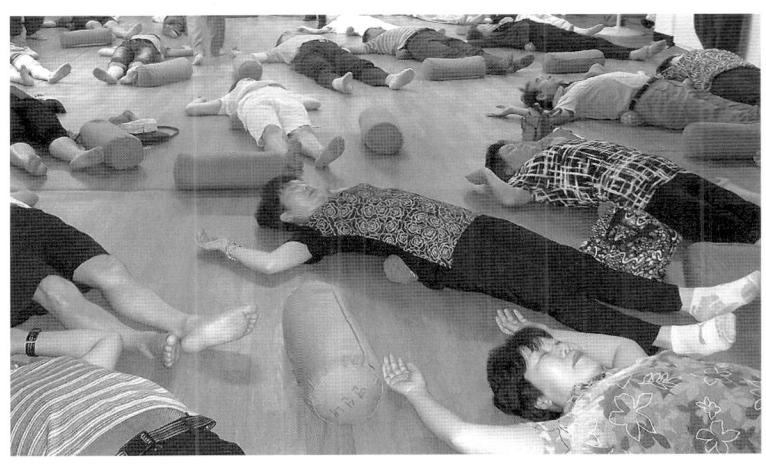

- 방석 대신 지름 10cm 전후의 목베개를 이용해서 허리를 집중적으로 풀어 주어도 된다. 방석 두 장보다 높기 때문에 효과가 더 좋다. 딱딱한 관(PVC 파이프나 대나무 통, 줄여서 대통, 둥근 나무 등)을 수건 같은 것으로 말거나 그 위에 방석을 올려놓고 이 운동을 해도 되는데, 이때는 상당한 통증이 따른다. 그러나 통증이 따르는 대신 좀 더 빠른 시간 내에 근육이 풀리고 더 시원해진다. 아파도 참을 만하면 이 방법을 이용하기를 권한다. 몇 번 해 보면 빨리 적응이 된다. 단 이 방법은 장기간 이용하면 부작용이 나타날 수도 있기 때문에 조심해야 한다. 근육이 풀리는 데는 즉효가 있지만, 오래 하면 개별 척추의 뼈가 눌리면서 척추의 전체적인 구조가 변형될 수 있기 때문이다. 허리 주변이나 다리 근육이 많이 시원해졌다고 판단되면 바로 이 방법을 끝내는 것이 좋다.

등방석: 등을 펴는 운동

 이 운동을 하는 방법은 허리방석과 같고, 다만 방석을 놓는 위치만 다르다. 이 운동을 할 때는 누워서 흉추 7번 바로 밑에 방석의 접힌 부분의 끝을 놓아 이 부분이 흉추 7번을 위로 밀어 올리는 모양이 되게 하면 된다. 흉추 7번은 어깨뼈 맨 아래 지점과 일치한다. 이 뼈보다 바로 밑에 놓으면 된다. 여자의 경우에는 뒤로 지나가는 브래지어 끈보다 조금 밑에 놓으면 된다. 이 운동의 주안점은 등은 흉추 7번부터 시작되는데, 몸이 굽어 아래로 내려온 등을 밀어 올려 제자리를 잡게 함으로써 등을 펴는 데 있다.

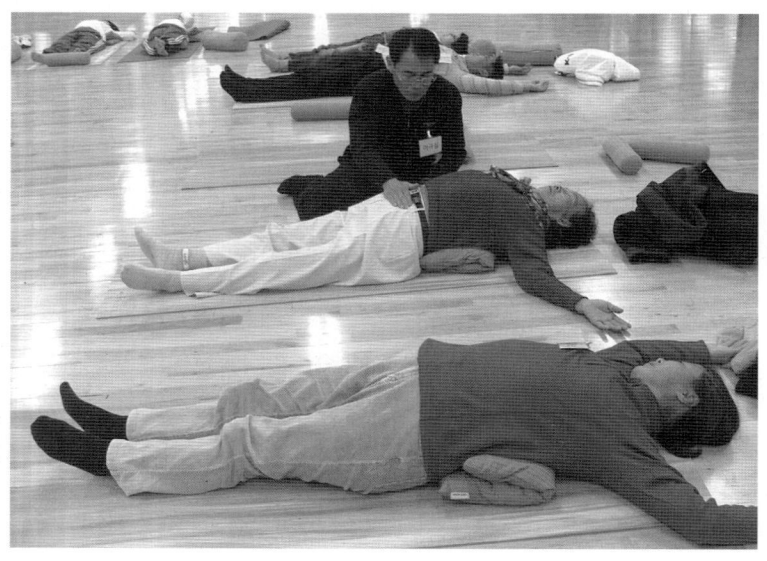

* 주의사항
- 상체펴기 운동과 마찬가지로 방석의 접힌 부분의 닿는 위치가 흉추 7번이나 어깨뼈(여자의 경우 등 부분의 브래지어 끈의 위치)보다 위로 올라가게 해서는 안 된다. 그러면 등이 뒤로 꺾이면서 근육이 굳어 이 운동을 하지 않는 것보다 못하게 된다.
- 이 운동 역시 하다가 잠들면 허리방석 운동을 할 때와 같은 이유로 근육이 굳어 다음날 방석에 닿는 부분이 상당히 아플 수 있다. 이럴 때는 10~15분간 이 운동을 다시 하면 굳은 근육이 풀어진다. 이 운동을 하다가 잠들지 않으려면 알람시계를 이용하거나, 다른 사람한테 혹시 잠들면 깨워 달라고 부탁해 두는 것이 좋다.
- 키가 작은 사람은 이 운동을 할 때 방석의 접히지 않은 부분이 후상장골보다 밑으로 내려가 엉덩이에 걸치게 되어 허리 부분에 불편함을 느낄 뿐만 아니라 실제로 허리가 굽게 된다. 이런 경우에는 방석을 잘라내 길이를 짧게 함으로써 방석의 접히지 않은 부분이 후상장골보다 위로 올라와서 닿게 해야 한다.
- 허리방석 운동을 방석 두 개를 가지고 하는 사람은 특별히 이 운동을 따로 할 필요는 없다. 허리방석 운동을 할 때 방석의 접히지 않은 부분이 흉추 7번 밑에 닿아 등을 위로 밀어 올려 주기 때문이다. 방석 한 개를 가지고 하는 사람은 허리방석과 등방석 운동을 별도로 병행해서 해야 한다.
- 상체펴기를 하는 사람도 이 운동을 따로 할 필요는 없다. 상체펴기는 이 운동보다 훨씬 더 강력한 힘으로 등을 펴 주기 때문이다.
- 허리방석 운동과 마찬가지로 방석을 가지고 하는 대신 목베개를 가지

고 해도 된다. 방석보다 높기 때문에 더 효과가 좋다. 그리고 지름 10cm 전후의 딱딱한 관을 이용해서 등을 집중적으로 펴게 해도 좋다. 딱딱한 관으로 하면 상당한 통증이 따르지만 그만큼 효과도 좋다. 그러나 이 또한 허리방석 운동과 마찬가지 이유에서 장기간 이용하는 것은 좋지 않다.

2단계: 베개운동

처음부터 어느 정도 몸이 펴져 있는 사람 또는 방석운동을 통해 어느 정도 몸이 펴진 사람은 방석을 가지고 할 필요 없이 베개를 가지고 이 운동을 해야 한다. 방석만 가지고 이 운동을 하게 되면 약간 펴진 상태에서 더 이상은 몸이 펴지지 않아 몸이 정체 상태에 머물기 때문이다. 베개로 허리펴기를 하면 허리방석과 등방석 운동이 강력하게 이루어지는 것이므로 따로 나누어서 운동할 필요 없이 이 운동만 하면 된다.

1) 빵빵하게 채운 메밀베개를 흉추와 요추가 만나는 지점인 몸 뒤에서 가장 오목하게 들어가 있는 곳에 대고 눕는다.
2) 10~15분 정도 누워 있다가 일어난다.
3) 일어날 때는 방석을 가지고 운동할 때와 동일한 방법으로 하면 된다.

* 주의사항

- 방석을 가지고 할 때와 마찬가지로 이 운동을 하다가 잠이 들게 되면 근육이 눌려서 굳어 다음날 베개와 닿는 부분의 근육이 상당히 아플 수 있다. 이럴 때는 10~15분간 이 운동을 다시 하면 굳은 근육이 풀어진다. 이 운동을 하다가 자지 않으려면 알람시계를 이용하거나, 다른 사람한테 혹시 잠들면 깨워 달라고 부탁하는 것이 좋다.
- 이 운동의 경우에도 엉덩이가 완전히 바닥에 닿도록 하는 것이 좋다. 엉덩이가 뜨면 허리를 펴는 효과가 그만큼 떨어지기 때문이다.
- 베개를 허리 쪽으로 가까이 놓으면 허리를 펴는 효과가 더 살아나고, 반대로 베개를 등 쪽으로 가까이 놓으면 등을 펴는 효과가 더 살아난다.
- 이 운동을 할 때 어지럼증을 느끼는 사람은 자세를 풀고 잠시 일어났다가 다시 하도록 한다. 그래도 어지러우면 다시 자세를 풀고 일어났다가 다시 하도록 한다. 그래도 또 어지럼증이 생기면 당분간은 이 운동을 중지하는 것이 좋다. 온몸펴기를 하면 어지럼증이 덜하거나 없어지므로 온몸펴기를 해서 어지럼증이 많이 사라진 다음에 이 운동을 하도록 한다.
- 이 운동을 할 때 허리에 통증을 느껴 불편하기도 하고 심하게 아플 때는 이 운동이 불가능한 경우도 있다. 이때 아픈 지점은 몇 가지로 나누어서 볼 수 있다. 우선 후상장골 주변의 근육이 아플 수도 있다. 다음으로 척추세움근과 흉추 사이의 움푹 패여 있는 부분이 아플 수도 있다. 그다음으로는 흉추나 요추가 위로 많이 튀어나와 있을 때 아플 수도 있다. 마지막으로 척추세움근이 아래부터 위까지 일부 혹은 전

부가 아플 수도 있다. 이에 대한 해결책은 팔을 뒤로 해서 아픈 부위를 손가락으로 세게 누르거나 주먹으로 때려서 근육을 푸는 것이다. 이 중에서 한 곳 또는 여러 곳에서 통증을 느낄 수 있다. 어느 부위든 아프더라도 참고 계속해서 누르거나 때리면 통증이 점차 가신다. 어떤 부위든 통증이 사라지면 그 후에는 이 운동을 수월하게 할 수 있게 된다.

· 입에 침이 고이거나 가래가 끓어 삼켜야 할 때는 잠시 일어나는 자세를 취하면서 고개를 숙이고 이를 삼키고 나서 다시 눕는 자세를 취하도록 한다. 이 자세를 풀지 않고 억지로 삼키려고 하면 성대(聲帶)가 상할 수도 있기 때문인데, 실제로 그런 사례가 있었다. 그 사람은 1주일 정도 말을 할 때 목이 아팠다고 한다.

· 이 운동을 오래 하다 보면 베개로 이 운동을 하는 것 자체가 싱겁게 느껴진다. 그때가 되면 접은 방석 같은 것을 베개 위에 올려놓고 운동하면 된다. 이때 방석이 닿는 위치가 상체펴기 때와 같아지면 허리 펴는 효과가 감소하게 되므로, 적절하게 높이를 조절해 닿는 지점이 어깨뼈 맨 밑 지점과 후상장골의 중간쯤, 즉 흉추와 요추가 만나는 지점에 오도록 해야 한다.

· 메밀베개를 오래 쓰다 보면 메밀이 사람의 몸무게에 눌려 바스러져 높이가 낮아진다. 그럴 때는 메밀을 더 채워 주면 된다.

(2010. 8. 27.)

 # 상체펴기: 편두통에서 벗어나기

다음은 루이사(루푸스를 이기는 사람들) 웹진 3월호에 실린 글입니다. 운동의 방법은 『몸 펴면 살고 굽으면 죽는다』에 실린 내용이기도 하지만, 가장 기본적인 것이기에 싣습니다.

주 1회 밀알재단에서 운영하는 강남에 있는 가정건강지원센터에 가서 장애인들과 함께 몸펴기생활운동을 하고 있다. 이곳 장애인들은 대거 몸이 닳이 굽어 있어 여기저기 근육이 많이 굳어 있고, 따라서 여기저기 아픈 데가 많다. 그중에는 거의 매주 머리가 아프다고 호소하는 나이 30이 채 안 된 한 청년이 있다. 이 청년은 어깨가 앞으로 많이 굽어 있고, 목은 짧고 굵은 자라목이다. 처음 만났을 때는 어깨에 손가락을 대기만 해도 아파서 얼굴을 찡그리곤 했는데, 1년 6개월이 지난 지금은 어깨가 제법

부드러워져 세게 집지만 않으면 아프지 않다고 한다.

  이 청년의 머리가 아픈 지점은 오른쪽과 왼쪽의 이마인데, 그중에서도 오른쪽이 더 아프다고 한다. 말하자면 편두통 중에서 좌와 우의 전두통(前頭痛) 증세가 있는 셈이다. 필자는 이 청년이 머리가 아프다고 호소할 때 이 청년의 목 뒷덜미를 풀어 준다. 목 뒷덜미를 만져 보면 한가운데를 중심으로 좌와 우에서 한 줄기씩 큰 근육의 줄기(상부승모근)가 만져지는데, 여기가 딱딱하게 굳어 있다. 바로 이 지점을 풀어 주는 것이다. 방법은 이 두 줄기 근육을 손을 넓게 벌렸다가 좁혀 꼭 잡고 있는 것이다. 그러면 딱딱하게 굳어 있던 근육이 서서히 풀려 조금 지나면 부드럽게 변한다. 그다음에는 손가락을 모아 뒷골부터 시작해 정수리를 거쳐 옮겨 가면서 툭툭 쳐 준다. 그리고 마지막으로는 좌와 우의 이마를 치면서 여기가 아프냐고 물어본다. 아프지 않다고 한다. 그러면 다시 물어본다. 아직도 머리가 아프냐고. 그러면 이제 괜찮다고 한다. 좌와 우의 전두통 증세가 사라진 셈이다.

  머리가 아프다고 할 때 왜 머리가 아픈지에 대해 현재까지 나와 있는 의학은 한방이든 양방이든 아직까지 그 원인을 정확하게 짚어 내지 못하고 있다. 머리가 아픈 것은 두뇌가 아픈 것이 아니라 두피, 즉 머리를 둘러싸고 있는 근육이 아픈 것이다. 이것은 현대의학의 원천이 되고 있는 생리학 이론에 이미 나와 있는 것이다. 생리학에서는 신경세포는 통증을 느끼지 않는다고 한다. 두뇌는 신경세포의 거대한 집합이다. 따라서 머리가 아프다고 할 때 그것은 두뇌가 아픈 것이 아니라 두피의 근육이 굳어서 아픈 것이다.

필자가 이 청년이 머리가 아프다고 할 때 다룬 것은 두뇌가 아니라 두피였다. 두피의 근육을 풀어 주었을 때 이 청년은 머리 아픈 것이 사라지니까 기쁜이 좋아 살짝 웃음을 띠곤 했다. 그런데 두피 근육을 풀어 줄 때 먼저 목의 근육, 그중에서도 목 뒷덜미에 있는 상부승모근을 풀어 주었다. 이 상부승모근과 뒷골의 근육, 나아가 정수리의 두피 근육, 이마의 근육은 하나의 줄기를 이루고 있기 때문이다('근육의 줄기'는 복잡한 이론이기 때문에 여기서는 상세하게 다루지 않는다. 이에 대해서는 『몸 펴면 살고 굽으면 죽는다 Ⅰ』참조). 그래서 목 뒷덜미를 풀어 주고 뒷골을 풀고, 나아가 머리의 정수리, 그리고 최종적으로 이마를 풀면, 이마에 생긴 편두통은 사라지는 것이다.

뒷골이 당긴다고 하는 후두통(後頭痛)도 전두통과 마찬가지로 상부승모근의 윗부분이 굳어 있을 때 생긴다. 사람들은 뒷골이 당길 때 무의식중에 상부승모근 윗부분을 손으로 세게 잡거나 뒷골을 주먹으로 치는데, 이는 이렇게 하면 통증이 많이 감소한다는 것을 본능적으로 알고 있기 때문이다. 머리의 정수리가 아픈 정두통(頂頭痛) 역시 상부승모근의 윗부분이 굳어 있을 때 생긴다. 이렇게 상부승모근이 많이 굳어 있을 때 그 근육의 줄기를 따라 때로는 후두통이, 때로는 정두통이, 그리고 때로는 전두통이, 또 때로는 이런 두통이 복합적으로 생기는 것이다. 머리의 왼편이나 오른편이 아픈 측두통(側頭痛)은 그 측두통이 있는 지점의 밑에 있는 목의 근육이 굳어 있을 때 생긴다. 말하자면 두통은 목을 구성하고 있는 근육이 굳어 있을 때 생기는 것이다.

그러면 목을 구성하고 있는 근육은 왜 굳는 것일까? 목을 구성하고 있는 근육은 위로는 얼굴이나 머리와 연결돼 있지만, 옆으로는 어깨와, 그리고 아래로는 등 및 가슴과 연결돼 있다. 어깨가 움츠러들면서 아래로 처지면 가슴 역시 움츠러들지만 등은 넓어지면서 앞으로 굽게 된다. 이런 자세에서 목은 앞으로 숙여지면서 C자 목에서 1자 목으로 바뀌고, 그러면 목을 구성하는 근육이 밀리면서 굳게 된다. 목의 근육이 굳는 것은 고개가 숙여져 1자 목이 돼 있기 때문이다. 그리고 그 원인은 어깨가 앞으로 움츠러들면서 몸이 굽게 되기 때문이다.

필자는 7월 말에 안중근 의사 서거 100주년 기념으로 흥사단 교육운동본부가 주관한 중국 역사탐방을 다녀왔다. 이번 탐방에는 초등학생부터 70대 노인까지 다양한 세대의 사람들이 참여했다. 12일의 긴 여정에 날씨가 무덥고 습하니 환자들이 속출했다. 푹푹 찌는 날씨에 몸이 축 처져 버리니 몸이 많이 굽으면서 근육이 굳어 여기저기 아픈 곳이 많이 생긴 것이다. 그런데 이상한 것은 나이 드신 분들은 큰 탈이 나지 않았는데, 주로 학생들에게 큰 탈이 많이 났다는 것이다. 사람들은 보통 젊은 사람보다는 노인의 건강이 더 좋지 않을 것으로 생각하는데, 이와 정반대 현상이 나타난 것이다.

그러나 필자는 당연한 현상이라고 생각했다. 앉거나 서거나 걷는 자세를 보면 나이 드신 분들보다 젊은 사람들의 자세가 훨씬 더 나빴기 때문이다. 학생들은 허리 구부정하고 어깨 움츠리고 고개 푹 숙이고 있는 반면, 오히려 노인분들은 학생들보다 상대적으로 더 고개 들고 허리 세우고 어깨를 펴고 있었기 때문이다. 사실 이는 이 프로그램에 참여한 학생들에게만 해당되는 것은 아니다. 요즘 학생들은 거의 다 몸이 굽어 있다. 그래서 요즘 학생들에게는 전에는 성인들에게도 별로 나타나지 않던 성인병뿐만 아니라 노인병까지 나타나고 있다. 아이들이 허리가 아프고 다리가 아프다고 하는 것이다.

　이번 참여 학생들에게 나타난 증세는 가지각색이었다. 이마에 식은땀이 흥건하고 얼굴이 창백해지면서 온몸에서 기운이 쭉 빠져 움직이지도 못하는 증세가 나타난 학생이 넷이나 되었다. 구부리고 식탁에 머리를 기댄 채 꿈쩍을 하지 못했다. 이 정도까지는 아니더라도 기력이 떨어져 잘 걷지 못하는 학생이 7명이나 나타났다. 허리가 아프다고 호소하는 학생도 여럿 있었다. 배가 아파 죽겠다거나 설사 때문에 고생하는 학생은 부지기수였다. 학생들이 이런 지경이었다.

　주최 측에서는 학생들에게 음료수를 사 먹지 말라고 누누이 당부했다. 여기 음료수는 한국 사람들에게는 맞지 않아 마시고 나면 반드시 배탈이 나고 설사를 하게 된다는 것이었다. 물도 가능하면 찬물을 마시지 말고 뜨거운 물을 마시라고 했다. 이런 프로그램을 많이 진행해 본 주최 측은 여름에 이런 곳에 오면 학생들이 배탈과 설사로 고생을 많이 한다는 것을 잘 알고 있었던 것이다.

　확실히 여름에 무더울 때 배탈이나 설사가 많이 생긴다. 사람들은 보통 더우면 찬 것을 많이 먹기 때문에 이런 현상이 생기는 것으로 생각한다. 그런 측면이 없는 것은 아니다. 찬 것을 많이 먹으면 배가 차가워지는데, 이는 장기가 차가워졌다는 것을 의미한다. 장기, 그중에서도 위가 차가워지면 위의 근육이 굳어 위의 운동성이 떨어져 소화가 잘 안 되고, 대장이 굳으면 장에 배설물을 잡아 놓는 기능이 떨어져 설사를 하게 된다. 그러니 여름에는, 특히 여름에 여행할 때는 가능하면 차가운 것을 많이 먹지 말아야 한다.

그러나 여름에 배탈이나 설사가 잦아지는 데는 더 근원적인 원인이 있다. 날씨가 무더워지면 사람의 몸은 축 처지게 된다. 몸을 똑바로 세우지 못하고 아래로 축 늘어지면서 몸이 구부러져 버린다. 이것이 여름에 사람의 몸을 괴롭히는 가장 큰 요인이다. 어깨가 축 처지면서 어깨 주변의 근육이 굳어 아픈 사람이 많아지고, 이것이 원인이 되어 불면증이 많이 생기게 된다(불면증의 원인과 좋은 해법에 대해서는 『몸펴면 살고 굽으면 죽는다 Ⅱ』에 부록으로 실려 있다). 장기가 축 처지면 오장육부의 근육이 굳어 배탈이나 설사가 쉽게 생기는 원인이 된다. 이것이 여름에 배탈, 설사가 많아지는 근원적인 요인이다.

뿐만 아니라 온몸의 근육이 굳기 때문에 기력이 떨어진다. 보양식을 겨울에 먹지 않고 여름에 먹는 것은 여름에 기력이 떨어지기 때문이다. 겨울에는 거의 낮잠을 자지 않는데 여름에는 낮에 졸려서 낮잠을 자는 것도 여름에 기운이 떨어지기 때문이다. 시원한 데서 한잠 자고 나면 몸이 개운해지는 것은 자면서 몸이 이완되어 온몸의 근육이 풀리기 때문이다.

지금까지 편두통과 배탈, 설사에 대해 얘기를 했다. 편두통은 목과 어깨가 굽어 두피의 근육이 굳었을 때, 그리고 배탈과 설사는 장기가 축 처져 장기의 근육이 굳었을 때 생긴다. 이런 문제를 해결하는 운동법이 있는데, 이를 상체펴기라고 한다.

이 운동을 꾸준하게 해서 상체가 제대로 펴지면 다음과 같은 효과를 볼 수 있다.

우선 아래로 내려가 있던 아랫배부터 윗배까지 위로 달려 올라오면서 배가 쭉 펴진다. 그러면 전립선부터 방광, 대장, 소장, 신장, 췌장, 위장까지 아랫배와 윗배에 들어 있는 모든 내장 기관의 근육과 간서포까지 부드럽게 풀려 뱃속에 있는 장기의 이상 증세에서 벗어나게 된다.

다음으로 등이 모이고 가슴이 펴지면 우그러들어 있던 가슴 공간이 원래의 크기로 회복된다. 그러면 눌려서 굳어 있던 심장과 폐의 근육이 풀리게 되어 심폐 기능이 강화될 뿐만 아니라, 뱃속의 내장 기관이 풀리기 때문에 깊은 복식호흡이 가능해진다. 그러면 심장이 정상적으로 박동하고 호흡이 깊어지기 때문에 마음까지 편안해진다.

몸이 구부러지면서 좌와 우의 바깥쪽으로 벌어지고 위로 올라와 있던 어깨뼈가 안으로 모이고 아래로 내려가게 된다. 그러면 어깨뼈에서 팔 쪽으로 밀려 있던 근육이 펴져서 풀리기 때문에 어깨, 팔, 팔꿈치, 나아가 손가락까지 통증이 사라진다.

또 고개가 뒤로 젖혀져 원래의 모양으로 돌아오기 때문에 목 근육이 풀려 목의 통증이 사라진다. 그러면 얼굴에 있는 근육과 두피까지 풀리기 때문에 눈이 침침하고 머리가 아픈 등 얼굴과 머리에서 나타나던 이상 증세가 사라진다.

그 방법은 다양하다.

1) 빵빵하게 채운 메밀베개 위에 방석을 하나 접어 올려놓고 허리를 대고 눕는다. 이때 사용하는 메밀베개는 허리펴기를 할 때 쓰는 베개와 같은 것이다.
2) 팔을 위쪽으로 쭉 뻗거나 반만세 자세를 취한다. 어깨 근육의 상태에 따라 자세를 달리 하도록 한다. 팔을 움직여 보아 어깨 근육이 가장 아플 때의 그 자세를 취하고 운동하는 것이 어

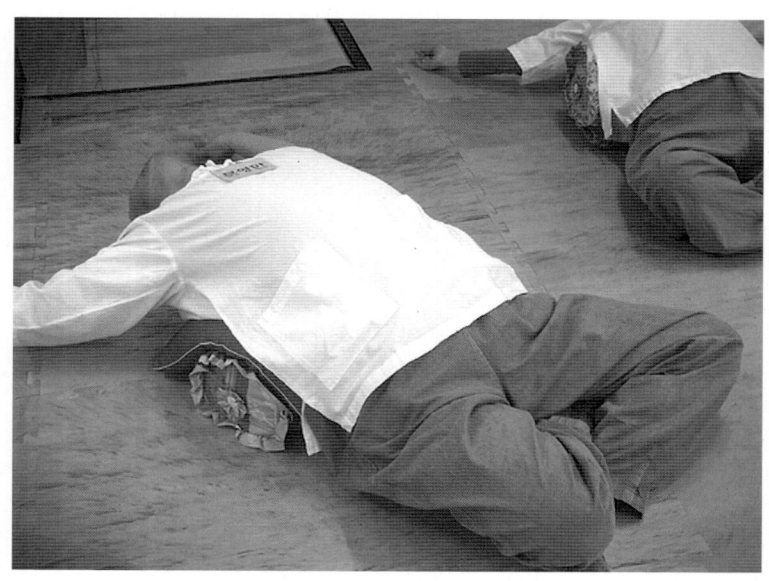

깨가 풀리는 데 효과가 더 크기 때문이다. 이때 최소한 엉덩이의 일부는 바닥에 닿아야 한다. 이렇게 했을 때 방석이 닿는 지점이 흉추 7번 바로 밑(어깨뼈 바로 밑 또는 브래지어 끈 밑)이 아니라 그 아래에 닿으면, 방석 하나를 더 접어서 올려놓아 흉추 7번 바로 밑에 닿도록 해야 한다. 흉추 7번 바로 밑에 닿지 않을 경우에는 상체펴기의 효과가 극대화되지 않고 허리를 펴는 효과가 조금 더 나타나기 때문이다. 각 운동의 목표에 맞지 닿는 지점을 조정한다.

몸이 많이 굽어 있어 방석을 올려놓고 하면 통증이 심한 사람은 방석을 올려놓지 않고 하거나 방석을 접지 않고 한 겹으로 그냥 베개 위에 올려놓고 하도록 한다. 이렇게 하지 않으면 닿는 부분이 어깨뼈보다 위로 올라가게 되어 역효과만 나게 될 수도 있기 때문이다.

3) 책상다리를 하고 이 상태로 10분 정도 누워 있으면 된다. 이때 어깨가 완전히 뒤로 넘어가게 하고, 목은 바닥을 향해 수직이 되게 뒤로 넘어가게 하며, 이는 악다물어야 한다. 그래야 어깨와 목이 더 잘 펴지기 때문이다. 예를 들어 이를 악다물지 않으면 목이 덜 펴진다. 이 상태로 누워 있으면서 스스로 호흡을 느껴 보면 대개는 아랫배로 호흡이 이루어지는 복식호흡이 저절로 이루어진다는 것을 알 수 있게 된다. 숨이 어느 지점에서 막히지 않고 쭉 내려가면서 편해졌다는 것을 느끼게 된다. 그런데 여자들 중에는 이 운동을 하면서도 복식호흡이 잘 되지 않는 경우가 있다. 그럴 때는 숨을 아랫배로 길게 들이켜 깊은 호흡이

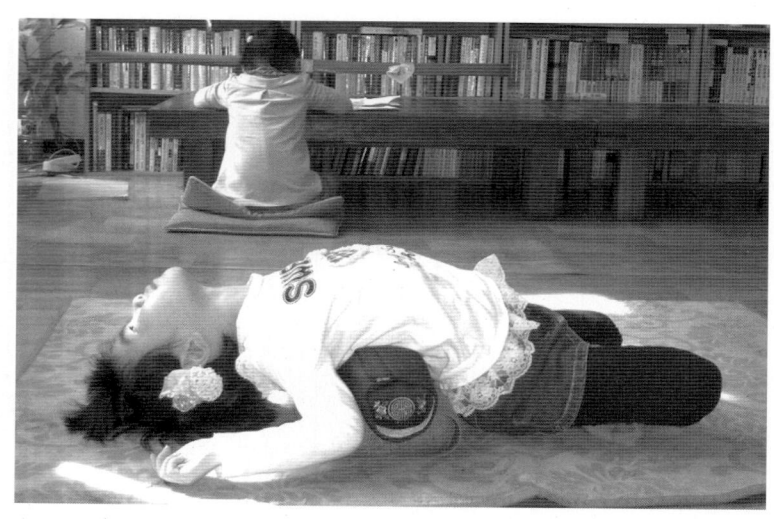

되도록 의식적으로 노력해야 한다.

허리펴기의 자세와 달리 책상다리를 해야 하는 것은 이렇게 해야 움츠러들어 있던 배가 더 잘 펴지기 때문이다. 허리펴기에서 다리를 쭉 뻗고 있는 것은 그렇게 해야 허리가 서면서 다리 근육이 더 잘 풀려 또 허리가 서는 데도 도움이 되기 때문이다. 책상다리를 하면 다리 근육이 잘 풀리지 않는다.

4) 10분이 돼서 일어날 때는 허리에 반동을 주어 벌떡 일어나도록 한다. 처음 하는 사람은 벌떡 일어날 수 없을 뿐만 아니라 심한 사람은 너무 아파 옆으로 돌아서 일어나지도 못한다. 이런 경우에는 베개를 손으로 빼내고 나서 일어나도록 한다. 온몸펴기와 이 운동을 병행하면 대개는 두세 달 이내에 힘 들이지 않고 벌떡 일어날 수 있게 된다.

5) 일어나서는 온몸돌리기로 몸을 풀어 주는 것이 좋다. 앉거나 서서 양손을 앞으로 해서 깍지를 끼고 자연스럽게 좌우로 몸통을 돌리면 온몸돌리기가 되는데, 이렇게 하면 여기저기 느껴지던 통증이 조만간 사라진다.

* 주의사항
 · 등방석 운동 때와 마찬가지로 방석이나 베개가 몸에 닿는 지점이 절대로 어깨뼈 맨 밑보다 위로 올라가게 해서는 안 된다. 그러면 등이 뒤로 꺾이면서 등 근육이 풀리는 것이 아니라 오히려 더 굳게 되므로 운동을 하지 않음만 못하다. 이 운동을 할 때 가장 경계해야 할 점이 이것이다.
 · 특히 방석이나 베개가 몸에 닿는 지점에 엄청난 통증이 와서 처음에는 2, 3분간 누워 있지 못할 수도 있다. 또 목, 등, 어깨 등의 관절만이 아니라 내장기관 중 가장 밑에 있는 방광부터 대장, 위를 포함해서 여기저기가 아플 수도 있다. 방석이 닿는 지점 말고도 이렇게 여기저기가 아픈 것은 그곳이 굳어 있기 때문인데, 너무 아프면 자세를 풀도록 한다. 계속해서 이 운동을 하다 보면 할 수 있는 시간도 늘어나고 통증도 점차 줄어들게 된다. 방석이 닿는 지점의 통증도 운동을 하다 보면 점차 풀리게 된다. 그 지점이 아픈 이유는 그 부분의 근육이 굳어 있기 때문인데, 이 운동을 하다 보면 상체가 펴져 그 근육이 풀리면서 점차 아프지 않게 된다.
 · 이 운동을 오랫동안 해서 상체가 많이 펴지고 근육이 풀리면 온 상체가 긴장되는 이 어려운 운동을 하면서도 몸이 편해져 잠이 들게 되는

경우도 생긴다. 그런 경우에는 방석과 닿는 부분의 근육이 눌려서 굳어 큰 통증을 느끼게 되므로 조심하도록 한다. 이 운동을 하다가 잠들지 않으려면 알람시계를 이용하거나, 다른 사람한테 혹시 잠들면 깨워 달라고 부탁하는 것이 좋다.

· 이 운동을 할 때 어지럼증을 느끼는 사람은 자세를 풀고 잠시 일어났다가 다시 하도록 한다. 그래도 또 어지러우면 다시 자세를 풀고 잠시 일어났다가 다시 하도록 한다. 그래도 어지럼증이 생기면 이 운동을 중지하는 것이 좋다. 온몸펴기를 하면 어지럼증이 덜하거나 생기지 않을 것이므로, 당분간 온몸펴기를 중점적으로 해서 어지럼증이 많이 사라진 다음에 이 운동을 하도록 한다.

· 이 운동을 할 때 허리에 통증을 느껴 불편하기도 하고 심하게 아플 때는 이 운동이 불가능한 경우도 있다. 이런 경우에는 베개를 이용해서 운동하는 허리펴기를 할 때와 같은 방법으로 스스로 통증을 없애고 운동을 하면 된다. 다시 한 번 얘기해 보면 다음과 같다. 이때 아픈 지점은 몇 가지로 나누어서 볼 수 있다. 우선 후상장골 주변의 근육이 아플 수도 있다. 다음으로 척추세움근과 흉추 사이의 움푹 패여 있는 부분이 아플 수도 있다. 그다음으로는 흉추나 요추가 위로 많이 튀어나와 있을 때 아플 수도 있다. 마지막으로 척추세움근이 아래부터 위까지 일부 혹은 전부가 아플 수 있다. 이에 대한 해결책은 아픈 부위를 손가락으로 세게 누르거나 주먹으로 때려 근육을 푸는 것이다. 이 중에서 한 곳 또는 여러 곳에서 통증을 느낄 수 있다. 어느 부위든 아프더라도 참고 계속해서 누르거나 때리면 통증이 점차 가신다. 어떤 부위든 통증이 사라지면 그 후에는 이 운동을 수월하게 할 수 있게

된다.
- 입에 침이 고이거나 가래가 끓어 삼켜야 할 때는 잠시 일어나는 자세를 취하면서 이를 삼키고 나서 다시 이 자세를 취하도록 한다. 이 자세를 취하는 가운데 억지로 침이나 가래를 삼키려고 하면 성대가 상할 수도 있기 때문이다. 이는 베개를 가지고 하는 2단계 허리펴기를 할 때와 동일하다.
- 메밀베개를 오래 쓰다 보면 메밀이 사람의 몸무게에 눌려 바스러져 높이가 낮아진다. 그럴 때는 메밀을 더 채워 주면 된다.

(2010. 8. 30.)

 # 하체풀기: 다리가 저리고 아플 때

다음은 루이사(루푸스를 이기는 사람들) 웹진 5월호에 실린 글입니다. 이미 아는 내용이고 『몸 펴면 살고 굽으면 죽는다』에 실린 내용이기도 하지만, 가장 기본적인 내용이기에 싣습니다.

4년 전 겨울 오후 4시쯤 됐을 때인데, 70대 초반의 한 어르신한테서 전화가 왔다.
"원장님, 큰일 났습니다."
"무슨 일이신데요?"
"마누라가 밖에 나가 아무도 없는데, 다리를 전혀 움직일 수 없네요. 병원에 갈 수도 없고, 방법이 없네요."
"전에 알려드렸잖아요? 다리 때리고 방석 오금에 끼고 앉고……."

"아, 그거요? 예, 알았습니다."

다음 수련 때 이 어르신은 말짱하게 걸어 나오셨다. 어르신이 하시는 말씀은 이러했다.

"원장님, 고맙습니다. 처음에는 다리가 굳어서 1자로 쭉 뻗은 상태에서 전혀 굽힐 수가 없었는데, 다리를 때리니까 조금씩 굽혀지대요. 다 굽힐 수 있기에 방석을 말아서 끼고 앉았더니 아무렇지도 않게 걸을 수 있게 되더군요. 참 신기합니다."

길을 가다 보면 지팡이를 짚거나 다리를 끌면서 다니는 사람들이 많은데, 이것은 요새 많이 얘기되는 척추관협착증 때문이 아니라 다리 근육이 굳어 있기 때문이다.

필자가 어르신 특별반을 처음 시작할 때는 이런 얘기부터 한다.

"어르신들, 제일 두려운 것이 자식들에게 똥오줌 받아내게 하는 것이지요?"

그러면 어르신들은 모두 고개를 끄덕거린다.

"그러면 왜 똥오줌을 받아내게 되는 것일까요?"

어르신들은 고개를 갸우뚱한다.

"아 그거야 몇 미터밖에 떨어져 있지 않은 화장실까지 가지 못하니까 그런 것 아닙니까?"

어르신들은 고개를 끄덕거리신다.

"그러면 화장실까지 못 가는 이유는 무엇일까요?"

역시 고개를 갸우뚱한다.

"다리 아프고 허리 아파서 못 가는 것이지요."

어르신들이 다시 고개를 끄덕거린다.

"그러면 왜 다리가 아프고 허리가 아프게 될까요?"

다시 고개를 갸우뚱한다.

"다리 근육이 굳어서입니다."

그리고 왜 근육이 굳으면 아픈지 본인의 근육을 누르고 찔러 보게 하면서 설명을 드린다. 근육이 굳으면 아프다는 것이 충분히 이해가 되면 이 운동을 알려드린다. 그리고 이 운동을 실제로 해 보고 나서 다리의 느낌이 어떠냐고 물어본다.

"시원해요."

"가벼워졌어요."

"날아갈 것 같아요."

각기 표현은 달라도 굳어 있던 다리의 근육이 부드럽게 풀리면서 다리가 편안해졌다는 얘기다.

이 운동에 대한 마지막 결론은 이렇게 내린다.

"이 운동을 매일 한 번 이상 하시면 돌아가실 때까지 다리나 허리가 아파서 이웃집에 마실 못 가실 일은 없을 것입니다."

다리가 아프거나 정상적으로 걷지 못하는 것은 다리의 근육이 딱딱하게 굳어 있기 때문이다. 여기에서 소개하는 하체풀기는 엉덩이부터 시작해 허벅지, 종아리, 발목, 나아가 발가락까지 근육을 풀어 주는 운동이다. 다리가 아프거나 허리가 아픈 사람에게 효과가 탁월하다. 이 운동의 원리는 다음과 같다.

허리가 구부러지면 엉덩이부터 다리, 발가락 끝까지 근육이 아래로 밀리게 된다. 근육이 밀리면 수축되면서 굳게 된다. 다리나 허리가 아픈 것은 대개 이런 이유 때문이다. 이 운동은 밀려서 수축된 근육을 늘려서 펴 주는 것이다. 엉덩이부터 발가락 끝까지 다 펴지면 근육이 부드러워지고 통증이 사라지게 될 뿐만 아니라, 다리가 가벼워지면서 걸음걸이까지 한결 가벼워진다.

그 방법은 다음과 같다.

1) 우선 두 다리를 쭉 뻗고 바닥에 앉는다.

2) 무릎 위의 다리 근육 여기저기를 주먹으로 세게 때린다. 때려 보아 아프지 않은 곳은 때릴 필요가 없다. 아픈 곳만 골라서 여기저기 집중적으로 때리면 된다. 아픈 곳은 굳어 있는 곳이다. 계속 때리면 더 아파질 것으로 여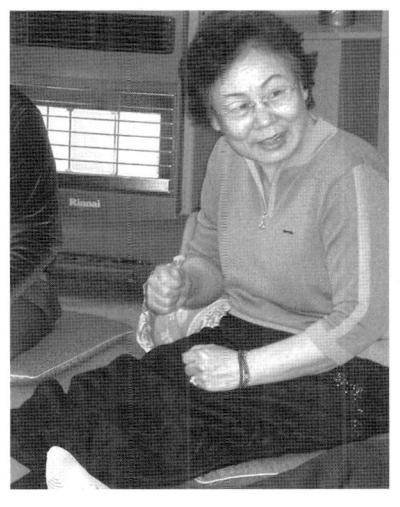
겨지지만, 그렇지 않다. 세게 때리다 보면 아프던 곳이 점차 아프지 않게 풀려, 드디어는 전혀 통증이 없는 상태가 되어 시원하다고 느끼게 된다. 특히 다리의 바깥쪽 양 옆과 안쪽 양 옆을 집중적으로 때려 준다. 그 이유는 다음 동작을 해도 다리의 앞과 뒤보다는 덜 풀리는 곳이기 때문이다.

3) 방석을 꾹꾹 눌러서 둘둘 만다. 대충 말면 방석이 푹신해서 다리 근육에 힘이 가해지지 않기 때문에 효과가 적거나 없으므

로 반드시 꾹꾹 눌러서 말아야 한다. 목베개를 이용해서 운동해도 좋다. 다만 시중에 나와 있는 보통의 목베개는 두께가 얇아 운동의 효과가 조금 떨어진다. 두께가 10cm 이상은 돼야 충분한 운동의 효과를 볼 수 있다.

대통(쪼개지 않고 짧게 자른 대나무 토막)이나 둥근 나무토막 또는 PVC 파이프 같은 딱딱한 것을 이용하면 근육이 풀어지는 효과가 탁월하지만, 처음 이 운동을 하는 사람에게는 너무 아프기 때문에 무리가 된다. 부드러운 재질로 하다가 근육이 상당히 풀렸을 때 딱딱한 재질의 것으로 바꾸어서 하면 한결 견딜 만하다. 뿐만 아니라 방석이나 목베개를 이용해서 운동했을 때 덜 풀어졌던 근육까지 더 많이 풀리게 된다.

4) 일어나서 둘둘 만 방석이나 목베개를 오금에 깊숙이 끼고 양 무릎을 동시에 꿇고 앉는다. 이때 방석이나 목베개가 빠져나

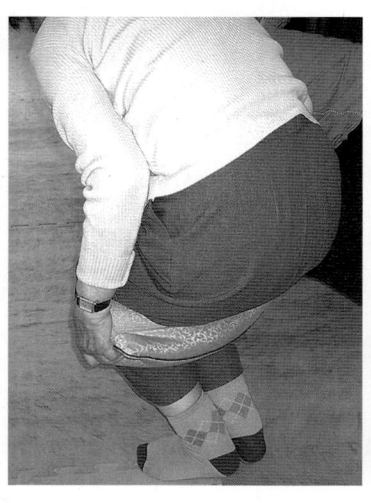
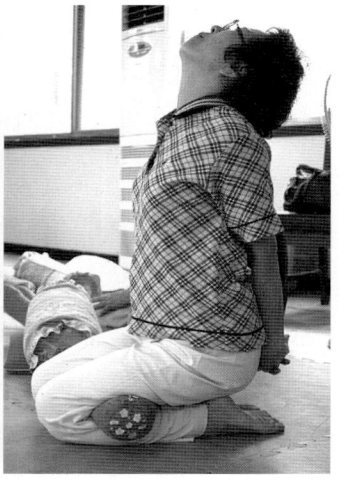

오면 안 되는데, 므릎을 꿇을 때 두 무릎을 동시에 꿇으면 빠져나오지 않는다. 그러고 나서 발목을 펴고 발등이 바닥에 닿도록 한다. 그렇지 않으면 방석이나 목베개가 오금 깊숙이 끼지 않거나 방석이 풀려 버려 운동의 효과가 적거나 없어지게 된다.

이런 방법을 기본으로 하면서 둘둘 만 방석이나 목베개의 위치를 바꾸어서 하는 것도 좋다. 놓는 위치를 오금에서 종아리, 발목 등으로 옮겨 가면서 이 운동을 하면, 위의 방법으로 해서 덜 풀려 있던 다리 근육이 더 풀리게 되기 때문이다.

또 양 무릎을 모으고 하거나 벌리고 하면서 실험을 해 보자. 양 무릎을 벌리는 정도에 따라 미세하지만 더 통증을 느끼게 되기도 하고 통증을 느끼는 부위가 조금 달라지기도 할 것이다.

5) 처음 이 운동을 할 때는 허리를 펴고 고개를 들고 앉아 있어야 한다. 이때 양팔을 뒤로 해서 깍지를 끼고 양 손바닥을 완전히 밀착시키면 허리는 저절로 펴지고 고개는 저절로 들리게 된다. 이 운동에 익숙해지면 깍지 낀 양손을 풀고 온몸펴기 3단계의 동작을 할 때와 마찬가지로 팔과 고개를 움직여도 된다. 그러면 허리와 어깨, 목을 동시에 푸는 운동이 될 수 있다.

6) 이 운동을 하는 시간은 사람마다 다르다. 처음에는 찌르르하게 아픈 통증을 느끼다가 점차 이런 통증이 사라지게 되는데, 통증이 완전히 사라질 때까지만 하면 된다. 근육이 굳어 있는 정도에 따라 통증이 사라지는 시간은 짧으면 2, 3분이 걸리고 길면 10분까지 걸리는 수도 있다. 찌르르한 통증이 사라지고 뻐근하거나 약간 저린 느낌만 남으면 근육이 풀린 것이므로 더 이상

이 운동을 계속할 필요는 없다. 이 상태에서 일어나 조금 있다 보면 다리가 가벼워져 날아갈 것 같고, 허리의 통증도 많이 사라졌다는 것을 느낄 수 있다.

* 주의사항
- 너무 통증이 심해 목베개를 끼고 앉아 1분을 버틸 수 없는 사람도 있는데, 그런 경우에는 바로 목베개를 빼고 자세를 푸는 것이 좋다. 다음번에 하면 지난번보다 더 오래 앉아 있을 수 있다. 이렇게 계속 하다 보면 조금씩 시간을 늘릴 수 있게 되는데, 시간이 늘어난다는 것은 그만큼 다리 근육이 풀렸다는 얘기가 된다. 그리고 계속 이 운동을 하다 보면 시간이 얼마나 걸릴지는 사람에 따라 다르겠지만, 반드시 조만간 다리 근육이 완전히 풀리는 날이 오게 된다.
- 통증이 심하니까 허리를 펴지 않고 꾀를 부려서 꾸부정하게 앉는 사람도 많다. 그러나 꾸부정하게 앉아 있으면 다리에 걸리는 부하가 적어지고, 그러면 결국 시간이 더 많이 걸릴 뿐만 아니라 허리까지 굽게 되므로 좋을 것이 없다. 통증을 참으면서 허리를 쭉 펴고 앉아 있도록 노력해야 한다.
- 정강이뼈가 밖으로 돌아가 소위 퇴행성관절염 증세가 있어 무릎 안쪽이 아픈 사람은 이 운동을 해도 그렇게 큰 효과가 있는 것은 아니다. 다른 다리 근육은 다 풀려 개운해져도 무릎 안쪽의 통증은 조금밖에 사라지지 않는다. 퇴행성관절염 증세가 심한 사람은 무릎 안쪽의 통증 때문에 무릎을 꿇고 앉는 것 자체가 불가능하다. 이 무릎 안쪽의 통증은 정강이뼈를 한 손으로 안쪽으로 돌려 발의 각도가 90도보다

훨씬 더 안쪽으로 돌아가게 하고, 다른 한 손으로 아픈 부위를 계속해서 때려 주면 사라진다. 무릎의 퇴행성관절염이라는 것은 정강이뼈가 밖으로 틀어져 무릎 안쪽의 근육이 굳어 있는 것에 지나지 않는 것이기 때문이다. 너무 아파 스스로 때리지 못하면 앞에서 말한 자세를 하고 다른 사람의 도움을 받아 이 부위를 때리게 해서 풀어 주면 된다.

· 다리 근육이 너무 심하게 굳어 있어 무릎 꿇는 것 자체가 불가능한 사람은 온몸펴기나 허리펴기로 허리를 펴 다리 근육이 어느 정도 부드러워진 다음에야 이 운동을 할 수 있다. 이 정도로 심하게 굳어 있는 다리 근육을 푸는 데는 상당히 긴 시간을 요한다.

· 발목이 심하게 삐어 있어 무릎을 꿇을 때 발목 부위가 심하게 아픈 사람은 발목을 바로잡고 이 운동을 해야 한다. 즉 무릎을 꿇고 앉는 자세에서 상체를 일으켜 세웠다가 갑자기 툭 하고 주저앉으면 삔 발목이 바로잡힌다. 이때 주의해야 할 것은 엄지발가락과 발뒤꿈치를 모으고 무릎 꿇는 자세가 돼야 한다는 것이다. 이렇게 해도 발목이 바로잡히지 않는 사람도 많다. 이런 사람은 어느 정도 발목이 잡힐 때까지는 통증 때문에 이 운동을 할 수 없다. 조금 아플 경우에는 통증을 감내하면서 이 운동을 계속하다 보면 발목까지 바로잡히면서 아프지 않게 된다.

· 발등이 아파 무릎을 꿇고 앉는 것이 불가능한 사람도 있다. 이런 경우는 발가락이 심하게 접질려 있고 종아리 근육이 심하게 굳어 있기 때문이다. 접질린 발가락이 정상으로 돌아오고 종아리 근육이 풀리면 발등이 아프지 않게 되어 이 동작을 할 수 있게 된다.

· 다리 근육이 많이 굳어 있는 사람은 엉덩이가 발뒤꿈치에 닿지 않는

다. 근육이 많이 굳어 있어 다리가 쭉 펴지지 않기 때문이다. 이런 사람도 이 운동을 꾸준하게 하다 보면 점차 통증이 적어지면서 발뒤꿈치가 엉덩이에 닿게 된다.

· 이 운동을 하면서 상체를 뒤로 젖히면 다리에 부하가 더 걸려 더 짧은 시간 내에 근육이 풀리게 된다. 상체를 순간적으로 뒤로 젖혔다가 돌아오는 동작 역시 순간적으로 큰 힘을 가하는 것이 되므로 더 짧은 시간 내에 근육을 푸는 데 도움이 된다. 상체를 위로 들어 올렸다 내렸다 하는 동작 역시 마찬가지다. 그러나 이런 동작은 처음 이 운동을 하는 사람들에게는 다리에 너무 큰 통증을 느껴 무리가 따를 수 있으므로 일정한 정도 익숙해진 다음에 하는 것이 좋다.

(2010. 5. 6.)

 ## 허리 사이즈 42인치에서 34인치로

다음 글은 작년 3월 3일 연신내동호회 카페에 올린 것입니다. 원래 제목은 "걷기운동 시 이 악다물고 하면"이었는데, 다음 카페의 대문에 "걷기운동 시 이 악다물고 하면 효리 배꼽 변신"이라는 제목으로 채택돼 하루 만에 무려 9만 2천여 건의 조회수를 기록했습니다. 효리 덕을 톡톡히 본 것입니다. 덕분에 20여 명밖에 안 되던 연신내 카페 회원이 며칠 만에 1천여 명을 돌파했고, 이런 행운 때문에 카페가 많이 활성화됐습니다.

근래에 제가 몸펴기생활운동을 하면서 좋은 경험을 해 보았습니다. 그래서 경험을 공유하고자 합니다. 걷기운동을 할 때 벌어져 있던 윗니와 아랫니를 붙이기 위해 이를 악다물고 했더니 그 효과가 장난이 아니었습니다. 그 전에는 걷기운동을 할 때 윗니와 아랫니가 벌어져 있었는데, 이에 대해서는 별 관심이 없었습니다. 걷기운동을 할 때 고개가 완전히 뒤로 젖혀지는 것에 대해서만 만족하고 있었습니다. 그런데 작년 12월 어느 날 우연히 고개를 완전히 뒤로 젖히고 이를 악다물어 보았더니 볼과 턱 밑의 근육이 엄청나게 당기고 아팠습니다. 그리고 아랫배부터 윗배, 가슴, 목까지 근육 전체가 위로 당겨 올려지는 것이었습니다. 한 1주일 정도 하루에 4, 5번 정도 이렇게 운동을 하고 나니 볼이 아픈 것은 사라지고 턱 밑의 근육만 아팠습니다. 또 1주일 정도 이렇게 했더니 턱 밑 근육의 통증도 사라졌습니다.

　저는 매일 아침 찬물로 샤워를 하는데, 어느 날 우연히 거울에 비친 제 배꼽을 보게 됐습니다. 아니, 이게 효리 배꼽처럼 길죽해져 있는 것이 아닙니까. '처음처럼' 소주 선전 포스터에 나오는 효리처럼 1자에 가깝게 길죽하지는 않았지만, 어쨌든 배구공이나 농구공이 아니라 럭비공처럼 길게 생겼습니다. 기다란 배꼽이 좋다고 배꼽 수술을 하고 있는데, 수술 안 하고 효리처럼 생긴 배꼽을 얻었습니다. 원래 배꼽은 동그란 것으로 알고 있었는데, 몸펴기생활운동을 5년이나 했음에도 제 상식이 틀렸던 것입니다. 사람들 몸이 굽어 있으니까 배꼽이 가로로 퍼져 동그란 것이었습니다.

　게다가 한 달 사이에 몸무게가 2kg 정도 빠졌습니다. 작년 1년 동안 7kg 정도 빠진 것입니다. 그런데 5kg 정도 빠졌을 때는 살이 빠졌다고 인사하는 사람이 없었는데, 이렇게 운동해서 2kg 정도 빠지니까 살이 많이 빠졌다고 인사하는 사람이 많아졌습니다.

작년 초까지는 상체펴기를 하다가 중단했는데, 이는 걷기와 1번 방석만을 가지고 실험을 해 보고 싶어서였습니다. 결국 성공한 것으로 잠정 결론을 내렸습니다. 이를 악다물고 고개를 완전히 뒤로 젖히고 허리 또한 완전히 뒤로 젖히면, 배까지 완전히 펴지면서 걷기운동뿐만 아니라 상체펴기 효과까지 한꺼번에 본다는 것을 알게 됐습니다.

어느 정도까지는 뱃살이 빠지는데, 그 이상은 빠지지 않았던 것은 결국 배를 펴지 못했기 때문입니다. 상체펴기와 걷기운동을 병행했다면 좀 더 빨리 허리를 세웠을 텐데, 실험을 하느라 약간 긴 우회로를 거쳐 온 것 같습니다. 그래도 만족합니다. 뒤만 펴면 되는 것이 아니라 앞도 펴야 한다는 것을 알았으니까요.

1번 방석은 아픈 사람이 초창기에 할 때는 크게 도움이 되지만, 어느 정도 펴진 다음에는 그렇게 크게 도움이 되지 않는다는 생각도 하게 됩니다. 이에 대해서는 추후에 왜 그렇게 생각하는지 다시 쓰도록 하겠습니다. 우리의 몸펴기생활운동 기본 시스템을 바꿔야 하는 중차대한 문제여서 더 많은 검증이 필요하기 때문입니다.

현재 저의 몸 상태는 아주 좋습니다. 조금 피곤하면 허리와 고개를 뒤로 완전히 젖히고 10분간 걷기운동을 합니다. 그러면 바로 몸이 개운해집니다. 그리고 식사량이 많이 줄었습니다. 일정한 양을 먹고 나면 더 이상 먹는 것을 몸에서 거부합니다. 뿐만 아니라 술도 대개는 1차에서 끝내게 됐습니다. 술이 당겨서 2차, 3차 가는 버릇이 사라진 것입니다. 술도 저한테 맞는 정도를 마시면 더 이상은 몸에서 거부하기 때문입니다.

또 술을 많이 마셔도 이제 다음날 숙취 상태는 오지 않습니다. 아침에 10분간 걷기운동을 하고 찬물 샤워 한 번 하고 나면 아주 개운해집니다. 드디어 걸음도 발바닥 전체로 걷게 됐습니다. 아직 완벽하게 몸이 펴진 것은 아니지만 이제 그 길의 3분의 2는 오지 않았나 생각하고 있습니다. 거의 완벽하게 됐다고 생각될 때는 홈페이지 수련체험 난에 올리려고 합니다.

다음 글은 그 이후에 "걷기운동, 어떻게 하는 것이 좋을까?"라는 제목으로 쓴 것입니다.

저는 지금 주로 걷기운동을 합니다. 현재 제 몸은 어느 정도 펴졌으므로 이 운동이 허리, 목, 어깨, 등, 오장육부의 문제를 다 해결해 주기 때문입니다. 제가 이렇게 한다고 해서 누구나 이렇게 해야 하는 것은 아닙니다. 각자 자신에게 맞는 운동을 해야 합니다.

걷기운동이라고 하니까 어디를 걸어 다니는 것으로 생각하기 쉬운데, 그런 것이 아닙니다. 밖에 나가지 않고 실내에서 그냥 제자리걸음을 하거나 발뒤꿈치만 들었다 놓았다 하는 운동입니다. 그래서 이름을 바꾸어야 하지 않을까 생각되기도 하지만, 그동안 이 이름으로 불러 왔기 때문에 저도 이 이름으로 쓰고 있습니다.

그동안 걷기운동은 양손을 뒤로 해서 깍지를 끼고, 고개를 15

도 정도 들고, 제자리걸음을 하든지 발뒤꿈치만 들었다 놓았다 하는 방식으로 해 왔습니다. 이렇게만 해도 몸이 어느 정도 펴졌으므로 상당히 좋은 것 같았습니다. 그러나 저는 어느 순간부터 한계를 느끼기 시작했습니다.

고개를 뒤로 쭉 젖히고 해도 괜찮다고 했는데, 그개를 뒤로 한껏 젖히니까 목이 너무 아파 1분도 이 자세로 운동할 수 없었습니다. 목 근육이 단단하게 굳어 있었기 대문입니다. 그러던 중 메밀베개로 상체펴기를 하게 됐습니다. 처음에는 3분 정도만 해도 목이 아프고 견갑골 안쪽이 아프고 여기저기 아파서 식은땀이 났습니다.

이런 통증은 점점 더 늦게 느끼게 되더니 결국 10분을 다 채워도 거의 아프지 않게 됐습니다. 어느 날 상체펴기를 하다가 목이 저절로 툭 하고 뒤로 꺾였습니다. 이 사건이 있고 나서 목을 완전히 뒤로 젖혀도 덜 아프게 되어 제대로 운동할 수 있게 됐습니다. 그리고 점점 통증이 줄어들어 드디어는 전혀 통증을 느끼지 않고 운동할 수 있게 됐습니다.

이렇게 하다가 우연히 발견한 것이 이를 악다물고 하는 운동이라는 것은 전에 쓴 대로입니다. 이를 악다물고 하니 볼과 목 밑의 근육이 어지간히도 아팠는데, 이 통증이 사라지면서 턱에 있던 군살과 뱃살이 급속하게 빠졌습니다. 현재는 전혀 통증을 느끼지 않고 운동할 수 있게 됐습니다.

이런 경험을 하고 나서 연신내동호회에서는 걷기운동의 방법을 바꾸었습니다.

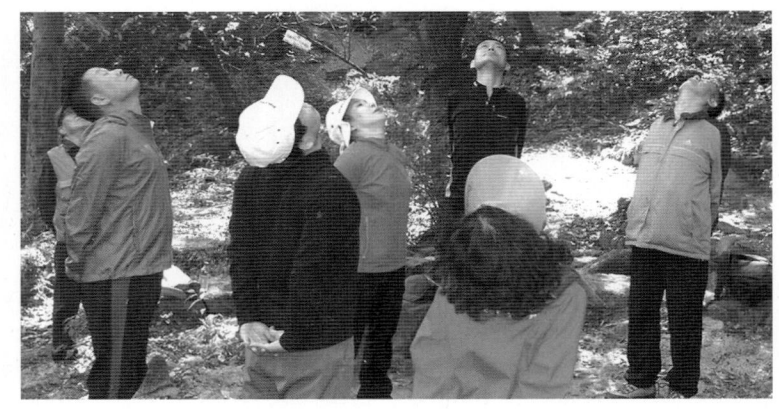

1) 양발을 적당히 벌리고, 양손을 뒤로 하고 손바닥이 하늘과 수평이 되도록 해서 깍지를 끼고 밑으로 쭉 내린다. 이때 양손은 엉덩이에 붙어 있어야 한다. (이 부분은 예전과 같습니다)

2) 팔을 안쪽으로 만다. 그러면 어깨가 뒤로 가면서 가슴이 펴진다. (이 부분도 예전과 같습니다)

3) 고개는 뒤로 젖힐 수 있을 만큼 젖히고 이는 악다물도록 한다. (이 부분은 "고개를 15도 각도로 든다"에서 바뀐 부분입니다)

4) 10분 정도 발뒤꿈치를 좌우로 번갈아 가면서 들었다 놓았다 한다. (이 부분은 "제자리걸음을 하거나 발뒤꿈치를 좌우로 번갈아 가면서 들었다 놓았다 한다"에서 바뀐 부분입니다. 제자리걸음보다는 이것이 훨씬 효과적이기 때문입니다)

초보자에게 이런 자세로 10분간 운동하라고 하면 반 이상은 마치 고문을 받는 것처럼 아프다고 합니다. 특히 목과 어깨가 아프다는 사람이 많습니다. 그 부위의 근육이 여기저기 굳어 있기 때문입니다. 그러나 1주일 내지 보름 정도 하면 이런 통증은 많이 사라집니다. 몸을 펴 굳어 있던 근육이 풀리면서 통증이 사라지는 것입니다.

이 운동을 하다 보면 처음에는 허리가 뻐근하게 아픈데, 그렇지 않다면 허리가 완전히 섰거나 이 운동을 잘못하고 있기 때문입니다. 그러다가 어느 순간에 이런 통증이 사라지는데, 그것은 약간 허리가 선 상태에서 안정이 됐기 때문입니다. 계속 운동하다 보면 또 뻐근해지는데, 이는 좀 더 허리가 서고 있다는 반증입니다. 더 운동을 하다 보면 다시 통증이 사라지는데, 이는 조금 더 허리가 선 상태에서 안정이 됐다는 증거입니다.

이런 과정을 반복하다가 어느 순간부터 허리 쪽이 뻐근한 것이 아니라 후상장골부터 견갑골 밑까지 이어지는 허리 근육이 밑에서부터 위로 올라가면서 상당히 아프게 됩니다. 이는 쇠퇴해 있던 허리 근육이 다시 형성되고 있다는 증거이므로 걱정할 것이 아니라 기뻐할 일입니다. 이런 허리 근육의 통증도 몇 번 생겼다 사라지기를 반복하다가 전혀 통증을 느끼지 않게 됩니다. 이 정도가 되면 필요한 허리 근육이 필요한 만큼 형성됐다는 것을 말해 주는 것입니다.

그렇다고 해서 허리가 다 섰느냐 하면, 그런 것은 아닙니다. 다시 허리를 뒤로 더 한껏 젖히면 허리는 다시 뻐근해집니다. 제 상태가 여기까지 와 있어 이 이상의 경험담은 나중에 써야 할 것 같습니다.

참고로 말씀드리면 예전의 방법에서 이 방법으로 바꾸어서 운동해 보니 그렇게도 고질적이던 어깨의 문제가 한 달 만에 해결됐다고 좋아하시는 여자분이 계십니다. 아마 이렇게 운동하면 고개의 문제와 어깨의 문제가 동시에 풀리기 때문에 쉽게 풀린 것이 아닌가 생각됩니다. 어깨만 풀려고 하거나 목만 풀려고 하면 그 어느 쪽도 잘 풀리지 않는다는 것이 제 경험이고 생각입니다. 베개로 하는 상체펴기가 아주 유용한 것도 어깨와 목, 등, 오장육부를 동시에 풀어 주는 운동이기 때문일 것입니다.

이렇게 두 글을 인용한 것은 어떻게 운동법이 진화해 '걷기운동'에서 '온몸펴기'가 만들어졌는지 알 수 있게 해 주기 때문입니다. 나중에 온몸펴기라는 이름으로 작명을 해 주신 분은 김중수 사범님이셨습니다. 이 운동법이 온몸펴기로 정해지자 나머지 기본운동법의 이름도 온몸에 대해 상체, 허리, 하체로 쉽게 만들어졌습니다.

몸펴기생활운동 회원들 중에서도 저는 굉장히 열심히 운동하는 편에 속할 것입니다. 제가 열심히 운동한 이유는 단순했습니다. 뱃살 때문이었습니다. 제가 대표로 있을 때 사람들은 의아해했습니다. 분명히 몸을 펴면 뱃살이 빠진다고 했는데, 왜 이 대표님의 뱃살은 안 빠지느냐는 것이었습니다. 1기 분들과 모여 저녁을 같이할 때 박은일 목사님께서는 여러 사람 다 들으라고 큰소리로 제게 직접 대놓고 얘기했습니다. 몸펴기생활운동에 3대 불가사의가 있는데, 그중 제1대 불가사의가 이범 대표님 뱃살 안 빠지는 것이라고. 아직 허리가 덜 서서 그런 것이라고 변명은 했지만 창피하기 짝이 없었습니다. 연신내어 운동원을 냈을 때도 많은 사람들이 왜 원장님 배는 안 빠지느냐고 물어 왔습니다. 마찬가지로 아직 허리가 덜 서서 그런 것이라고 변명은 했지만 창피하기 짝이 없었습니다.

당시 제 허리 사이즈는 42인치였습니다. 애는 언제 나오느냐고 농담하는 사람까지 있었습니다. 정말로 창피하기 짝이 없었습니다. 모범이 돼야 할 사람이 자기 몸 하나 관리하지 못하고 있다고 생각했기 때문입니다. 그래서 정말로 열심히 운동했습니다. 하고 또 했습니다. 그러나 허리 사이즈는 별로 줄지 않았습니다. 이렇게 운동해 보아야 소용없는 것이 아닌가 하는 회의감까지 들기도 했습니다. 그래도 어쨌든 제가 뱃살을 빼야 몸펴기 생활운동도 저도 신뢰를 얻을 것이라는 강박감 때문에 더 열심히 했습니다. 지르하게 세월만 흘렀습니다.

그러다 앞에서 쓴 대로 온몸펴기로 운동법을 바꾸었더니 뱃살이 쑥쑥 빠져 나갔습니다. 작년 여름에는 그 전의 42인치, 87kg에서 36인치, 72kg까지 줄었습니다. 그 전에 입던 청바지를 입으면 파자마를 입은 것 같았습니다. 만나는 사람마다 인사가 "배 많이 들어갔네요!"였습니다. 오늘 아침 드디어 34인치 청바지로 바꿔 입고 출근했습니다. 앞으로 몇 인치나 더 줄일 수 있을지는 아직 모릅니다. 그러나 꾸준히 온몸펴기를 하면 4인치 이상은 더 줄지 않을까 생각하고 있습니다.

요즘 제가 하고 있는 운동은 3단계 온몸펴기뿐입니다. 제 몸

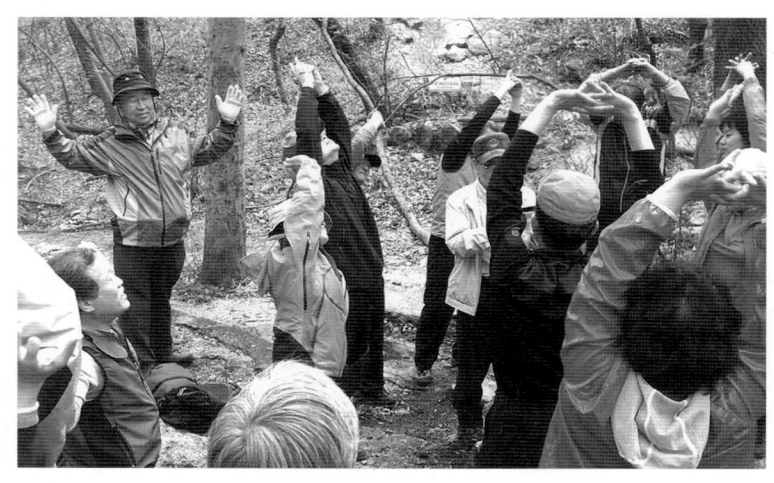

상태로는 이 운동 하나만 하면 충분합니다. 다른 기본운동 세 가지를 다 함께 하는 효과를 보고 있습니다. 어떤 분은 새로 업그레이드된 운동법은 위험하다고 말씀하신다고 들었습니다. 그렇게 운동하면 큰일 난다고, 절대로 그렇게 해서는 안 된다고 말씀하신답니다. 그러나 저뿐만 아니라 많은 사람들의 경험을 보면 예전의 기본운동만 가지고는 환자 수준을 벗어나는 데는 도움이 되지만, 그 이상도 그 이하도 아닙니다. 동호회에서 다 하고 있고, 연신내 어르신 특별반에서 70~80대 할머니, 할아버지도 다 하고 있는 운동을 왜 위험하다고 하는지 모르겠습니다.

어쨌든 제 몸은 42인치에서 34인치로 현재 8인치가 줄었습니다. 앞으로 4인치 정도 더 줄이는 것을 목표로 하고 있습니다. 그때가 되면 또 수련체험담으로 보고드리겠습니다.

(2009. 4. 22.)

제 4 부

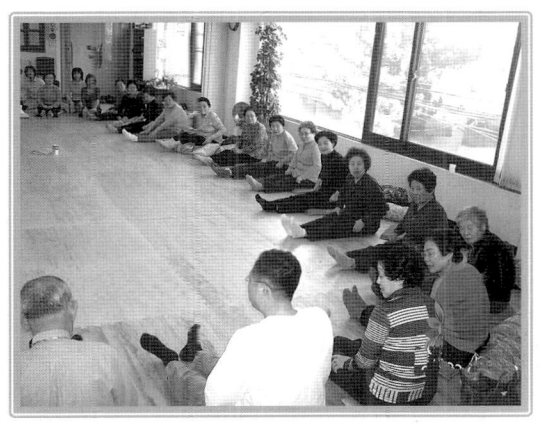

몸을 살리는 몸공부

 # 몸을 총체적으로 보는 방법에 대하여

 사물을 정확하게 파악하고자 한다면 종합적인 연관관계 하에서 총체적으로 보아야 합니다. 사물을 따로 떼어 놓고 보아서는 안 된다는 것입니다. 사물을 분리해서 보면 분리된 그 부분만 보이고 전체가 보이지 않게 되기 때문입니다. 이런 주장에 반대할 사람은 별로 없을 것입니다. 문제는 어떻게 보는 것이 사물을 총체적으로 보는 것인가 하는 데 있을 것입니다. 특히 몸펴기생활운동과 관련해서는 어떻게 보는 것이 몸을 총체적으로 보는 것인가가 중요할 것입니다.

 예를 들어 생각해 보지요. 지금 한방(韓方)에서는 양방(洋方)에 대해 사람의 몸을 따로따로 분리해서 보기 때문에 전체적인 연관관계 하에서 보지 못하는 한계가 있다고 비판합니다. 반면 양방에서는 한방에 대해 음양오행이라는 전근대적이고 비과학적인, 따라서 아무런 근거도 없는 방법에 근거하고 있다고 주장합니다. 중국이나 일본에서는 현대의학과 전통의학이 하나로 통합돼 있기 때문에 이런 대치가 없는데, 현재 우리나라에서는 두 방법이 완전히 분리돼서 치료가 이루어지고 있기 때문에 이런 두 주장이 평행선을 그으면서 대립하고 있습니다. 양쪽의 주장 중 어떤 것이 맞는 것일까요?

저는 두 주장 모두 일리가 있기도 하고, 틀린 부분도 있다고 생각합니다. 일면 타당성이 있는 반면, 잘못 보는 측면도 있다는 것입니다. 이에 대해서는 역사적으로 인간의 사고가 어떻게 전개돼 왔으며, 이에 따라 몸에 대해서는 어떻게 보아 왔는가를 검토해 보아야 제대로 이해할 수 있습니다. 사람이 하는 생각이라는 것이 어느 날 갑자기 하늘에서 뚝 떨어진 것이 아니라 역사적 맥락의 한계 안에서 이루어지기 때문입니다. 사람의 생각을 역사적으로 보면 아주 천천히 점진적으로 바뀝니다. 따라서 한 번 사고의 패러다임이 바뀌려면 아주 긴 시간이 걸립니다. 이 때문에 사람의 생각의 변화에 따라 시대를 구분할 수도 있을 것입니다.

우선 한방에서 양방을 비판하는 부분에 대해서 보면, 양방이 현재 사람의 몸을 전체적인 연관관계 하에서 보지 않는다는 것은 분명히 옳은 지적일 것입니다. 이에 대해서는 역사적으로 짚어 보면 답이 나올 것이라고 생각합니다.

우리나라에서 양방이라는 말은 서양에서 들어온 방법이라는 의미로 쓰이고 있는데, 정확한 용어로 표현하자면 현대의학이 될 것입니다. 현대의학이란 서양의 고대의학이나 중세의학, 근대의학이 아니라 바로 최근에 이루어진 현대의 의학이라는 의미로 쓰이고 있습니다. 그리고 현대는 대체로 20세기 이후라는 의미로 쓰이고 있습니다. 그 직전의 의학을 근대의학이라고 합니다. 19세기까지 서양에서 발전한 자연과학을 토대로 해서 사람의 몸에 대해서도 많은 이해가 이루어졌고 기술도 많이 발전했는데, 이를 토대로 해서 성립한 의학이 현대의학이라는 것입니다. 그래서 현대의학은 자신을 과학적인 의학이라고 주장하고 있습니다.

현대의학이 다른 의학은 과학을 토대로 해서 이루어지지 않았다고 주장하는 것은 분명히 맞는 말입니다. 다른 의학의 체계는 자연과학이 아니라 나름대로 그 사회에서 형성된 전통적인 사고에 기초하고 있기 때문입니다. 그러나 과학을 토대로 해서 이루어졌다고 해서 전적으로 옳은 것으로 보거나, 전통적인 방법은 모두 틀렸다고 보는 것에는 문제가 있습니다. 왜냐하면 현대의학이 사람의 몸을 보는 방법에 한계가 있을 수도 있고, 전통적인 방법에는 그 방법이 만들어지는 기간 동안 경험에 의해 입증된 좋은 성과물이 있을 수도 있기 때문입니다.

현대의학은 분명히 몸을 쪼개서 보고 있습니다. 그렇다고 해서 서양의 의학이 예전부터 몸을 쪼개서 본 것은 아닙니다. 고대 그리스의 히포크라테스 시대에는 몸의 균형을 중요하게 보았습니다. 전체적으로 보았던 것입니다. 중세에도 마찬가지였습니다.

그러다가 근대에 들어 과학이 발전하면서 몸을 세분해서 보게 됐습니다. 처음에는 몸의 기관(organ: 조직이 모여 특정한 기능을 수행할 수 있게 된 부분)을 발견했고, 다음에는 조직(tissue: 구조와 기능이 비슷한 세도집단과 세포간 물질로 구성되는 다세포 생물 구성의 한 단계)을, 다음에는 세포(cell: 막으로 둘러싸인 생물체의 구조 및 기능의 기본 단위)를 발견했습니다. 점점 더 미세한 단위까지 보게 되었던 것입니다. 이후 분자생물학이 발전하면서 세포 수준에서 화학적으로 분석하게 됐습니다. 현재 현대의학은 분자생물학을 기초로 해서 성립하고 있다고 해도 과언이 아닐 정도가 됐습니다.

그러나 이렇게 본다고 해서 반드시 문제가 있는 것은 아닙니다. 이렇게 보는 것도 하나의 방법일 수 있기 때문입니다. 이런 차원에서 보는 것은 사람의 몸에 대해 한 단계 진전된 새로운 지식을 제공해 줍니다. 문제는 이렇게 보는 것에 한정돼 있다는 데 있습니다. 전치적인 연관관계를 보지 않는다는 데 있습니다. 그 이유는 다음과 같습니다.

비슷한 성질의 세포가 모여 조직을 이루고, 조직이 모여 기관을 이루며, 기관이 모여 기관계를 이루고, 이런 기관계가 모여 사람의 몸을 구성하고 있습니다(척추동물의 경우에는 피부계, 골격계, 근육계, 신경계, 내분비계, 소화계, 호흡계, 순환계, 배설계, 생식계 등 10가지). 여기에서 중요한 것은 물질의 협동으로 인해 떠오르는 집단 성질이라는 것입니다. 최근 물리학계에서 논의되기 시작하고 있는 복잡계 이론에서 나오는 이야기입니다.

세포가 모여 조직이 되면 협동을 하면서 세포 하나로는 가질 수 없는 성질을 갖게 되고, 조직이 여러 개 모여 기관이 되면 협동을 하면서 조직 하나로는 가질 수 없는 성질을 갖게 됩니다. 마찬가지로 기관이 여러 개 모이면 기관 하나로는 가질 수 없는 성질을 갖게 되고, 더 놀라운 것은 기관계가 모이면 서로 협동을 하면서 하나의 생명체로서 사람이 된다는 것입니다. 사람의 몸은 이렇게 개별 세포부터 시작해 기관계까지 서로 협동을 하면서 하나로 구성돼 있습니다. 그리고 개별 세포로서는 가질 수 없는 전혀 다른 성질을 가진 독특한 생명체가 됩니다. 단세포 생물은 그 나름대로 여러 분자가 모여 협동하면서 독특한 생명체 현상, 즉 집단 성질을 나타내고, 다세포 생물은 또 이런 단세포가 모여 협동을 하면서 독특한 생명체 현상을 나타냅니다.

따라서 사람의 몸을 볼 때는 이런 협동으로 인한 집단 성질을 잘 이해해야 합니다. 그런데 현대의학은 이런 협동으로 인한 집단 성질을 제대로 보려고 하지 않고, 개별 세포 내에서 나타나는 현상에 집착하고 있습니다. 주로 분자생물학에 기초해 개별 세포의 이상 유무로 사람 몸의 이상 유무를 파악하려고 합니다.

이러한 현상에 대해 어지럼증을 예로 들어서 생각해 보기로 하지요. 현대의학에서는 어지럼증을 귓속에 있는 세반고리관에 이상이 생겨서 나타나는 것으로 보고 있습니다. 그런 경우도 있기는 하겠지만, 어지럼증은 대개 세반고리관과는 상관없이 생겨납니다. 그렇기 때문에 현대의학에서는 어지럼증을 거의 해결하지 못하고 있습니다.

세반고리관은 몸의 균형을 담당하고 있습니다. 현대의학은 이에 대해 세포 수준에서 그 기제를 상세하게 파악하고 있습니다. 이것은 분명히 현대의학의 큰 성과물이라고 할 수 있습니다. 그럼에도 불구하고 어지럼증을 거의 해결하지 못하는 이유는 어지럼증을 세반고리관만의 문제로 보기 때문입니다. 여기에 현대의학의 맹점이 있습니다. 우리 몸의 협동으로 인한 집단 성질을 이해하지 못하고 있는 것입니다. 전체적인 연관관계를 보지 못하고 있는 것입니다.

몸펴기생활운동에 입문하는 사람들 중에는 어지럼증을 해결하기 위해 오는 경우도 종종 있습니다. 어지럼증이 심한 사람은 길을 가다가도 갑자기 핑 하면서 쓰러지기도 합니다. 그런데 어깨가 좋지 않은 사람들에게 모두 어지럼증이 생기는 것은 아니지만, 어쨌든 이 증세가 있는 사람들의 공통점은 어깨를 둘러싼 근육이 굳어 있어 어깨가 좋지 않다는 것입니다. 기본운동 중 온몸펴기와 상체펴기를 꾸준히 해서 어깨 주변의 근육이 풀리면 어지럼증은 점차 사라집니다. 어깨 주변의 근육이 풀리면 목을 둘러싼 근육이 풀리고, 그러면 어지럼증도 사라지는 것입니다.

왜 이런 현상이 나타나는 것일까요? 저는 아직 그 기제를 정확하고 상세하게 알고 있지는 못합니다. 다만 미루어서 추정하고 있을 뿐입니다. 그럼에도 불구하고 그동안의 경험을 보면 아무리 증세가 심한 사람일지라도 어깨가 풀리면 목이 풀리면서 예외 없이 이 증세에서 벗어나게 됐습니다. 저는 어지럼증은 세반고리관 자체보다는 세반고리관에서 몸의 균형을 잡는 두뇌로 연결되는 신경의 문제라고 봅니다. 목 근육이 굳으면 이 신경이 눌려 세반고리관에서 신호 또는 정보가 잘 전달되지 않을 때 어지럼증을 느끼게 된다고 보는 것입니다. 몸이 굽어 어깨가 앞으로 움츠러들면 목 근육이 굳고 이때 어떤 사람은 귀에서 두뇌로 가는 신경이 눌려 어지럼증을 느끼게 된다고 보는 것입니다. 이렇게 몸을 전체적으로 하나로 보아야 잘 볼 수 있습니다. 뼈와 근육, 신경, 혈관 등이 상호 협동하면서 사람의 몸이라는 집단 성질을 나타낸다고 보아야 하는 것입니다.

또 하나의 예로 편두통의 경우를 생각해 보지요. 뒷골이 당기고 아프다는 후두통(後頭痛) 역시 어지럼증과 마찬가지로 몸이 전체적으로 굽어 어깨가 앞으로 움츠러들어 있을 때 생깁니다. 이 기제는 명백합니다. 어깨를 감싸고 있는 등세모근(=승모근) 중 상부의 근육이 심하게 굳어 있을 때 머리 뒤쪽의 근육이 굳으면서 후두통이 생깁니다. 머리 위가 아픈 두정통(頭頂痛)이나 머리 앞이 아픈 전두통(前頭痛)의 경우도 마찬가지 기제에 의해 나타난다고 보면 됩니다. 이 세 가지 두통은 상부등세모근이 풀리면 모두 사라지게 됩니다. 머리 옆이 아픈 측두통(側頭痛)은 좀 원인이 다릅니다. 측두통은 목빗근(=흉쇄유돌근)이 심하게 굳어 있을 때 이와 줄기를 이루고 있는 귀 주변의 근육이 굳어서 생기는 것으로 봅니다. 두통이라는 것도 결국 몸이 구부러져 몸의 협동이 잘 이루어지지 않을 때 근육이 굳어서 나타나는 현상이라는 것입니다.

그런데 현대의학은 이런 사실을 모르기 때문에 머리가 아프면 두통약으로 처방을 합니다. 분자생물학의 발전으로 부작용이 없는 두통약이 많이 개발돼 있기는 하지만, 이 역시 몸을 전체적인 연관관계 하에서 보지 않기 때문에 이런 불합리한 측면이 나타나는 것입니다. 그렇기 때문에 편두통이 심한 사람은 평생 두통약을 달고 살아야 합니다.

이제 양방에서 한방을 비판하는 내용에 대해 검토해 보겠습니다. 한방의 이론은 현재 두 가지로 나누어서 볼 수 있습니다. 하나는 음양오행론(陰陽五行論)이고 다른 하나는 사상체질론(四象體質論)입니다. 음양오행론은 중국에서 들어와 우리나라에서 정착된 것이고, 사상체질론은 우리나라의 이제마(李濟馬, 1837~1900) 선생이 창안한 것입니다. 사상체질론에 대한 검토는 추후의 과제로 남기고 여기에서는 음양오행론에 대해서만 알아보기로 하겠습니다.

결론부터 미리 말씀드린다면 양방에서 한방에 대해 비판하는 것은 반은 맞고 반은 틀립니다. 받아들이지 말아야 할 것과 받아들여야 할 것이 함께 공존하고 있습니다. 이론적 방법론의 측면에서 보면 고대 철학의 외피를 두르고 있기 때문에 심각한 오류를 수정해야 하겠지만, 경험적 측면에서 본다면 현대의학이 심각하게 간과하고 있는 측면에서 중요하게 받아들여야 할 요소가 충분히 있다는 것입니다. 양 측면을 함께 보고 한방의 발전뿐만 아니라 양방의 발전에도 도움이 되는 요소를 찾아내야 합니다.

우선 음양오행론이 고대 철학의 산물이기 때문에 비과학적이라는 주장에 대해 검토해 보겠습니다. 음양오행론이 중국 고대의 철학이라는 것에 대해서는 누구도 이의를 달지 않습니다. 중국의 춘추시대 이전부터 독자적으로 발전해 오던 음행설과 오행설이 전국시대에 이르러 통합되면서 음양오행설이 성립됐다는 측면에서 분명히 중국 고대의 철학이라는 것입니다. 이러한 객관적인 사실까지 부정하면 다음 얘기가 전개될 수 없습니다. 문제는 중국 고대의 철학을 전제로 성립됐다고 해서 그 유용성이 전적으로 부정되는 않는다는 것입니다. 이 점을 검토해 보도록 하겠습니다.

상위의 이론이 음양론이고 이것을 보충하는 것이 오행론입니다. 음양론은 세상 모든 사물의 이치를 음과 양으로 갈라서 보는 것입니다. 이 음과 양이 조화를 이루면 이치대로 돌아가 정상으로 돌아가는 것이고, 부조화가 생기면 이상이 생긴다고 봅니다. 사람의 몸도 음과 양이 조화를 이루면 건강하고, 그렇지 못하면 병이 생긴다고 봅니다. 음이 과하거나 양이 과해져 병이 생긴다고 보는 것입니다. 이 음양론에 오행론이 부과돼 음양오행론이 되는데, 저로서는 왜 음양이 오행과 연결되는지 그 논리적 구조를 아직 발견하지 못하고 있습니다. 그래서 음양론과 오행론이 논리적 연관성을 갖지 못한 상태에서 상위와 하위의 이론으로 결합돼 있다고 보는 것이 제가 보는 관점입니다. 이론적 정합성을 갖지 못한다고 보는 것입니다.

저는 세상의 모든 사물을 음과 양으로 나누어서 보는 것이 적당한지에 대해서도 회의적입니다. 원자의 전자와 양성자, 세상

생물들의 암컷과 수컷이라는 측면에서 보면 음과 양으로 나누어서 보는 것이 맞는 것 같기도 합니다. 그러나 이런 비유를 들어 음양론이 맞는다고 하는 것은 우스운 얘기에 지나지 않습니다. 전자와 양성자는 쿼크로 이루어져 있고, 쿼크는 양과 음의 전하가 없으며, 생물의 기본을 이루고 있는 세포에는 암과 수가 따로 없습니다. 생물이 암과 수로 갈리는 것은 유전자의 DNA 구성에 따라 모인 세포의 집단 성질에 따라 달라지는 것일 뿐입니다. 해가 뜨는 낮이 양이고, 달이 뜨는 밤이 음이라는 것도 하나의 비유에 지나지 않습니다.

오행론을 보면 이것도 마찬가지입니다. 오행론은 고대 인도에서 시작돼 다른 문화권으로 퍼져 나갔다는 견해도 있는데, 이런 주장에 대해 아직 확인할 길은 없다고 합니다. 다만 분명한 것은 고대 인도에서 오행론과 유사한 이론이 있었고, 고대 그리스에도 오행론과는 다르지만 사행론이라고 할 수 있는 철학이 있었다는 것입니다. 고대 그리스에서는 물(水), 불(火), 공기(空), 흙(土)이 이 세계를 구성하는 기본 요소라고 보는 철학이 있었는데, 이런 이론이 토(土), 목(木), 금(金), 화(火), 수(水)의 오행설과 유사하다는 것에 대해서는 아무도 부정하지 못할 것입니다.

이런 측면에서 보면 음양론이든 오행론이든 모두 일종의 고대 철학의 산물이며, 근대 이후 서양에서 탄생한 자연과학과는 아무런 상관이 없는 것이 분명합니다. 따라서 우리나라의 현대의학이 한방에 대해 가하는 비과학적이라는 비판에 대해 아무런 방어도 할 수 없을 것입니다. 현재 한방은 분명히 근대 자연과학과는 아무런 상관이 없는 비과학적인 방법에 기초를 두고 있습니다.

그러나 경험이라는 측면에서 보자면 얘기가 달라집니다. 한방은 중국에서 탄생해 우리나라에 전래돼 나름대로 정착됐습니다. 이는 한의학의 한자명을 대한한의사협회에서 漢醫學에서 韓醫學으로 바꾸자고 제안하고, 당시 보건사회부에서 법을 개정하게 된 것이 1986년이라는 사실을 보아도 잘 알 수 있습니다. 중국의 전국시대(BC 403~BC 202)에 한방의 방법이 이론적으로 정립됐다고 하는데, 그렇다면 한방에는 수천 년에 걸친 경험이 누적돼 있을 것입니다. 약을 쓰는 방법이나 침과 뜸을 놓는 방법이나 모두 유용성이 있었기 때문에 살아남았을 것이고, 수천 년에 걸쳐 개선돼 왔을 것입니다.

침과 뜸을 놓는 데 기초가 되는 경락이론을 예로 들어 한번 생각해 보도록 하지요. 물론 경락이론도 음양오행의 철학을 토대로 해서 성립하고 있습니다. 그러면 음양오행의 철학을 토대로 성립한 경락이론을 전제로 한 방법으로 침과 뜸을 놓는다고 해서 침과 뜸이 아무런 효과도 없는 것일까? 물론 침과 뜸을 비과학적이라고 해서 완전히 부정하는 사람도 있겠지만, 침과 뜸이 아직도 상당히 유용한 치료의 방법이라는 사실을 저는 부정하지 않습니다. 실제로 주변에서 현대의학이 해결하지 못하는 심각한 병이 침이나 뜸을 통해 낫는 사례를 여러 차례 보았고 또 그런 사례를 많이 들어 보았기 때문입니다.

경락은 어떤 지점(이를 穴이라 함)에 자극을 주었을 때 시큰하고(酸), 저리고(麻), 묵직하고(重), 팽팽한(張) 느낌이 흐르는 노선(길)을 중국의 중원을 흐르던 12개의 큰 강으로 이미지화한 것이라고 합니다. 이 노선을 따라 강에서 강물이 흐르듯이 기(氣)가 흐른다고 보는 것입니다. 여기에서 '기'라는 것은 물론 음양론에서 얘기하는 음과 양의 기입니다. 사람의 몸에서 앞쪽이나 안쪽을 음이라 하고, 뒤쪽이나 바깥쪽을 양이라고 합니다. 이런 내용을 보면 저도 경락이론은 과학하고는 아무런 상관이 없는 것이라고 생각합니다

그러나 그동안 사람의 몸을 접하면서 이 방법이 상당히 유용한 측면이 있다고 생각하게 됐습니다. 예를 들어 손끝이 시릴 때 팔뚝을 때려서 풀어 주면 시린 것이 풀립니다. 머리가 아프다고 하는데 어깨 근육을 풀어 주면 머리 아픈 것이 풀립니다. 무릎의 특정 지점이 아픈 사람은 고관절 서혜부를 풀어 주면 이 무릎 아픈 것이 풀립니다. 뿐만 아니라 다리 근육이 풀려 다리가 편안해지면 잘 돌아가지 않던 목까지 수월하게 돌아가는 것을 보았습니다. 그리고 이렇게 아픈 지점과 풀어 준 지점이 연결되는 곳의 근육을 따라가면서 눌러 보면 약간의 곡선을 이루면서 일정한 선을 이루며 아픕니다. 현재 이 선을 '근육의 줄기'라고 부르고 있습니다. 이러한 근육의 줄기에 대해『몸 펴면 살고 굽으면 죽는다 Ⅰ』에서는 다음과 같이 가설을 제기하고 있습니다.

뇌 이랑(=뇌회: 대뇌피질의 주름에 의해서 생기는 뇌 표면의 구불구불한 융기)의 한 지점을 자극하면 어떤 한 개의 근육만 수

축하는 것이 아니라 한 무리의 근육이 동시에 수축해 한 방향으로 조정되는 운동이 일어난다고 합니다. 이때 한쪽이 수축할 때 다른 쪽은 늘어나게 되어 있는 한 쌍의 근육인 길항근(拮抗筋)의 움직임 역시 동시에 일어난다고 합니다. 이는 운동을 할 때 두뇌에서 근육 하나하나에 따로 명령이 내려지는 것이 아니라 한 묶음의 근육에 동시에 명령이 내려진다는 것을 의미합니다. 하나의 운동은 하나의 근육이 아니라 수없이 많은 협력근(協力筋: 힘을 합해 서로 도와 같은 작용을 하는 근육)과 길항근이 동시에 움직이는 것인데, 그것은 일정한 패턴을 가지고 있습니다. 그리고 그 일정한 패턴은 이미 대뇌피질에 입력돼 있습니다. 그래서 어깨뼈에서 손끝까지, 골반에서 발가락 끝까지 동시에 움직이는 근육의 줄기가 있는 것이 아닐까 합니다. 여기에서 '근육의 줄기'가 형성되는 단서를 찾을 수 있지 않을까 생각해 봅니다.

경락이론은 이 '근육의 줄기'와 비슷한 측면이 있습니다. 실제로 경락의 노선을 따라 기가 흐르는가는 차치하고, 또 현재 경락이 얼마나 그 노선을 정확하게 짚어 내고 있는가도 차치하고, 경락에서 보듯이 우리의 몸이 상호 연결돼 있다는 것만은 분명하다고 생각합니다. 중국에서는 수술을 할 때 침으로 마취를 시키는 경우도 있다고 하는데, 이것은 몸의 상호 연관성을 잘 이해하게 되면 충분히 가능한 일이라고 생각합니다.

한방은 수천 년의 경험을 통해 몸의 연관관계를 어느 정도 파악하게 됐고, 그 덕분에 상당한 정도 치료에 효과가 있었습니다.

그래서 현대의학이 풍미하고 있는 현 시대에도 죽지 않고 살아남게 됐을 것이라고 생각합니다. 사고와 학문이 미분화돼 있던 고대의 음양오행설은 비과학적이라고 할 수 있지만, 경험을 통해 축적된 몸의 연관관계에 대한 사고는 오히려 현대의학의 시대에 더 주목하고 살려야 할 과거의 중요한 성과물로 보아야 한다고 생각합니다.

현대의학은 아주 미세한 세포의 구조는 화학적으로 보고 있지만, 이렇게 상호 연관돼 있는 몸의 구조는 보지 못하고 있습니다. 저는 이것이 현대의학의 결정적인 약점이라고 보고 있습니다. 최근 21세기 물리학의 주요 과제로 떠오르고 있는 복잡계 이론에서 보는 것과 같이 생명체의 몸에 나타나는 협동에 의한 집단 성질을 이해하는 것이 중요하다고 생각합니다. 이런 측면을 보완해야 현대의학은 절름발이에서 벗어나 두 발을 굳건하게 땅에 딛고 서는, 진정으로 과학적인 의학이 될 수 있을 것이라 믿습니다.

서양에서 과학이 발전하기 전에는, 즉 전근대의 시대에는 동서양을 막론하고 사람들의 사고는 미분화된 상태에 있었습니다. 종교와 철학, 자연관, 인체관 등이 모두 하나로 통합돼 있었습니다. 서양에서 근대를 맞으면서 종교에서 철학이 분리되고, 철학에서 자연과학과 사회과학이 분리됐습니다. 시간이 지나면서 자연과학과 사회과학 역시 더 세부적으로 분화가 이루어져 왔고, 또 지금도 세분화가 이루어지고 있습니다. 이런 경향과 마찬가지로 사람의 몸에 대해서도 좀 더 세분해서 보게 됐습니다.

서양의 근대 이후 세분해서 보는 방법은 그 이전에 대충 뭉뚱그려서 보는 것에 비하면 분명히 발전적인 측면이 있습니다. 사물을 분명한 근거를 가지고 과학적으로 보게 되기 때문입니다. 그러나 세분해서 보는 것만 가지고는 전체의 상이 나오지 않습니다. 과학이 분명한 근거를 가지고 보는 방법론이라면, 현대의학은 물질의 협동에 의한 집단 성질에 대해서도 주목을 해야 합니다. 이를 비과학적인 것으로 보아서는 안 된다는 것입니다.

한방이 그 풍부한 경험을 살려 비약적인 발전을 이루려고 한다면 음양오행이라는 중국 고대의 철학에서 벗어나 새로운 방법론을 수립해야 한다고 생각합니다. 이것은 참 어려운 일일 것입니다. 엄청나게 큰 작업이기도 할 것입니다. 그러나 계속해서 전혀 과학적 근거가 없는 음양오행론에만 매달린다면 더 이상의 발전은 없을 것으로 생각합니다. 사물을 정확하게 볼 수 없기 때문입니다.

몸펴기생활운동은 과학적인 인체학(人體學), 즉 인체과학을 수립하기 위해 노력하고 있습니다. 현대의학의 성과물을 기초로 해서 몸의 각 세포와 조직, 기관의 연관관계를 파악하려고 노력하고 있습니다. 세분해서 보는 방법을 수용하면서 전체적인 연관관계를 보려고 합니다. 이렇게 해야 생명체인 사람의 몸을 잘 이해할 수 있다고 보기 때문입니다. 그리고 기존에 쌓여 있던 풍부한 경험 또한 흡수할 수 있다고 보기 때문입니다.

(2009. 12. 15.)

 # 루푸스는 자가면역질환?

일동제약 국민건강연구소의 Vitamin MD 건강정보 사이트에서는 루푸스를 다음과 같이 정의하고 있다. 이 정의를 인용하는 이유는 인터넷을 서핑해서 찾아본 것 중에서는 그래도 이것이 루푸스에 대해 가장 잘 정리하고 있는 것으로 생각되기 때문이다.

전신 홍반성 루푸스(일상적으로 간단하게 '루푸스'라고 말함)는 우리 몸의 면역체계가 외부의 침입으로부터 자신을 보호하기보다 자신 스스로의 세포를 잘못 공격하게 될 때 발생합니다. 자가항체라고 불리는 면역단백은 우리 몸의 관절, 피부, 신장, 신경계(뇌, 척수, 신경), 혈액, 심장, 폐, 소화기계, 눈 등 여러 곳의 세포들을 공격하여 염증과 조직 손상을 유발합니다. 자가항체는 또한 체내 화학물질에 달라붙어 추가적인 염증을 유발하고, 여러 장기와 조직에 축적되어 손상을 유발하는 '면역복합체'라고 불리는 비정상적인 물질을 형성합니다.

루푸스의 원인에 대해 많은 과학자들이 다양한 연구를 진행 중이며 몇몇 요소들이 질병을 유발하는 것으로 분석되고 있지만, 여전히 정확한 원인은 밝혀지지 않은 상태입니다.

여기에서는 루푸스를 아직 정확한 원인은 알 수 없지만 자가면역질환일 것으로 추정하고 있다. 즉 루푸스는 "우리 몸의 면역 체계가 외부의 침입으로부터 자신을 보호하기보다 자신 스스로의 세포를 잘못 공격하게 될 때 발생"하는 것으로 보고 있는 것이다. 그러나 필자는 이를 잘못된 추정이라 생각한다. 그동안 자가면역질환으로 분류된 많은 질환이 실은 자가면역질환이 아니라는 것을 경험을 통해 많이 겪어 보았기 때문이다. 이에 대해서는 이 글 마지막 부분에서 정리해 보기로 하겠다.

설사 루푸스가 자가면역질환이 맞다 하더라도 왜 자가면역, 즉 외부의 침입자에 대해서가 아니라 자기가 자기 자신을 공격하게 되는지에 대해서는 아직 그 정확한 원인을 모르고 있기 때문에 이런 진단은 있으나마나 한 것이다. 현대 서양의학에서는 치료가 잘 안 되는 병을 점점 더 많이 자가면역질환으로 분류하고 있다. 자가면역질환은 계속해서 추가되고 있다. 그리고 자가면역질환의 정확한 원인이 밝혀지기만 하면 결국 이런 질환을 정복할 수 있을 것이라고 얘기한다. 그렇게만 되면 정말로 좋겠다고 생각한다. 그러나 내 경험을 보면 현대 서양의학에서는 거의 대부분의('모든'이라고 표현하고 싶지만 아직 경험의 한계 때문에 이렇게 표현하는 것이다) 자가면역질환이 자가면역질환이 아님에도 불구하고 이 질환으로 분류되고 있기 때문에 그 원인은 결코 발견되지 않을 것으로 생각한다.

서양 현대의학에서는 루푸스는 자가면역이 한 기관에 국한되는 '기관 국한성'이 아니라 전신에 나타나는 '전신성'으로 분류하고 있는데, 루푸스는 자가면역으로 인해 피부, 관절, 신장 등에 염증을 일으키는 특징이 있다고 얘기한다. 그러나 면역체계 부전의 원인은 알 수 없기 때문에 자가면역질환의 치료는 통증 등의 증상을 완화시키는 데 중점을 둔다고 한다. 그러면 이런 부위에 생기는 염증이 자가면역 때문일까? 필자는 그렇지 않다고 생각한다.

지난 8월 11일 사단법인 루푸스를 이기는 사람들 협회(약칭 '루이사'라 함)에서 요청이 있어 두 시간 넘게 회원들과 함께 증세를 들어 보고 그 해결을 위한 운동법을 알려드렸다. 이런 연이 닿은 것은 작년에 루이사 웹진에 글을 연재한 적이 있는데, 실무를 보는 분이 이를 기억해 내고 강의를 부탁해 왔기 때문이다. 강의 요청을 수용한 것은 글로만 읽고 공부만 하면서 알고 있던 루푸스의 실체에 대해 직접 환자들을 보고 확인해 보고 싶어서였다. 죽음으로까지 갈 수 있다고 하는 이 난치병의 실체를 알고 싶었다.

작년에 글을 연재하기 전에 루이사 실무자가 가져다준 월간잡지 몇 권에서 환우들의 '체험담'을 읽어 보았는데, 이는 과연 내가 쓰는 글, 몸펴기생활운동의 방법에 대한 글이 루푸스 환우들에게 얼마나 도움이 될 수 있을까 하는 의문과 함께 궁금증이 일었기 때문이다. 도움이 되지 않는다면 당연히 글을 쓸 필요도 없다. 일고여덟 분의 체험담을 읽고 나서 내린 결론은 몸펴기생활운동의 방법대로 운동을 한다면 그 어떤 다른 방법보다 루푸스를 이겨 내는 데 큰 도움이 된다는 것이었다. 그 이유는 다음과 같다.

루푸스(systemic lupus erythematosus. 줄여서 lupus)를 우리말로는 '전신성 홍반성 낭창'이라고 한다. 전신 중 어떤 부위에 홍반성 낭창이 생기면 이를 루푸스라고 한다. 이렇게 루푸스의 가장 큰 특징이 홍반인데, 홍반 때문에 고통을 당하고 있거나 당했다고 체험담을 쓴 사람은 없었다. 허리 아프고, 다리 아프고, 발목 아프고, 어깨 아프고, 목 아프고, 머리 아프고, 배 아프고, 온통 아프다는 얘기뿐이었다. 그리고 루푸스를 이겨 내는 과정에서 제일 중요한 것은 이런 통증에서 벗어나는 과정이었다. 또 기운이 없어 제대로 걷지도 못하고, 심지어 집 밖으로 나가기가 두려웠다고 말하는 사람도 있었다. 홍반에 대한 얘기는 도통 없었다.

나는 작년에도 그렇고 지금 글을 쓰는 이 순간에도 그렇고, 왜 전신 중의 일부에 홍반이 생겨나는지 그 원인에 대해서는 아는 바가 없다. 그리고 또 왜 생겨났던 홍반이 사라지기도 하는지 그 원인에 대해서도 아는 바가 없다. 그러나 아마 홍반이 생기는 지점이나 그 부근의 근육이 굳어 있기 때문일 것이라 추측은 하고 있다. 굳어 있던 근육이 풀리면 홍반도 저절로 사라질 것이라 생각한다. 그러나 이런 것은 별로 중요하지 않다고 생각한다. 루푸스 환우들에게 우선 시급한 것은 몸의 고통에서 벗어나는 것이라고 보기 때문이다.

8월 11일 강의하는 과정에서 이런 사실은 확연하게 드러났다. 강의에는 총 아홉 분이 참석하셨다. 여섯 분은 본인이 루푸스 환자였고, 세 분은 루푸스 환자인 자식을 위해 운동법을 배우려고 나오셨다. 루푸스는 난치의 병으로 알려져 있기 때문에 집안에 환자가 한 명이라도 있으면, 이는 온 가족의 우환이 된다. 특히 환자가 극심한 고통에 시달리고 있을 때 가족들의 심정은 어떻겠는가. 그래서 지푸라기라도 잡고 싶은 심정으로 어머니들이 오셨을 것이다.

처음에는 우선 무엇이 가장 힘들고 고통스럽게 하는가 하는 내 질문에 환우들이 대답하게 하고, 내가 왜 그렇게 되는지 원인을 설명하는 것부터 시작했다. 한 사람씩 돌아가면서 일대일로 묻고 대답하고 설명하기를 반복했다. 역시 잡지 <루이사>의 체험담에서 읽은 그대로였다. 모두 극심한 몸의 고통에서 벗어나는 것이 제일 큰 문제였다.

그때는 어깨가 아프다는 사람이 제일 많았다. 아마 한여름에 더위로 어깨가 축 처져 있었기 때문일 것이다. 어깨가 아픈 사람은 누구나 예외 없이 어깨와 팔이 딱딱하게 굳어 있다. 강의에 참여한 분들도 당연히 그랬다. 다리가 아프다고 하는 사람이 그 다음으로 많았다. 이는 엉덩이와 다리가 굳어 있기 때문이다. 허리가 아프다고 하는 사람이 그 다음이었다. 이는 허리를 구성하는 근육이 굳어 있기 때문이다. 머리가 아프다고 하는 사람도 있었다. 이렇게 아픈 것이 이 분들에게는 제일 큰 문제이고 해결의 과제였다.

이뿐만이 아니었다. 기운이 없고 맥이 빠져 고생한다는 사람이 환자 여섯 분 중 세 분이나 됐다. 진단을 해 보니 모두 부정맥이었다. 진단이라는 게 별게 아니라, 오른쪽과 왼쪽 팔뚝을 손가락으로 눌러 보는 것이다. 왼쪽 팔뚝이 오른쪽보다 더 많이 굳어 있으면 이는 부정맥 증세가 내재해 있다고 보면 된다. 내재해 있던 증세가 발병하면 심장이 뛰고 숨이 차고 하는 것이다. 두 분은 빈맥, 한 분은 서맥이었다. 빈맥은 상당히 많은 사람들을 통해 경험해 보았지만, 서맥은 처음 경험해 보는 것이었다.

이 분은 등을 벽에 기대고 앉아 있었는데, 어느 순간에 몸이 스르르 무너져 내리는 것이 내 눈에 보였다. 그동안의 경험을 보면 이런 경우는 대충 부정맥으로 기운이 떨어진 상태라고 보면 크게 틀리지 않다. 그래서 왼쪽으로 모로 눕는 와불 자세를 취하도록 했다. 그리고 선풍기의 방향을 틀어 이 분 얼굴에 바람이 가도록 했다. 그랬더니 바람은 싫다고 기겁을 했다. 선풍기의 방향을 다시 틀고 나서 왜 그러느냐고 물었다. 자기는 서맥인데, 바람이 콧속으로 들어오면 가슴이 답답해진다고 했다.

순간 약간 망설여졌다. 빈맥이 발병했을 때 와불 자세를 취하면 예외 없이 증세가 가라앉는다는 것은 충분한 경험을 통해 알고 있었지만, 서맥의 경우는 아직 경험이 없었기 때문이다. 그러나 원리상으로는 분명히 될 것으로 생각했다. 빈맥이든 서맥이

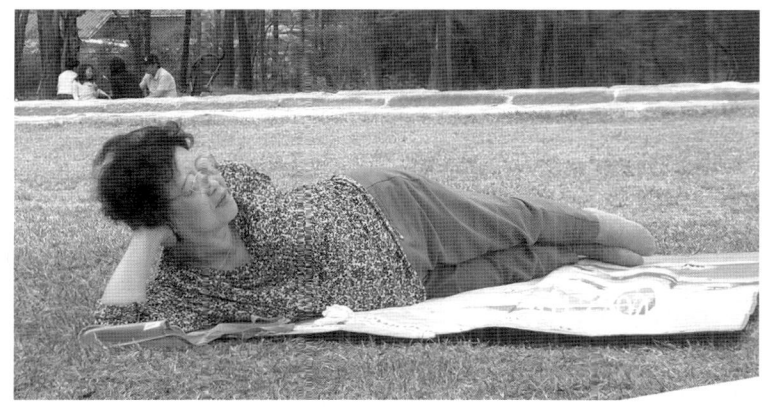

든 왼쪽이 더 굳어 있어 심장을 압박해서 생기는 증세이니, 와불 자세를 통해 풀어 주면 분명히 나을 것으로 여겨졌다. 그래서 솔직하게 말씀을 드렸다. 분명히 빈맥은 이렇게 운동을 하면 사라지는데, 서맥은 처음 경험이라 어떻게 될지 잘 모르겠다고. 그러나 이것은 굳어 있는 몸을 풀어 주는 좋은 운동이기 때문에 나쁠 것은 없을 것이라고.

이 분은 계속해서 와불 자세를 취했다. 4~5분 정도 됐을까, 이 분이 자세를 풀고 일어나 앉았다. 어떠시냐고 물었더니, 괜찮아졌다, 답답한 것이 없어졌다고 대답했다. 나도 이 분이 실제로 어느 정도는 괜찮아졌다는 것을 느꼈다. 대답할 때의 목소리를 들으면 쉽게 몸의 상태를 알 수 있기 때문이다. 부정맥이 발병했을 때는 기운이 빠져 목소리가 기어들어 가는데, 증세가 사라지면 기운이 생겨 목소리에 생기가 돈다. 그 정도를 느낄 수 있으면 어느 정도 회복이 됐는지 알 수가 있다. 이 분이 일어나 앉아 말하는 목소리로 미루어 보아 완전히 회복된 것은 아니고 반 정도는 회복된 것 같았다.

이로써 나는 또 하나 중요한 경험을 했다. 빈맥뿐만 아니라 서맥도 와불운동으로 풀 수 있다는 것을 알게 됐다. 전에 부정맥에 대해 몇 편의 글을 쓸 때 빈맥에 한정해서 적용된다고 선을 그었는데, 이제는 서맥에 대해서도 '적용될 수 있다'고 쓸 수 있게 됐다. '적용된다'가 아니라 '적용될 수 있다'고 쓰는 것은 한 사람에게 적용된다고 해서 모든 사람에게 적용된다고 할 수는 없어 '유보'를 해야 하기 때문이다. 그러나 경험적으로는 충분히 입증되지 않았지만, 원리상으로 본다면 분명히 맞다고 생각한다.

이렇게 한 분씩 한 분씩 증세를 보고 직접 몸을 만져 보면서 확인하고 나서 그동안 내가 생각한 것이 틀리지 않았다는 확신을 갖게 됐다. 그것은 루푸스라는 것이 몸이 많이 구부러지면서 나타나는 여러 가지 증세를 홍반이라는 현상을 중심으로 해서 두루두루 뭉뚱그려 표현한 것에 지나지 않는다는 것이다. 즉 홍반과 함께 나타나는 여러 가지 증세를 묶어서 루푸스라는 병명으로 다루고 있는 것이다. 그렇다면 루푸스의 해결책도 어렵지 않게 도출될 수 있다. 홍반과 함께 동반돼서 나타나는 여러 가지 개별 증세의 원인을 알아내고, 그 원인을 제거해 주면 되는 것이다. 그리고 여러 가지 개별 증세는 결국 몸이 구부러지면서 나타나는 것이므로 몸을 펴는 것이 해결책이다. 루푸스 역시 몸펴기 생활운동으로 해결할 수 있다. 이런 결론이 이 날 나에게는 제일 큰 소득이었다.

또 이 분들에게 적절한 운동이 어떤 것인지에 대해서도 파악할 수 있게 됐다. 이 분들은 몸이 많이 구부러지면서 근육이 심하게 굳어 있어 처음부터 강도 높은 운동은 할 수가 없었다. 강도가 높은 운동을 하게 하면 이때 나타나는 통증을 견뎌 낼 수 없기 때문이다. 이 분들은 가장 낮은 단계의 운동부터 시작하게 해야 한다. 그리고 서서히 운동의 강도를 높여 나가야 한다.

우선 하체풀기부터 하도록 했는데, 영 자세가 나오지를 않았다. 허벅지와 종아리, 특히 종아리 쪽을 너무 아파했다. 목베개를 오금에 깊숙이 끼고 할 수 있는 사람은 루푸스가 있는 여섯 분 중에 한 분밖에 없었다. 하는 수 없이 종아리 중간쯤에 놓고 하도록 했는데, 이렇게 하니까 시원하다는 소리가 나왔다. 고개를 최대한 뒤로 젖히라고 했지만, 15도 이상 젖혀지는 사람은 별로 없었다. 허리를 펴라고 했지만, 허리가 제대로 펴지는 사람은 하나도 없었다. 그래도 다행이라고 할 수 있다면 손을 뒤로 해서 깍지를 낄 수 있다는 것 정도였다. 이렇게 어정쩡한 하체풀기였지만, 그래도 어찌됐든 이 운동을 하고 나서는 다리가 좀 가벼워졌다는 반응이 나왔다.

다음으로 허리펴기를 하도록 했는데, 이 운동은 목베개를 가지고 하도록 했다. 큰 베개가 아니라 목베개를 가지고 하게 한 것은 이 분들이 큰 베개를 가지고 하면 큰 무리가 따를 것이라고 생각했기 때문이다. 다행히 한 분을 빼고는 목베개를 가지고 하는 데 큰 문제는 없었다. 제일 허리가 안 좋은 한 분을 빼고는 내 도움 없이 모두 이 운동을 소화해 냈다.

내가 도움을 주었던 그 분도 결국은 10분 동안의 이 운동을 소화해 냈다. 내 도움이라는 게 별 것이 아니었다. 허리펴기를 할 때 큰 베개든 목베개든 그 베개와 허리가 맞닿는 바로 그 부위(주로 척추세움근의 특정 부위)가 닿으면서 눌리면 근육이 더 굳으면서 통증을 느껴 이 운동을 하는 데 큰 어려움을 느끼게 된다. 이런 분에게는 누운 상태이든 앉아 있는 상태이든 그 부위를 손을 넓게 벌렸다가 움츠리면서 꽉 잡아 주면, 처음에는 크게 통증을 느끼다가 점차 통증을 느끼지 않게 된다. 그리고 마지막에 가면 시원해지거나 상쾌해지다가 그런 느낌까지도 사라지고, 마침내는 아무런 느낌도 없게 된다. 아무런 느낌도 없는 상태까지 가면 더 좋겠지만, 이런 상태에 도달하기 전에 시원하거나 상쾌한 느낌이 드는 상태에서 허리펴기를 하게 해도 오랫동안 아무런 고통 없이 허리펴기를 할 수 있게 된다. 그리고 이 자세를 풀 때도 아무런 고통 없이 수월하게 자세를 풀 수 있게 된다.

그런데 큰 베개든 목베개든 허리에 대고 허리펴기를 하면서 그 닿는 부위에서 어느 정도 통증을 느꼈던 사람은 자세를 풀고 일어날 때 운동을 할 때보다도 더 엄청난 통증을 느끼게 된다. 어떤 사람은 일어나 앉는 것 자체가 어려워 이마에서 진땀을 흘리면서 쩔쩔 매는 경우도 있다. 이런 경우에는 더 시간을 길게 해서 이 운동을 계속해 허리에 별 통증이 없을 때까지 하고 나서 자세를 풀면 별 통증 없이 수월하게 자세를 풀 수 있게 된다. 그런데 처음 이 운동을 하는 사람은 이런 것까지 알고 느끼면서 운동하지는 못한다. 따라서 운동을 지도하는 사람은 운동하는 사람의 몸 상태를 잘 읽으면서 그 사람의 몸 상태에 맞게 적절하게 운동법을 마련해 주어야 한다.

목베개를 가지고 하는 허리펴기를 하게 하고 시작한 지 얼마 안 돼서 어떤 느낌이 드느냐고 물어보았다. 몇 분한테서 편안하다, 시원하다는 얘기가 나왔다. 당연히 나와야 할 얘기가 나온 것이다. 허리가 펴지면 밑으로 밀려 내려가 굳어 있던 근육이 위로 올라와 원래의 자리로 돌아오게 된다. 그러면 굳어 있던 근육이 풀리면서 그동안 느껴지던 뻐근하거나 불편하거나 아픈 느낌이 사라진다. 그래서 허리펴기를 하면 편안해지든가 또는 시원해지는 느낌이 들게 되는 것이다.

10분간의 허리펴기를 끝내고 나서 이 분들의 반응을 보니 거의 모두가 상당히 만족해했다. 대체로 얼굴에서 불그스름하게 화색이 돌았다. 굳어 있던 얼굴의 표정이 풀리는 것이었다. 이는 몸이 편해져 마음까지 풀린 결과이기도 하고, 또 실제로 상체까지 풀리면서 얼굴에 있는 표정근육이 풀린 결과라고 보아야 한다. 몸펴기생활운동의 효과는 몸으로 느껴져야 한다. 그것도 당장 느껴져야 더 좋다. 그래야 사람들은 몸펴기생활운동을 더 신뢰하게 된다. 그리고 정말로 이 운동을 해야겠다는 마음까지 먹게 된다.

다음으로는 이 분들이 할 수 있는 운동으로 와불운동을 권하고 또 실제로 해 보게 했다. 내가 이 운동을 권한 이유는 이 분들이 온몸펴기 2, 3단계를 할 수 있다면 더 좋겠지만, 통증 때문에 무리가 될 수도 있고 너무 힘이 들게 될 뿐만 아니라 집에서 혼자 하기에는 흥미를 느낄 수 없을 것이라고 생각했기 때문이다. 루푸스가 있는 분은, 특히 이 날 온 분들은 모두 여자였는데, 이런 분들은 직장에 나가 일하는 경우는 거의 없다. 이런 분들에게는 여유 있는 시간이 많다. 따라서 온몸펴기 2, 3단계 같은 힘들지만 짧은 시간 내에 좀 더 큰 효과를 볼 수 있는 강도 높은 운동보다는 시간은 좀 더 많이 걸리더라도 힘 안 들이고 쉽게 할 수 있는 운동이 필요하다고 보았다. 그런 운동이 와불운동(=옆으로 누워 온몸펴기)이라고 할 수 있다. 물론 몸이 아주 좋지 않은 사람에게는 이 운동도 너무 힘이 들고 고통스럽겠지만 말이다.

실제로 우로 10분, 좌로 10분 이 운동을 하도록 했는데, 운동을 시작하고 난 지 2~3분도 안 돼 거의 할 수 없는 분이 발견됐다. 서맥 증세가 있는 바로 그 분이었다. 팔을 굽혀서 손바닥을 머리에 대고 괴어야 하는데, 이 동작을 하지 못하는 것이었다. 그냥 옆으로 누워서 팔꿈치를 굽히고 팔 전체를 바닥에 대고 누워 있는 것이었다. 왜 그러느냐고 물었더니, 아파서 그렇게 하지 못하겠다는 것이었다. 아주머니 몇 분이 말씀을 하셨다. 우리들 중 몸이 제일 약한 사람이라고. 이 분들은 루푸스 환우 모임을 통해 만나 오면서 서로 어디가 좋지 않은지 잘 알고 있었던 것이다.

몸이 약하다는 것은 실은 몸이 많이 구부러져 온몸의 근육이 많이 굳어 있다는 것을 의미한다. 근육이 굳어 있으면 몸이 마음대로 움직여 주지를 않는다. 그러면 병치레도 잦아진다. 이런 사람이 보약을 먹는다고 해서, 또는 어떤 좋은 건강보조식품을 먹는다고 해서 몸이 튼튼해지지는 않는다. 토약이나 건강보조식품이 몸을 펴 주어 굳어 있던 온몸의 근육이 풀리게 하지는 못하기 때문이다. 갑자기 기운이 떨어졌다는 것, 몸이 피곤해졌다는 것도 마찬가지다. 이 또한 몸이 많이 구부러져 온몸의 근육이 많이 굳어 있다는 것을 의미한다. 단 몸이 약하다는 것과 차이가 있다면, 몸이 약하다는 것은 '장기간' 몸이 구부러져 있어 온몸의 근육이 굳어 있는 것을 의미하고, 갑자기 기운이 떨어지거나 피곤해졌다는 것은 '일시적으로' 몸이 '더' 구부러져 온몸의 근육이 '더' 굳었다는 것 정도밖에 없다.

이 아주머니 외에도 좌와 우 10분간의 와불운동을 계속하지 못하는 분이 더 있었다. 그 이유는 팔목이든 어깨든 허리든 그 어디든 간에 아파서 참지를 못하기 때문이다. 나이 30이 안 된 대학원생이 이 운동을 2분도 하지 못하는 경우를 보았다. 유도 유단자라는 건장한 체격의 이 친구가 2분도 하지 못한 이유는 이 운동을 하면 어깨, 허리, 팔 등이 너무 아파서였다. 이런 분들에게는 잠시 자세를 풀었다가 다시 그 자세로 돌아가 운동하라고 권한다. 그러면 통증이 참을 만한 정도로 떨어져 운동을 계속할 수 있게 된다.

운동을 끝내고 이 분들은 가셨다. 짧은 시간이었지만 목베개의 효과를 경험해 본 탓인지, 한 분을 빼고는 모두 이 베개를 구매해 가셨다. 한 분은 두 개를 구매해 가셨다. 누구한테 주어야 하겠다고 하면서. 혼자 남아 생각해 보았다. 이 분들이 루푸스의 고통에서 벗어나 움츠렸던 가슴을 펴고 날개짓하면서 살아갈 수 있을까? 이 날 알려드린 세 가지 운동, 아니 와불운동 하나만 열심히 해도 서너 달 내로 당장 그 심한 고통에서는 벗어날 수 있을 텐데……. 그런데 오늘은 이 분들이 운동을 하면서 고무되어 자발적으로 목베개를 구매해 가기까지 했지만, 이런 기분이 얼마나 지속될 수 있을까? 십중팔구는 며칠 안 돼서 '이런 운동 가지고는 안 돼!'라고 생각하면서 포기할 것이다. 그리고 더 깊은 터널로 빠져들어 갈 것이다. 직접 눈으로 보지 않아도 충분히 예견할 수 있다. 짧은 만남이 아쉬웠다. 지속적으로 만나 서로 경과에 대해 대화를 나누면서 운동할 수 있게 된다면 얼마나 좋을까. 한번 그럴 수 있는 기회가 왔으면 좋겠다는 바람으로 생각을 마쳤다.

마지막으로 염증에 대해 정리를 해 보도록 하자. 현대 서양의학에서는 루푸스일 때 나타나는 염증을 자가면역 반응으로 보고 있는데, 이는 심각한 오류다. 염증에 대해서는 『몸 펴면 살고 굽으면 죽는다 Ⅰ』에서 자세하게 설명해 놓았다. 염증에 대해 간단하게 설명하면 다음과 같다.

염증에는 감염성과 비감염성이 있는데, 외부에서 침입한 물질(세균이나 바이러스 등 생물까지 포함됨)에 의해 생겨나는 것이 감염성이고, 외부에서 침입한 물질과는 아무런 상관없이 몸 자체의 원인에 의해 생겨나는 것이 비감염성이다. 그런데 현대 서양의학에서는 감염성 염증에 대해서는 그 원인을 잘 알고 있는데, 비감염성 염증에 대해서는 완전히 '무지' 상태에 머물러 있다. 그래서 루푸스일 때 나타나는 관절염을 자가면역으로 보고 있는 것이다. 이때의 염증은 자가면역이 아니라 근육, 특히 관절염은 근육 중에서도 섬유근육이 아니라 힘줄이 굳어 있는 것으로 보면 된다. 루푸스일 따뿐만 아니라 모든 관절염은 힘줄이 굳어서 나타나는 것이라고 보면 된다. 이 간단한 사실을 모르기 때문에 현대의학은 오리무중으로 헤매고 있는 것이다.

비감염성 염증이 근육이 굳어 있을 때 나타나는 것으로 보면, 그 해결책은 간단하게 나온다. 굳어 있던 근육이 풀려서 부드러워지면 염증 상태는 자연스럽게 사라지게 된다. 그리고 통증도 자연스럽게 사라진다. 그런데 굳어 있던 근육이 풀리려면 구부러져 있던 몸이 펴져야 한다. 『몸 펴면 살그 굽으면 죽는다』라는 책을 내게 된 것은 바로 이런 원리를 알리기 위함이었다. 이번에 루푸스 환우들과의 만남에서 다시 한 번 몸을 펴면 죽어 가던 몸도 다시 살아날 수 있다는 것을 확인했다. 루푸스 역시 다른 질환과 마찬가지로 자가면역질환이 아니라 몸이 구부러져 생기는 일반 질환인 것이다.

 발목 통풍도 허리 펴야 해결

그저께 통풍이 있는 사람이 찾아왔다. 한국 모 회사에서 독일로 파견돼 근무를 하고 있는데, 이 통풍 때문에 치료를 하기 위해 한 달 보름 정도 한국에 돌아와 근무하기로 했다고 한다. 독일에서 통풍을 해결하지 못하니까, 한국에서 치료를 받기 위해 돌아와 있었던 것이다. 내가 한 5년 전쯤에 고등학교 동기동창인 한 성대 법대 교수의 발가락 통풍을 해결해 준 적이 있는데, 이 친구가 어지간히도 여기저기 그 얘기를 많이 하고 다닌 모양이다. 이 친구의 친구, 나는 친하게 지내지 않았지만 나와 고등학교 동창이 그저께 찾아온 분의 회사 사장, 아니면 상사인 것 같다. 자기 회사 직원이 통풍 치료를 받으러 한국으로 돌아왔는데, 내 얘기를 들은 바 있으니 나를 소개한 것이다.

이 동창한테 직원 좀 보아 달라고 전화가 오기는 2주 전쯤이었는데, 이 직원은 뒤늦게야 찾아왔다. 와서 하는 말이 다음 주에는 독일로 돌아가야 한다는 것이었다. 그동안 한방에 가서 약도 먹고 침도 많이 맞았다고 한다. 이렇게 해서 통증이 많이 완화되었다면 굳이 나한테 올 필요가 없었을 것이다. 자기 회사 사장, 아니면 상사가 얘기를 했다고 해도 이 분은 처음 들어 보는 몸펴기생활운동이라는 게 별로 신뢰가 가지 않았을 것이다. 한방이나 양방 같은 권위 있는 병원에서도 해결하지 못하는 통풍이 세상에 별로 알려지지도 않은 몸펴기생활운동이라는 이상한 곳에서 해결될 리가 없을 것이라고 생각했을 것이다. 그래서 동창이 소개를 하고 나한테 잘 좀 보아 달라고 전화까지 했는데도, 이 직원은 미덥지 않은 몸펴기생활운동에 노크를 하지 않았을 것이다.

어쨌든 그저께 이 분이 왔을 때 처음에는 내가 조금 당황했다. 발가락 통풍이 아니라 발목, 특히 발뒤꿈치 통풍이었기 때문이다. 발가락 통풍은 여러 번 다루어 보았지만, 발목 통풍은 단 한 번밖에 경험해 보지 못했다. 그것도 성공의 경험이 아니라 실패의 경험이었다. 한 선배가 발목 통풍이었는데, 아무리 발목을 뽑으려고 해도 뽑히지가 않았다. 이런 실패한 단 한 번의 경험밖에 없으니, 이걸 어떻게 해결해야 하나 당장 방법이 머리에 떠오르지 않았다. 그래서 처음에는 조금 당황한 것이었다. 그러나 조금 생각해 보니 해결 방법이 떠올랐다.

얼마 전에 "무릎의 통증도 허리를 펴야 해결"이라는 체험담을 쓴 적이 있다. 거기에서 하체 영역의 이상, 즉 엉덩이부터 시작해서 허벅지, 무릎, 발목, 발등, 발바닥, 발가락 끝까지 생긴 모든 이상은 허리를 펴면 사라진다는 취지로 얘기를 했다. 그동안의 경험을 종합해 이런 얘기를 했던 것이다. 이런 몸의 원리를 그대로 적용하면 해결될 것이라고 생각했다. 분명히 그럴 것이라고 생각했다. 그러나 전체적인 원리는 분명히 맞다고 생각하지만, 이런 원리를 개별 부위에 적용할 때는 항상 조마조마한 마음이 앞선다. 혹시 이런 전체적인 원리가 적용되지 않으면 어떻게 하나. 특히 이 분의 경우처럼 통풍 같은 심각한 질환에는 적용이 안 되는 것은 아닐까. 전체적인 원리를 수정해야 하는 것은 아닐까. 나는 계속 이런 조마조마한 마음으로 아픈 사람을 대했고, 이 날도 그런 점에서는 마찬가지였다.

그래도 어쨌든 이 분에게 누우라고 하고 발목 주변의 아픈 부위를 여기저기 눌러 보았다. 발목 안쪽을 많이 아파했고, 특히 발뒤꿈치의 특정 부위 쪽을 더 아파했다. 종아리를 눌러 보니 심하게 굳어 있었고, 여기도 많이 아파했다. 그 다음에는 "무릎의 통증도 허리를 펴야 해결"에서 썼던 대로 조금 변형된 방법의 허리펴기를 하게 했다. 목베개를 허리에 대고 눕되, 엉덩이가 바닥에 닿을락말락하게(겨우 닿게) 되도록 목베개를 아래로 최대한 내리게 했다. 이렇게 하면 하체의 모든 근육이 위로 달려 올라오게 된다. 허리가 구부러져 있을 때 밑으로 밀려 내려가 있던 하체의 근육이 제자리를 찾아 위로 올라오게 되는 것이다. 또 그러면 밀려 내려가서 굳어 있어 통증을 느끼던 특정 부위의 근육이 부드럽게 풀리면서 그 부위의 통증도 사라지게 된다.

이렇게 3분 정도 누워 있게 하고 나서 조금 전에 눌러 보았던 곳을 다시 눌러 보면서 통증이 어느 정도인지 물어보았다. 종아리는 통증이 많이 감소했고, 발목 안쪽은 거의 아프지 않으며, 발뒤꿈치의 특정 부위는 조금 덜 아프지만 아직도 아프다고 했다. 아직 덜 풀린 것이었다. 3분 정도 해서 다 풀릴 리야 없을 것이다. 그래도 이렇게 한 것은 평상시에 꾸준하게 몸 펴는 운동을 해야 한다는 것을 알려주기 위해서였다. 사람들은 대개 병이 단 한방에 낫는 기사회생의 방법을 찾고 있는데, 세상에 그런 것은 있을래야 있을 수도 없는 것이고, 본인이 꾸준하게 운동해서 몸을 펴야 한다는 것을 이 쿤에게도 알려주려고 한 것이었다.

이제 5분만 더 누워 있으라고 했다. 그리고 겨드랑이 앞쪽을 세게 잡아 보았다. 많이 아파했다. 5분이 되어 다시 여기저기를 눌러 보았다. 종아리, 발등 안쪽이 하나도 아프지 않다고 하고, 그렇게 많이 아파하던 발뒤꿈치의 특정 부위도 거의 아프지 않다고 했다. 겨드랑이는 많이 풀려 있었고, 따라서 덜 아파했다. 통풍이 있는 사람은 통풍이 발생한 그 부위만 아프다고 생각하지만, 실은 몸 전체가 좋지 않다. 다만 가장 심하게 통증을 느끼는 부위만 두뇌에서 여기에 통증이 발생한다고 느끼는 것일 뿐이다. 이 분도 마찬가지로 어깨도 좋지 않았지만, 발목의 통증이 하도 심하니까 어깨의 통증은 잊고 살고 있다.

그래서 목베개를 젖꼭지 바로 밑의 등에 대고 하는 운동(허리 펴기 중 1단계 등방석 운동을 조금 변형시킨 자세)을 10분 정도 하게 했다. 이 운동을 하고 있으면 상체 전체가 부드럽게 풀리면서 편안해진다는 느낌이 들고 저절로 잠이 오게 된다. 어쨌든 이 운동을 하게 하고 나서 겨드랑이 앞쪽을 세게 잡아 보았다. 아주 부드럽게 풀려 있었다. 아주 세게 잡아도 하나도 아프지 않다고 했다. 이제 일어나서 걸어 보라고 했다. 발뒤꿈치가 많이 편해졌고 몸도 많이 개운해졌다고 했다. 현재로서는 통풍의 문제는 해결된 것이다. 그러나 근본적으로 해결된 것은 아니다.

그래서 이 분에게 설명을 했다. 통풍은 하루아침에 낫지 않는다. 지금 허리를 펴는 운동을 해서 허리가 펴지니 당장 발뒤꿈치와 발목 안쪽의 통증이 거의 다 사라지지 않았느냐. 그러나 다시 허리가 구부러지면 금세 또 아프게 된다. 통풍이 다시 오게 된다. 꾸준하게 운동해서 허리를 펴도록 해야 한다. 지금 당장 덜 아프다고 해서 근본적으로 해결된 것은 아니다. 이 분은 쉽게 납득하는 것 같았다. 20분 정도의 경험으로 통풍을 해결할 뿐만 아니라 몸이 개운해지는 원리까지 수긍하게 된 것 같았다.

이 분에게 마지막으로 목베개와 큰 베개(운동법을 따로 알려 드렸다)를 구입해 독일에 가서도 꾸준하게 운동을 하시라고 했다. 이 분은 이 두 베개를 1만 8천 원에 사 가지고 기분 좋게 떠났다. 통풍을 해결할 뿐만 아니라 평상시의 좋은 컨디션을 유지하기 위해 1만 8천 원은 정말 적은 돈일 것이다. 꾸준하게 운동해서 바람만 스쳐도 아프다는 그 심한 통풍의 통증에서 벗어나기를 바랄 뿐이다.

그런데 모른다. 베개는 사 갔지만, 얼마나 운동을 하게 될지는 모른다. 그동안의 경험을 보면 사람들은 통증이 어느 정도 가시면 다 나았다고 생각하고, 더 이상 몸 펴는 운동을 하지 않는다. 특히 통풍의 경우에는 통증이 사라졌다고 해서 다 나은 것이 아니다. 또 찾아오게 돼 있다. 3년 만에 오던 통풍이 2년 만에, 그리고 다시 1년 만에, 그리고 6개월 만에 다시 찾아오게 된다. 찾아오는 시간이 점점 더 빨라진다. 일시적으로 통풍의 통증이 가셨다고 해서 사라진 것으로 보아서는 안 된다.

이 분이 열심히 운동해서 허리를 펴기를 바랄 뿐이다. 그래서 근본적으로 통풍에서 벗어나기를 바랄 뿐이다. 이렇게 '바랄 뿐'이라는 얘기를 하는 정도로 멈출 수밖에 없는 것이 현재 몸펴기생활운동의 현실이라고 생각한다. 앞으로 몸펴기생활운동이 가야 할 길이 너무 멀다는 것이 현재의 느낌이다.

(2011. 10. 19.)

 # 통증은 왜 생기는가?

다음은 루이사(루푸스를 이기는 사람들) 웹진에 4월부터 연재하기 시작한 글입니다. 몸펴기생활운동의 기본 원리를 이해하는 데 도움이 될 것이라 생각돼 올립니다. 앞으로 연재되는 글도 올리겠습니다.

필자는 경로당에 가서 할머니, 할아버지들께 건강에 관해 강의한 적이 여러 번 있다. 노인분들은 여기저기 아픈 데가 많다. 다리가 아프기도 하고, 허리가 아프기도 하며, 어깨가 아프기도 하다. 불에 데거나 찔리거나 해서 상처를 입지 않았음에도 불구하고 여기저기 쑤시고 아픈 것이다. 필자는 강의 초두에 꼭 이런 질문을 해 본다.
"왜 아프시지요?"

그러면 답변을 하시는 분은 별로 없다. 눈만 멀뚱멀뚱 뜨고 생각에 잠겨 보지만 아무리 생각해 보아도 모르겠다는 표정이다. 사실 노인분들뿐만 아니라 우리 모두는 여기저기가 아파 심각한 고통을 당하며 살고 있으면서도, 왜 아픈지 그 이유도 모르고 살고 있다. 그래서 통증 없이 사는 방법에 대해서도 아는 것이 별로 없다. 어쩌다 할머니들께서 답변을 하시는데, 그것은 대개 두 가지로 나누어 볼 수 있다.

"피가 잘 통하지 않아서요."
"뭉쳐서요."

필자는 이 중에 정답이 있다고 생각한다. 바로 '뭉쳐서'다. 그런데 젊은 사람들 중에는 이렇게 생각하는 사람이 전혀 없다. 할머니들 중 극히 일부만 이런 생각을 가지고 있다. 그 이유는 우리의 건강에 관한 좋은 전통이 서양적 방법에 밀려서 사라져 버렸기 때문이다.

필자가 어렸을 때는 방학만 되면 시골에 내려가 지냈는데, 그 시절에 할머니들이 어디가 아플 때 어떻게 했는지 기억이 난다. 어깨가 아프면 "아이고, 이놈의 어깨가!" 하면서 어깨를 주먹으로 때렸다. 무릎이 아프면 "아이고, 이놈의 무릎이!" 하면서 역시 주먹으로 그 아픈 부위를 때렸다. 그때는 왜 그러는지 이해하지 못했는데, 지금은 통증이 있을 때 이를 해결하는 가장 좋은 방법 중 하나라고 생각한다.

할머니들의 답변 중 혈액순환 때문이라고 보는 것은 서양적 방법에 따르는 것이고, 근육이 뭉쳤기 때문이라고 보는 것은 우리의 전통적 방법에 따른 것이다. 할머니들이 간혹 뭉쳐서 아프다고 답하는 것은 아직 미세하지만 전통적 방법이 명맥을 유지하고 있다는 증거라고 할 수 있다. 뭉쳐 있는 근육은 때려 주면 풀리는 것이다.

근육이 뭉쳐서 아프다는 것은 실제로 자기 몸을 가지고 실험을 해 보면 쉽게 이해할 수 있다. 자기 몸에서 아픈 부분과 아프지 않은 부분을 손가락으로 세게 눌러 보자. 아픈 부분을 누르면 더 소스라치게 놀랄 정도로 아플 것이다. 그 부분을 살살 눌러 보자. 그러면 그 아픈 부위가 굳어 있다는 것을 느낄 수 있다. 할머니들이 뭉쳐서 아프다는 것은 실은 근육이 이렇게 굳어 있다는 것을 의미한다. 아프지 않은 부분을 세게 눌러 보자. 아프지 않은 부분은 세게 눌러도 별로 아프지 않거나 소스라치게 놀라 정도로 아프지는 않다. 조금 아픈 부위는 평상시에 통증은 느끼지 않았더라도 근육이 조금 굳어 있기 때문이다. 그 부위를 살살 눌러 보자. 그러면 그 부위의 근육이 부드럽게 풀려 있는 것을 알 수 있다.

보통 통증에 대해서는 생체조직이 손상·파괴될 때 자극에 의해 생기는 감각 또는 그 고통이라고 정의하는데, 이는 생물이 자기를 방위하는 데 중요한 신호가 된다고 한다. 왜냐하면 통증은 해로운 물질로부터 물러나게 해서 생물체를 안전하게 보호하는 한편 환자에게는 치유의 과정에 필요한 휴식을 보장하기 때문이라고 한다(브리태니커 백과사전). 그런데 이러한 통설은 항상 느끼는 통증에서 벗어나는 것이 소원인 사람에게는 별 도움이 되지 않는다. 아플 때는 휴식을 취해 자기를 방위해야 하는데, 바쁜 세상 살아가면서 마냥 휴식을 취할 수도 없는 일이고, 또 휴식을 취해도 통증은 계속되는 경우가 많기 때문이다.

예를 들어 통증이 어떻게 나타나는지 알아보도록 하자. 걷는 것이 불편해 잘 걷지 못하는 사람이 많다. 왜 잘 걷지 못하는 것일까? 이에 대한 답변은 간단하다. 아프기 때문이다. 걸을 때 본인은 의식적으로 정확하게 통증을 감지하지 못해도 무의식적으로 주로 다리 또는 허리에 통증을 느끼기 때문에 걷는 것이 불편해 잘 걷지 못하는 것이다. 이는 다리 또는 허리를 구성하고 있는 근육 여러 개가 심하게 굳어 있기 대문이다.

팔을 들어 올리지 못하거나 뒤로 돌리지 못하는 사람도 많이 있다. 왜 그런 것일까? 이 역시 일차적인 원인은 아프기 때문이다. 아프지 않으면 잘 들어 올리고 뒤로 돌릴 수 있다. 이 역시 어깨 주변의 근육 여러 개가 심하게 굳어 있기 때문이다.

이런 경우는 관절이 아파서 고생하는 것인데, 관절은 근육이 굳어서 아픈 것이 아니다. 오장육부나 머리는 관절이 아님에도 역시 근육이 굳어서 통증을 느끼게 된다.

배가 아파서 고생하는 사람도 많다. 이 역시 간단하게 생각하면 된다. 배가 아픈 것은 배 안에 들어 있는 장기의 근육이 굳어 있기 때문이다. 위가 굳어 있으면 윗배 중에서 왼쪽이 아프고, 신장이 굳어 있을 때는 주로 윗배 중 오른쪽이 아프며, 방광이 굳어 있으면 아랫배 중 가운데가 아프고, 직장이 굳어 있으면 아랫배 중 왼쪽이 아프다.

머리가 아픈 것은 두피(頭皮)의 근육이 굳어 있기 때문이다. 편두통에는 정두통(머리 윗면 좌나 우가 아픈 증세), 측두통(머리 옆면 좌나 우가 아픈 증세), 전두통(이마의 좌나 우가 아픈 증세), 후두통(소위 뒷골의 좌나 우가 당기고 아픈 증세) 등 여러 가지가 있는데, 바로 그 아픈 부위의 두피 근육이 굳어 있기 때문에 아픈 것이다.

이렇게 본다면 특별한 상처 없이 나타나는 항상적인 통증에 대한 대책은 어렵지 않게 나온다. 굳어 있는 근육이 부드럽게 풀리면 통증은 사라지게 된다. 문제는 근육이 굳는 원인을 찾는 것이다. 근육이 굳는 근본적인 원인을 찾게 되면 그 대책도 근본적으로 만들어 낼 수 있다.

참고로 얘기하자면 근육이 굳는 근본적인 원인은 찾지 않고, 굳어 있는 근육을 푸는 데만 관심을 가지고 있는 방법은 시중에 많이 있다. 예를 들면 마사지 같은 것이 그런 것이다. 그러나 필자는 그런 방법은 근본적인 대책이 되지 못한다고 생각한다. 왜냐하면 일시적으로 굳어 있는 근육을 풀어 주어 보아야 그렇게 해서 풀린 근육은 곧 다시 굳게 되기 때문이다. 마사지를 받아 본 사람들은 알 것이다. 받을 때나 받고 나면 시원한데, 얼마 안 있어 다시 원위치로 돌아가 아프게 된다는 것을. 왜 근육이 굳는지 그 근본적인 원인을 찾아야 항상적인 통증에서 벗어날 수 있는 것이다.

필자는 근육이 굳는 근본적인 원인은 몸이 구부러졌기 때문이라고 본다. 이 역시 본인이 자신의 몸을 가지고 실험을 해 보면 쉽게 알 수 있을 것이다.

우선 다리나 엉덩이의 근육이 어떻게 해서 굳게 되는지 알아보자. 서 있는 자세에서 고개를 뒤로 젖히고 어깨 역시 뒤로 젖히고, 그리고 허리를 바짝 세우고 팔을 뒤로 해서 위로는 엉덩이부터 아래로는 허벅지까지 근육을 손으로 만져 보자. 그리고 고개를 숙이고 어깨를 움츠리고 허리를 구부정하게 해서 다시 위로는 엉덩이부터 아래로는 허벅지까지 근육을 손으로 만져 보자. 전자는 몸이 펴진 상태이고 후자는 몸이 구부러진 상태인데, 이런 상태에서 만져 본 근육은 확연하게 차이가 날 것이다. 몸을 편 상태에서 엉덩이나 다리를 만져 보면 근육이 부드럽게 풀려 있는데, 몸을 구부린 상태에서 만져 보면 근육이 딱딱하게 굳어 있을 것이다. 한번 해 보아서 감이 잘 잡히지 않으면 두세 번 반복해서 해 보자. 몸이 펴져 있을 때와 구부러져 있을 때 근육의 상태는 확연하게 차이가 난다는 것을 느낄 수 있을 것이다.

목의 옆 부분을 누르면 대부분의 사람들이 상당히 아파한다. 이 부분을 고개를 숙이고 눌러 보고, 또 고개를 뒤로 젖히고 눌러 보자. 고개를 뒤로 젖히고 누르면 통증이 좀 덜해지는데, 고개를 숙이고 누르면 통증이 좀 더 심해질 것이다. 고개를 뒤로 젖히면 몸이 펴지는 상태이고 고개를 숙이면 몸이 구부러지는 상태인데, 몸이 펴지면 통증이 덜해지고 몸이 구부러지면 통증이 더해진다는 것을 알 수 있을 것이다.

이는 뼈와 근육이 결합된 관절뿐만 아니라 관절로 이루어지지 않은 장기에도 해당이 된다. 명치뼈 바로 밑에는 위의 입구에 해당되는 분문이 있는데, 늘 체증(滯症)이 있는 사람은 이곳을 누르면 상당히 아프다. 이 부위 역시 어깨를 펴고 고개를 들고 눌러 보고, 어깨를 움츠리고 고개를 숙이고 눌러 보면 통증에 확연한 차이가 난다는 것을 느낄 수 있다. 몸을 펴고 누르면 통증이 덜한데, 몸을 구부리고 누르면 통증이 더해진다.

이런 실험을 통해서 알 수 있는 것은 몸을 펴면 굳어 있던 근육이 풀리면서 통증이 사라지고, 몸이 구부러지면 근육이 굳으면서 통증이 나타난다는 것이다. 그렇다면 통증 없이 사는 방법은 무엇일까? 그 해답은 간단하게 나온다. 몸을 펴서 바른 자세로 살면 된다. 그러면 어떻게 하면 몸을 펴서 바른 자세로 살 수 있을까? 이에 대한 답 역시 간단하다. 평상시에 구부리고 살았기 때문에 몸이 구부러진 것이다. 따라서 평상시에 구부리지 말고 몸을 펴고 살려고 노력해야 한다. 자꾸 구부려져 가는 몸을 쭉 펴려고 노력해야 한다. 이것이 건강을 지키는 지름길이다.

그런데 이 또한 쉬운 일이 아니다. 구부러진 몸을 펴려고 하면 여기저기 쑤시고 아프다. 잘 되지 않는다. 그 이유는 수년 또는 수십 년간 구부리고 사는 데 익숙해져 있기 때문이다. 이럴 때 몸펴기생활운동처럼 몸을 펴고 살 수 있게 하는 운동법이 필요한 것이다.

(2010. 4. 29.)

 # 힘이 가해지면 근육은 풀린다

　요즘에는 쉽게 북어 보푸라기를 살 수 있습니다. 그걸로 북엇국을 끓이면 되지요. 그러나 예전에는 말라서 딱딱해져 있는 북어를 방망이로 펑펑 두드려서 보푸라기를 만들어 북엇국을 끓여 먹었습니다. 딱딱하게 굳어 있는 북어 근육을 방망이로 때리면 북어 근육이 풀려 보푸라기가 되는 것이지요.
　북어 근육만이 아닙니다. 고체는 모두 힘을 받으면 풀어지게 됩니다. 돌멩이를 망치로 때리면 조각이 납니다. 조각난 돌덩이를 계속해서 두드리면 드디어는 가루가 되고 맙니다. 하나둘 떨어지는 물방울이 결국은 바위를 뚫는 것도 같은 이치라고 보아야 하겠지요.
　사람의 근육도 마찬가지입니다. 굳어 있던 근육에 힘이 가해지면 근육은 풀어지게 마련입니다. 스스로 운동을 하든 도움주기를 하든 몸펴기생활운동의 가장 중요한 원리 중 하나는 여기에서 출발하는 것이 아닌가 생각합니다.

하체풀기 운동과 관련해서 제 친구 얘기가 생각납니다. 고등학교를 졸업하고는 한 번도 보지 못한 것 같은데, 다른 친구한테 얘기를 듣고 찾아왔습니다. 이 친구는 허리가 아프다고 했습니다. 도움주기로 한 번 몸을 쭉 펴 주고, 이 운동을 가르쳐 주었습니다. 바닥에 앉아서 발을 쭉 펴고 무릎 위의 근육을 세게 때리고 나서, 일어서서 방석을 말아 오금에 깊숙이 끼고, 양 무릎을 동시에 꿇고 앉아 있으라고 했습니다. 그리고 설명을 해 주었습니다.

도움주기라는 것은 근육을 풀어 뼈가 제 위치로 돌아가도록 함으로써 몸을 원래의 상태로 한 번 쭉 펴 주는 것입니다. 그러면 신경이 트이니까 눈도 맑아지고 머리도 개운해지고 온몸이 시원해집니다. 그러나 다시 몸이 굽으면 그 전과 마찬가지로 몸이 불편해집니다. 그래서 본인이 운동해서 스스로 몸을 펴는 것이 중요한 것입니다.

이 운동과 관련해서 다리 근육이 풀리는데 왜 허리 아픈 것이 사라지는가 하는 의문이 들지도 모르겠습니다. 전에도 말씀드렸듯이 허리가 아프다고 하는 사람 중 90% 이상은 장경인대(장골과 경골을 이어 주는 우리 몸에서 제일 긴 인대)나 주변의 근육이 굳어서 엉덩이의 위쪽이 아픈 경우입니다. 어쨌든 이 운동도 다리 근육에 힘을 가하는 것입니다. 근육을 때리는 것도 힘을 가하는 것이고, 오금에 목베개를 끼고 앉아 있는 것도 힘을 가하는 것입니다. 힘이 가해지니까 굳어 있던 근육이 풀리는 것이고, 근육이 풀리니까 눌려 있던 신경이 풀려서 트이고, 그러니까 통증이 사라지는 것입니다.

어깨가 아파서 팔이 뒤로 잘 돌아가지 않는 사람은 어깨에 골이 져 있으면서 딱딱하게 굳어 있습니다. 이런 사람은 스스로 반대편의 말아 쥔 주먹 엄지 쪽으로 여러 번 어깨를 때려 주면 골이 없어져 원래의 모양으로 돌아가고 근육도 많이 풀립니다. 물론 이것만으로 어깨의 통증이 다 사라지는 것은 아니지만, 상당한 정도는 사라집니다.

전상장골극을 엄지와 검지로 말아 쥐고 골반을 위아래로 흔들어 주면 다리 근육이나 장, 방광까지 풀리는 것도 힘을 가해 주는 방법이 달라서 그렇지 이 역시 힘을 가해 주는 것입니다. 아랫배를 쳐 주는 것 역시 힘을 가해 주는 것입니다. 아랫배를 치면 장기에 힘이 가해지면서 굳어 있던 장기가 풀립니다.

문제는 각 부위가 아플 때 힘을 가해 주는 방법이 다르다는 것입니다. 더 효율적이고 덜 통증을 느끼도록 힘을 가해 주는 방법은 앞으로 연구하면 얼마든지 찾아낼 수 있다고 생각합니다. 지금의 방법은 지금의 방법에 머물러 있어서는 안 된다고 생각합니다. 인류의 끝없는 탐구심이 오늘의 문명을 만들어 냈습니다. 몸펴기생활운동도 끊임없이 탐구함으로써 사람들이 더 몸 편하게 살아갈 수 있도록 도움을 주어야 한다고 생각합니다. 이것이 몸펴기생활운동의 톤령이기 때문입니다.

(2008. 3. 20.)

 ## 근육과 신경, 혈관은 함께 간다

　인간은 원핵세균, 고세균, 진핵생물 중에서 진핵생물 영역에 속하고, 진핵생물(세균, 동물, 식물) 중에서도 동물에 속합니다. 동물은 말 그대로 움직이는 생물입니다.
　움직이기 위해서는 근육을 구성하는 세포가 번갈아가면서 이완하고 수축해야 합니다. 그중에서 인간은 가장 정교하게 움직일 수 있는 존재입니다. 직립하고 두뇌를 발달시키는 과정은 바로 가장 정교하게 운동할 수 있는 존재로 진화하는 과정이었습니다.
　정교한 운동은 두뇌의 지시를 받아서 하는 운동입니다. 자율신경이 아니라 체성신경이 지배하는 영역입니다. 근육의 이완과 수축은 자율신경의 영역도 있지만 대개는 체성신경의 지시를 받아서 이루어집니다. 때문에 근육에는 자율신경과 함께 체성신경이 함께 가게 됩니다.

근육이 움직이려면 에너지와 여러 가지 물질이 필요한데, 이는 피를 통해서 공급됩니다. 움직이는 것은 근육이지만, 움직임의 형태와 강도를 지시하는 것은 체성신경계이고, 이에 필요한 에너지와 물질을 제공하는 것은 혈액을 통해서입니다. 그래서 근육과 신경, 혈관은 함께 간다고 하는 것입니다. 이는 굉장히 중요한 사실입니다. 근육이나 신경, 혈관 계통에 어떻게 해서 이상이 오는지 이해할 수 있게 하는 단서를 마련해 줍니다.

장모님께서 재작년에 동맥경화라는 판정을 받으셨는데, 1년 후에 다시 검사를 해 보니 동맥경화가 없어지셨다고 합니다. 담당하던 의사가 놀라서 어떻게 하셨길래 동맥경화가 없어졌냐고 물어보았다고 합니다. 장모님은 그냥 열심히 운동했다고 답하셨다고 합니다.

사실 장모님께서는 몸 다스리기생활운동 중에서 걷기운동, 상체펴기, 하체펴기를 굉장히 열심히 하셨습니다. 상체펴기를 하실 때는 젊은이들도 잘 하지 못하는, 방석 두 개를 접어서 놓고 그 위에 베개를 얹어 놓고 하십니다. 목을 완전히 젖히고 걷기운동을 하십니다. 덕분에 30년 동안 함께하던 편두통과 고혈압도 사라졌습니다. 장모님은 만 74세이십니다. 이 연세가 돼도 우리 운동을 열심히 하기만 하면 몸은 펴지고, 몸이 펴지면 충분히 건강해진다는 것을 알 수 있습니다.

병원에서는 혈관이 눌려서 굳어 있을 때 경화라는 판정을 합니다. 장모님의 동맥경화가 풀린 것은 몸이 펴져 근육이 부드러워졌기 때문입니다. 혈관이 좁아졌다는 얘기를 자주 하는데, 혈관이 좁아진 것도 근육이 굳어 혈관을 누르기 때문입니다. 혈관 계통의 질환은 혈관이 눌려서 생기는 것이 대부분이라고 보아야 합니다.

어디에 통증이 있다는 것은 근육이 굳어 신경을 누르기 때문이라면, 근육이 풀리면 신경도 풀려 아프지 않게 됩니다. 신경통이라는 것은 사실 근육이 굳어 있는 것에 지나지 않습니다. 신경 자체가 아니라 근육이 문제인 것입니다. 신경과 근육이 함께 가기 때문에 근육에 문제가 생기면 신경에도 문제가 생깁니다.

내장에 통증이 있는 것 역시 내장이 굳어 있기 때문입니다. 따라서 내장의 근육을 풀어 주면 내장의 통증 역시 사라집니다. 이때 스스로 내장 근육을 풀어 주는 제일 좋은 방법은 베개를 가지고 하는 상체펴기입니다. 우리 장모님처럼 방석 두 개를 접어 놓고 그 위에 베개를 얹어 놓고 상체펴기를 할 수 있을 정도가 되면 장기의 문제는 거의 다 사라졌다고 볼 수 있습니다. 물론 목도 좋아지고 어깨도 좋아지고 등도 좋아지겠지요. 어깨가 풀리고 목이 풀려 편두통이 사라진 것이고, 등이 풀려 고혈압도 사라진 것입니다.

하지만 방심해서 옛날의 자세로 돌아가면 이런 병들이 다시 돌아옵니다. 예전처럼 몸이 굽으면 근육과 내장, 혈관이 다시 굳어버리기 때문입니다. 그리고 자세를 바로하면 다시 병이 사라집니다. 장모님도 이런 과정을 오랫동안 거치면서 지금에 이르셨습니다.

근육에 문제가 생기는 것은 몸이 굽어서 굳어 있기 때문이라는 것은 새삼 얘기할 필요도 없겠지요. 자세가 잘못돼서 근육이 굳고, 근육이 굳으면 신경이 눌려 잘 통하지 않아 통증을 느끼게 됩니다. 우리가 빛의 파장의 차이를 색으로 느끼는 것과 마찬가지로 통증이라는 것은 신경이 잘 통하지 않을 때 우리 몸이 느끼는 형식이지요.

이것이 근육과 신경, 혈관은 같이 간다는 기본적인 사실에서 나온 결론입니다. 바른 자세를 유지하면 모든 계통의 질환이 사라지겠지요. 이것이 우리의 기본적인 방법입니다.

(2008. 3. 15.)

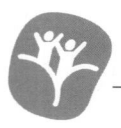 # 병은 유전되는가?

지금은 머리가 정상이지만, 4년 전만 해도 소위 '속알머리'가 없었습니다. 머리 가운데가 텅 비어 있는 탈모였습니다. 그때 어머님이 저를 보고 하시는 말씀이 "부전자전(父傳子傳)이야. 피는 못 속인다니까"라는 것이었습니다. 아버님께서 오래 전에 탈모가 되셨는데, 제 머리도 아버님하고 똑같은 형태로 **빠졌던** 것입니다. 그러니 어머님께서는 머리 빠지는 것도 부전자전, 즉 유전이라고 생각하시는 것이었습니다.

그런데 아버님은 전과 똑같이 탈모이지만, 저는 몇 년 전에 다시 머리가 나서 지금은 '속알머리'가 꽉 차게 됐습니다. 탈모일 때는 비듬이 저를 어지간히도 괴롭혔습니다. 하루라도 머리를 감지 않으면 가려워서 참지 못했습니다. 검은 양복을 입으면 어깨 위가 허옇게 비듬으로 덮였고, 비듬이 귓속으로 들어가 귀지가 돼서 귀도 어지간히 흐벼 댔습니다. 비듬에 좋다는 '니조랄'로 머리를 감아야 하는 것 아닐까 하는 생각까지 했습니다.

그런데 어느 날 보니 머리가 이미 복원되었고, 비듬도 없어져 버렸습니다. 머리가 가려워 늘 머리를 긁던 버릇도 없어졌습니다. 정말로 어느 날 보니 갑자기 이렇게 변해 있었습니다. 머리를 감고 나서 물을 버리면 빠진 머리카락이 하수구 입구에 한 움큼씩 엉켜 있었는데, 그런 현상도 사라져 버렸습니다. 그러면 탈모는 유전일까요, 아닐까요? 유전이 아닙니다.

피부에 나타나는 현상은 대개 흉강(胸腔: 가슴 안쪽의 빈 부분)에 집중적으로 들어 있는 내분비계통의 영향을 받습니다. 내분비계통이 정상일 때는 피부에 나타나는 현상 역시 정상이지만, 내분비계통에 이상이 생기면 피부에 나타나는 현상 역시 비정상이 됩니다. 탈모가 되는 것은 기본적으로 내분비계통에서 머리카락이 되는 성분을 만들어서 혈액을 통해 보내주는 기능이 떨어져 있기 때문입니다.

내분비계통의 이상은 두 가지 원인 때문입니다. 이는 다른 장기의 기능에 이상이 생기는 원인과 마찬가지입니다. 하나는 중추신경계와 연결되는 자율신경이 약해져 있기 때문이고, 다른 하나는 장기가 눌려서 굳어 있기 때문입니다. 내분비계통으로 연결되는 자율신경은 흉추 4, 5, 6번에서 갈라져 나오는 것으로 보고 있습니다. 흉추가 틀어지면 등이 굽으면서 등 근육이 굳어 딱딱해집니다. 그러면 자율신경이 눌려 소통이 원활하지 않게 됩니다. 내분비계통도 중추신경계의 지배를 받고 있기 때문에,

소통이 원활하지 않으면 정상적으로 돌아가지 않게 됩니다.

또 등이 굽으면 가슴이 우그러들면서 흉강이 좁아집니다. 흉강이 좁아지면 내분비계통의 장기 또한 눌려서 굳습니다. 인체의 모든 장기는 굳으면 원활하게 기능할 수 없습니다. 폐나 심장의 문제 역시 등이 굽어서 자율신경의 기능이 원활하지 못하고, 흉강이 좁아져 눌리기 때문에 생긴다고 보면 됩니다.

제 탈모 증상이 사라진 것은 몸을 펴는 운동을 열심히 했기 때문입니다. 그래서 굽은 등이 어느 정도 펴졌기 때문입니다. 그러면 등이 굽는 것이 유전일까요? 당연히 아닙니다. 그 사람의 자세에 문제가 있기 때문입니다. 당연한 얘기지만 자세는 유전되지 않습니다. 다만 자세가 닮을 수는 있습니다. 부모의 자세를 아이들이 본받아서 따라 하기 때문입니다. 사람이 걸리는 병 중 유전병은 극히 일부에 지나지 않습니다. 유전되는 것처럼 보이는 것은 부모의 자세를 아이들이 본받아서 따라 하기 때문입니다.

부모가 모두 고혈압인 경우 자녀들에게는 60% 정도, 부모의 한쪽이 고혈압인 경우에는 20% 정도, 부모가 모두 고혈압이 아닌 경우에는 5% 정도의 비율로 고혈압이 나타난다고 합니다. 그래서 가족력을 많이 따집니다. 맞습니다. 부모에게 고혈압이 있는 경우 자식에게 고혈압이 올 확률이 높습니다. 그러나 그것은 유전이기 때문이 아니라 부모의 등 굽은 자세를 자식들이 본받아서 따라 하기 때문입니다. 고혈압은 심장과 연결되는 자율신경에 이상이 있기 때문에 생기는 중세입니다. 내분비계통으로 가는 신경이 흉추 4, 5, 6번에서 갈라져 나온다면, 심장으로 가는 주신경은 흉추 3번에서 갈라져 나옵니다. 고혈압드 탈모와 마찬가지로 등을 펴기만 하면 없어집니다.

시력도 유전이라고 하는데, 그렇지가 않습니다. 제가 초등학교 4학년 때 시력이 급격하게 떨어졌습니다. 그때부터 지금까지 안경을 끼고 있습니다. 나중에 시력도 유전이라는 얘기를 듣고 친척들 중에 안경 낀 사람이 있나 찾아보았습니다 당시 친가 쪽에는 안경을 끼는 사람이 한 분도 없었고, 외가 쪽을 보니까 6촌뻘 되는 분이 한 분 안경을 끼고 있었습니다.

이렇게 생각을 했습니다. '아, 그렇구나! 외가 쪽 때문에 유전이 돼서 나도 안경을 끼게 되었구나!' 그런데 좀 이상하다고 생각했습니다. 저 먼 친척 때문에 내가 안경을 끼게 됐다? 석연치 않은 구석이 있었습니다.

장수촌이 따로 있기는 합니다. 장수촌 사람들은 물이 좋아서, 채소가 좋아서, 어떤 해산물을 많이 먹어서 등등으로 이유를 설명합니다. 그런데 그런 것이 아닙니다. 그 마을 사람들이 모두 몸을 쭉 펴고 있기 때문입니다. 마을 사람 모두가 몸을 펴고 있으니까 다들 그런 자세를 본받아서 무병장수하는 장수마을이 생기는 것입니다. 곰이 꼿꼿하게 펴져 있는 사람들이 무병장수하게 되는 것입니다.

자세를 똑바로 해 봅시다. 만병이 다 물러납니다. 병만 없어지는 것이 아니라 몸에서 활력이 저절로 생기는 활기찬 삶을 살 수 있게 됩니다.

(2008. 4. 25.)

 # 굽는 힘보다 펴는 힘이 강해야

수련을 하다 보면 이런 질문을 자주 받습니다.

"이 병은 얼마나 운동을 하면 낫습니까?"

그러면 제가 되묻습니다.

"얼마나 운동을 하시면 몸이 펴지시겠습니까?"

몸을 펴야 건강해지는 것인데, 사람들은 당장 병이 낫는 데만 관심이 있습니다. 주로 당장 느끼는 통증에서 벗어나는 데만 관심이 있습니다. 이것은 너무나 당연한 일입니다. 당장 통증이 심한 사람에게는 통증에서 벗어나는 것 외에는 다른 관심이 없겠지요.

한 사례를 들어 보겠습니다. 전에 연신내수련원으로 운영하고 있을 때 아주머니 한 분이 수련생으로 참여했습니다. 얼굴이 찌그러진 울상이었습니다. 항상 너무 허리가 아프니까 얼굴 표정이 이런 것이었습니다. 앉았다가 일어서려면 얼굴 표정이 더 일그러졌습니다. 물론 너무 아프니까 그렇겠지요. 허리 수술을 받고 볼트로 고정을 시켰다고 합니다. 그래도 통증이 가시지 않아 몇 년 동안 이 병원 저 병원 안 가 본 곳이 없고, 이런 것 저런 것 안 해 본 것이 없다고 합니다. 하지만 더 아파지기만 하지 낫지를 않는다는 것이었습니다.

저희한테 찾아오는 분들 중에는 이 분처럼 "안 가 본 곳이 없고 안 해 본 것이 없는" 사람들이 많이 있습니다. 물론 여기서도 안 되면 또 다른 곳으로 찾아가겠지요. 이 분 역시 다리 근육이 굳어서 허리가 아픈 경우였습니다. 한 번 도움주기를 해 드렸습니다. 일어서면서 얼굴 표정이 환하게 밝아졌습니다. 몸이 편해지니까 표정이 밝아진 것입니다.

어떤 분은 이런 모습을 보고 감사하는 표정이라고 얘기하는데, 저는 감사하는 표정이라고 생각해서는 안 된다고 봅니다. 감사하는 모습으로 보는 데는 대가를 바라는 마음이 있기 때문입니다. 몸이 편해지니까 표정이 밝아지는 것이고, 그 다음에는 몸을 편하게 해 준 사람에게 감사하다는 생각도 들겠지요. 전자를 중심으로 보면 몸펴기생활운동이 인술(仁術)이 되고, 후자를 중심으로 보면 상술(商術)이 됩니다. 몸펴기생활운동이 상술이 돼 버리면 안 된다고 생각합니다. 상술이 돼 버리면 영업비밀도 생기고, 기술도 공유하는 것이 아니라 혼자만 가지고 있으려고 하게 됩니다. 사람들한테 제대로 가르쳐 주지 않게 됩니다. 그래야 혼자 독점하고 더 많은 돈을 벌 수 있으니까요. 뿐만 아니라 성의를 가지고 한 번에 교정해 주어야 할 것도 성의 없이 여러 번에 걸쳐 나누어서 해 주게 됩니다. 여러 번 해야 돈이 되니까요. 더구나 부위별로 나누어서 교정을 해 주고 돈을 받기도 하는데, 이는 사람의 몸을 전체적으로 하나로 보는 기본적인 관점에도 위배됩니다.

사람이 고통에서 벗어났을 때 그 환하게 웃는 얼굴에서 내 마음도 환하게 웃을 수 있게 될 때 진정 인류를 위한 운동으로 설 수 있게 된다고 봅니다. 몸펴기생활운동은 돈이 아니라 사람을 추구해야 한다고 생각합니다. 상술이 될 때 몸펴기생활운동은 운동이 아니라 사술이 되고 말 것입니다.

어쨌든 이 분에게 당장의 통증에서 벗어나는 방법으로 가르쳐 드린 것이 하체풀기 운동이었습니다. 이 분은 3개월 수련을 마치고 집안 사정으로 운동을 그만두었습니다. 저녁때는 나오기가 힘들게 됐다는 것이었습니다. 이 분에 대해서는 잊고 있었는데, 몇 달 후에 저를 찾아왔습니다. 다시 허리가 아프다는 것이었습니다. 그래서 가르쳐 드린 운동은 잘 하고 계시냐고 물었습니다. 잘 하고 있다고 했습니다. 어떻게 하고 계시느냐고 물었습니다. 그랬더니 주먹으로 다리를 때리는 흉내를 내시더군요. 그 다음에는 어떻게 하시느냐고 물었습니다. 이 분은 어리둥절한 표정으로 저를 쳐다보았습니다. 까먹고 운동을 제대로 하시지 않은 것이었습니다. 하체풀기를 까먹었던 것입니다. 이 분은 "아차! 그걸 안 했군요"라고 말하고 돌아가셨습니다. 이후로는 저를 찾아오지 않는 것으로 보아 허리가 특별히 아프지는 않은 것으로 여겨집니다.

하체풀기에서 주먹으로 때리는 것만으로는 근육이 충분히 풀리지 않습니다. 펴 주는 힘이 이것만으로는 약한 것입니다. 둘둘 만 방석이나 목베개를 오금에 끼우고 앉아 있어야 다리 근육이 쭉 펴지고, 그래야 근육이 부드러워져 통증에서 벗어날 수 있는 것입니다.

어지럼증으로 수련원을 찾아오신 남자 한 분이 있었습니다. 강원도에서 오셔서 인술반까지 마치셨습니다. 그 절박한 심정이 이해됐습니다. 어지럼증이 심하게 올 때는 그 자리에서 픽 쓰러진다고 했습니다. 이 분의 어지럼증은 왼쪽 어깨 때문이었습니다. 어깨 때문에 어지럼증이 온다고 하면 이상하게 생각하겠지요. 어깨가 잘못돼서 어깨 근육이 굳으면, 그 근육과 연결돼 있는 목 근육이 굳게 됩니다. 목 근육이 굳으면 눈, 코, 귀, 입, 얼굴로 가는 신경이 눌려 약해집니다. 귀에는 소리를 듣는 기능만 있는 것이 아니라 몸의 균형을 잡아 주는 기능까지 함께 있습니다. 달팽이관이 소리를 들을 수 있게 한다면, 세반고리관은 균형을 잡을 수 있게 해 줍니다. 이 세반고리관에 아무런 문제가 없는데도 어지럼증이 있다면, 이는 세반고리관의 문제가 아니라 이것과 연결되는 신경에 문제가 있는 것입니다. 바로 어깨가 앞으로 처져 어깨 근육이 굳어 있어 목 근육이 굳고, 이것 때문에 세반고리관으로 가는 신경이 눌려 이렇게 어지럼증이 심해진 것입니다. 이런 경우에는 어깨가 풀려야 목도 풀리고, 목이 풀려야 신경이 트여 어지럼증이 사라지게 돼 있습니다. 이 분은 두 눈도 시뻘겋게 충혈돼 있었는데, 이 역시 왼쪽 어깨 때문이었습니다.

 이 분께는 상체펴기를 권했습니다. 이 운동을 해야 어깨와 목이 완전히 뒤로 젖혀져 근육이 풀리면서 어지럼증이 사라지기 때문입니다. 그런데 처음에 이 분은 아직 치료 개념에 익숙해져 있어 이 운동은 하지 않고, 도움주기만 해 주기를 원했습니다. 그래서 아주 강하게 얘기했습니다. 상체펴기를 하지 않으면 절대로 어지럼증은 사라지지 않는다고 말입니다. 드디어 1주일간 이 운동을 하고 와서는 조금 좋아졌다고 말하셨습니다. 인술반을 마칠 때는 많이 좋아졌다고 하셨습니다. 그때쯤 되니까 눈의 충혈도 3분의 2 이상 사라졌습니다.

 상체펴기는 허리를 세우는 효과는 별로 없지만, 굽어 있는 등과 어깨를 펴 주고 배 역시 쭉 펴줍니다. 등과 어깨가 많이 굽어 있는 사람은 이 운동을 하지 않으면 웬만해서는 등과 어깨가 펴지지 않습니다. 등과 어깨를 펴지 않으면 허리 또한 펴지지 않습니다. 현재 제가 아는 바로는 등과 어깨를 펴는 데 이만큼 좋은 운동은 없습니다.

 우리 몸에는 펴는 힘과 굽는 힘이 함께 작용하고 있습니다. 몸이 굽어 있으면 불편하니까 펴려고 합니다. 허리가 굽어 있는 분들이 뒷짐을 지고 걷는 것은 허리가 굽으면 불편하기 때문입니다. 본능적으로 이렇게 하는 것입니다. 그러나 본능적으로 하는 것만 가지고는 잘 안 됩니다. 의식적으로 노력해야 펼 수가 있습니다. 왜냐하면 우리의 문명생활이라는 것이 모두 몸을 구부리게 돼 있기 때문입니다. 일할 때도 구부리고 공부할 때도 구부리며, 심지어는 놀 대도 구부리고 놉니다. 그러니 의식적으로 펴려고 노력하지 않으면 점점 더 구부러지게 돼 있습니다. 그러면서 몸은 점점 더 망가집니다.

몸이 펴지려면 굽는 힘보다 펴는 힘이 더 강해야 합니다. 당연한 얘기겠지요. 펴는 힘을 더 강하게 하려면 평상시에 항상 펴려고 노력해야 합니다. 평상시에는 노력하지 않고 몸펴기생활운동에서 배운 운동을 하루에 한두 번 한다고 해서 몸이 펴지는 것은 아닙니다. 평상시에 앉거나 서거나 걸을 때, 또는 일을 할 때도 항상 펴려고 노력해야 합니다. 그래야 몸펴기생활운동도 효과를 볼 수 있습니다.

또 하루에 한두 번만 해서는 안 된다는 것이 저 경험이었고 여러 분들을 지켜본 결론입니다. 제가 걷기 운동을 하루에 2~3번 할 때와 4~6번 할 때 효과가 많이 달랐습니다. 두 배를 더 운동하니까 허리가 서면서 뱃살이 제대로 빠지기 시작했습니다. 몸 상태도 많이 좋아졌습니다. 펴는 힘이 굽는 힘을 이겼기 때문입니다. 굽는 힘을 이기려면 더 많이 펴는 운동을 해야 한다는 것이 제 생각입니다.

(2008. 4. 29.)

 ## 진나라 병사들도 몸펴기생활운동을 하고 있다?

1월 초에 흥사단 교육운동본부에서 주최하는 독립운동 역사 탐방으로 중국에 다녀왔습니다. 상해 임시정부부터 윤봉길 의사가 폭탄을 던져 일본군 대장을 폭살시켰던 홍구공원, 이 사건 때문에 김구 선생이 일시 피신해 있던 가흥, 연안파들의 활동 무대였던 연안 등을 보고 마지막으로 진, 수, 당 등 10개 이상 왕조의 수도였던 서안에 들렀습니다.

개 눈에는 무엇밖에 안 보인다고 하는데, 역시 몸펴기생활운동을 하는 사람한테는 제일 먼저 눈에 띄는 것이 사람들의 자세였습니다. 아직 문명에 덜 물들어서인지(이 말은 중국을 비하하는 것이 아님) 중국 사람들의 자세는 한국 사람들보다 좋았습니다. 한국 청년들이 고개를 푹 숙이고 다니는 것에 비해 중국 청년들은 고개를 들고 다녔습니다. 아이들은 아직 보행기 세례를 덜 받아서인지 고개를 쳐들고 있었습니다 특히 아직 덜 개발된 연안의 산동네 아이들은 고개를 번쩍 쳐들고 놀고 있었습니다.

서안에 갔을 때는 진시황 병마용에 들렀는데, 여기에서 같이 간 일행들이 진시황 친위부대 병사들의 모습을 보고 저에게 농담을 던졌습니다. "쟤네들은 몸펴기생활운동을 하고 있네!" 그랬습니다. 그간 사진을 통해 보았듯이 병사들은 몇몇을 제외하고는 거의 다 고개를 번쩍 쳐들고, 따라서 허리를 쭉 펴고 있었습니다. 그 모습을 보고 몸펴기생활운동을 하고 있다고 농을 던진 것입니다.

이 얘기를 듣고 좀 더 유심히 병사들의 모습을 관찰해 보았습니다. 그 결과 아주 기이한 사실을 발견했습니다. 병사의 윗배가 약간 튀어나와 있었습니다. 이 병사만이 아니라 모든 병사의 윗배가 조금 튀어나와 있었습니다. 가이드의 설명인즉슨, 이들 병

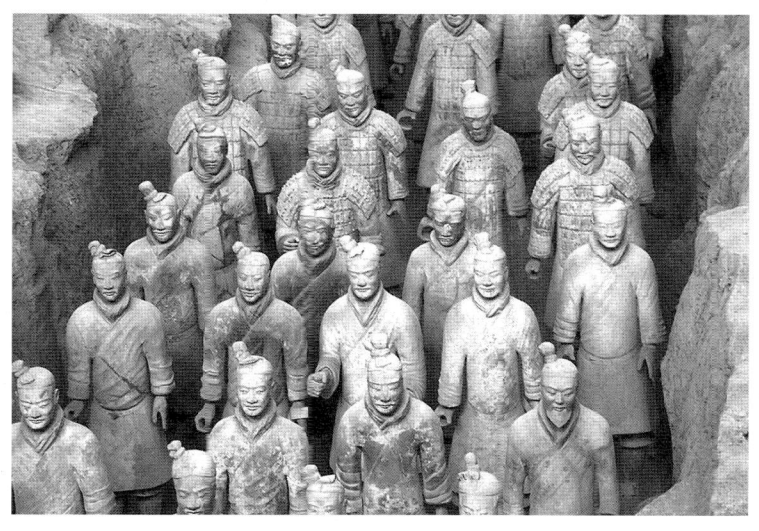

사는 진시황의 친위부대이기 때문에 배불리 잘 먹어서 배가 나와 있다는 것이었습니다.

잘 먹어서 배가 나왔다? 제게는 이해가 되지 않는 대목이었습니다. 굶주리지만 않는다면 배가 나오거나 들어가는 것은 자세와 관련이 있는 것이지, 먹는 것과는 크게 상관이 없기 때문입니다. 더구나 이들 병사는 진시황의 친위부대이기 때문에 항상 무술을 연마했을 것이고, 따라서 운동량도 상당히 많았을 것입니다. 그런데도 다 배가 약간씩 나와 있는 것이었습니다. 여기에는 어떤 다른 이유가 있었을 것입니다.

이들 병사의 얼굴 모습은 하나도 같은 사람이 없다고 합니다. 실제로 친위대의 얼굴과 몸의 모습을 화공들이 그려서 그 모습을 보고 도공들이 똑같이 등신대(等身大: 사람의 크기와 같은 크기)로 만들어 냈다고 합니다. 다만 다리는 예외로 대량 생산해서 붙였다고 합니다. 병사들의 키는 모두 180cm가 넘는데, 이는 각 나라에서 키 크고 힘 좋고 무술 잘하는 사람들을 차출해 왔기 때문이라고 합니다.

이런 사람들의 배가 왜 나와 있을까요? 실제로는 나와 있지 않았는데, 도공들이 만들어 낼 때 어떤 이유로, 예컨대 배가 좀 나와 보여야 건장한 남자로 보인다든지 하는 이유로 그렇게 만들었을까요? 아니면 특정 무술을 연마하면 윗배가 조금 나오게 되는 것일까요? 아니면 윗배를 보호하기 위해 무언가를 윗배에 대고 그 위에 갑옷을 입었던 것일까요? 아니면 윗배가 조금 나오는 것이 정상적인 남자의 체형인 것일까요? 의문이 꼬리에 꼬리를 물고 일어났지만, 아직까지도 답을 찾지 못했습니다.

다만 분명한 것은 이들이 고개를 번쩍 쳐들고 허리를 쭉 펴고 있다는 것이었습니다. 진나라 때 몸펴기생활운동이 있었을 리는 없고, 그렇다면 이들은 왜 이런 자세를 하고 있었을까요? 아직 문명이 몸을 구부러지게 하지 않았다는 것이 정답일 것입니다. 문명이 발달할수록 더 구부리고 일하고 더 구부리고 생활하게 됐습니다. 몸펴기생활운등은 그래서 필요한 것이라고 생각합니다. 문명이 사람들의 몸을 구부러지게 하지 않았을 때는 몸펴기생활운동 같은 것은 필요가 없었습니다. 우선 보행기가 없었을 테니 어려서부터 몸이 쭉 펴져 있었을 것이고, 온종일 컴퓨터 모니터 앞에서 고개를 푹 숙이고 일하거나 놀지 않았을 테니 몸이 구부러지지 않았을 것입니다.

(2010. 1. 20.)

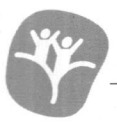 # 두뇌의 발달과 감정의 탄생

이 글은 다음에 낼 책에 들어갈 내용이었다. 아직 완성도가 좀 떨어지지만, 사람의 '몸'과 '마음'에 대해 함께 이해할 수 있는 계기가 될 수 있기를 기대한다. 좋은 의견 주셨으면 한다.

인간은 동물 중에서도 가장 감정이 풍부한 존재다. 이 풍부한 감정을 이해하지 못하면 인간을 제대로 파악할 수 없다. 어떤 사람은 어떤 상황에 맞닥뜨렸을 때 이렇게 행동하는 반면, 다른 사람은 똑같은 상황을 맞아도 다르게 반응한다. 왜 그럴까? 이런 질문은 우매한 것일지도 모른다. 사람들은 쉽게 대답한다. 사람마다 다르니까 그렇다고. 그렇다면 왜 사람마다 다른 것일까? 필자는 이런 질문에서 출발한다. 그리고 그 원인은 무엇일까?

인간은 지구상에서 현존하는 생명체 중에서는 개념적으로 사고하는 유일한 존재다. 개념적으로 사고한다는 것은 어떤 사물에 대한 일반적인 뜻이나 내용을 포괄적으로 이해하는 것을 말한다. 예를 들어 이 세상에 존재하는 모든 생명체를 '식물'과 '동물'로 구분한 것은 인간의 개념적 사고의 결과였다. 그러나 이제는 이도 보완되게 되었다. 진화의 역사를 연구하다 보니 식물과 동물은 모두 진핵세균에 속하는 존재이고, 세균에는 진핵세균 외에도 이 세균의 탄생 이전에 원핵세균과 고세균이 존재했다는 사실이 밝혀졌기 때문이다.

이런 것이 개념적 사고다. 어떤 사물에 접했을 때 그 사물 각각에 대해 개별적으로 이해하는 것이 아니라 각 사물의 공통점과 차이점을 알고 이를 '개념'으로 정리하는 것이 개념적 사고다. 이것은 인간이 자음과 모음으로 구성된 언어를 갖게 됨으로써 가능해졌다. 소위 말하는 이성적 사고가 가능해진 것이다. 이에 대해서는 이미 필자의 칼럼에서 여러 번 썼기 때문에 여기에서는 더 이상 반복하지 않기로 한다.

그러나 인간이 개념적으로 사고하는 것, 즉 이성적으로 사고하는 것은 인간의 겉껍질에 지나지 않는다. 감정이 속 알맹이라는 것이다. 인간은 이성적 존재이기 전에 감정적 존재이다. 그 이유는 인간도 생명체이기 때문이다. 생명체로서 진화한 결과 지금의 인간이 형성되었고, 진화의 과정에서 생긴 생명체의 특성은 현재의 인간에게 그대로 남아 있다. 인간을 생명체로 보지 않으면 인간에 대해 거의 아무것도 이해할 수 없다고 할 수 있다.

쇼펜하우어의 주장 중에 감성은 걷지 못하는 절름발이, 즉 이성을 업고 가는 힘이라는 요지의 말에 '일단 동의'한다. 니체는 더 나아가 사람이라는 것은 권력을 추구하는 강한 의지를 가진 존재, 즉 '권력에의 의지'를 가진 존재라고 정의했다. 이 주장에도 '일단 동의'한다. '일단 동의'한다고 한 것은 모두 동의하는 것은 아니라는 의미이다. 쇼펜하우어나 니체가 살던 시대는 철학계에서 '이성의 지배'에 반기를 들기 시작하던 시기였다.

영국을 제외한 유럽 대륙계의 철학은 칸트를 절정으로 해서 관념론이 지배하고 있었다. 그 후계자가 헤겔이었고, 또 헤겔의 관념론을 비판하면서 스스로 유물론자라고 표방했던 마르크스는 실제로는 헤겔의 제자였다고 할 수 있다. 또 그 제자가 레닌이었다. 레닌은 관념론의 정점인 헤겔 철학을 열심히 공부했다. 역사의 아이러니라 하지 않을 수 없다.

이러한 쇼펜하우어와 니체, 특히 니체의 철학은 이후 유럽에서 '근대철학', 즉 '모더니즘'에서 '포스트모더니즘', 즉 '현대철학'(이런 표현이 적합한지는 모르겠다)으로 경향을 바꾸는 중요한 계기로 작용했다. 그래서인지 포스트모더니즘을 공부하는 사람 중에는 니체를 열심히 연구하는 사람들이 많이 있는 것 같다. 그러나 니체는 생명체의 여러 현상 중 극히 일부를 본 것에 지나지 않았다. 생명체에게는 '권력에의 의지'도 강하지만 살아남기 위해 '복종에의 의지'도 강하다.

유럽 근대의 시기, 아직 쇼펜하우어나 니체가 살던 시기에는 인간의 인식을 '이성'과 '감성'의 영역으로 나누어서 보는 것이 일반적이었다. 그러나 지금은 인간의 지적 영역이 많이 확장되었다. 동물에 대해 많은 연구가 이루어지면서 이런 구분법으로는 다른 동물뿐만 아니라 인간에 대해서도 이해에 한계가 있다는 것이 드러났다. 다른 동물뿐만 아니라 인간도 생명체라는 관점에서 바라보아야 한다.

악어는 진화의 과정에서 처음으로 감정을 갖게 된 존재가 아닌가 생각하고 있다. 진화의 과정에서 그 이전 단계에도 알을 지극정성으로 보살펴 부화되도록 하고, 알이 부화되고 나면 자기 생명을 다하는 동물의 종은 많이 있었다. 그러나 여기까지일 뿐이었다. 알이 부화되고 나면 그 이후에는 어미가 일체 새끼에 대해 책임을 지지 않았다. 어미의 역할은 여기까지일 뿐이었고, 나머지 세상을 헤쳐 나가면서 살아남는 것은 새끼들의 몫이었다. 새끼가 부화되자마자 어미에게 새끼는 관심 밖의 존재였다.
그러나 나일 악어 등 악어들은 달랐다. 모래밭 속에 알을 낳고 어미는 먹이도 먹지 않고 포식자들이 자기 알을 훔쳐 먹지 않도록 지켜 준다. 이런 역할을 하는 동물은 어류나 양서류 중에도 많이 있다. 그러나 악어는 이것으로 끝내는 것이 아니다. 알에서 깨어난 새끼들이 포식자들에게 잡아먹히지 않도록 입으로 물어서 물속으로 옮겨 주고, 3개월 정도 포식자의 공격으로부터 새끼를 보호해 준다. 현재 우리의 눈으로 볼 수 있는 것으로는 진화의 과정에서 그 어떤 동물도 보여주지 않던 모습이다. 공룡도 악어처럼 부화한 새끼를 코호했을 것이라는 연구 결과도 있지만, 이를 확증하는 데는 좀 더 시간이 걸릴 것이다. 그래서 현재 이런 사실에 대해 확증할 수 있는 것은 악어뿐이다.

악어의 이런 습성에 대해 쓰는 것은 이런 행위가 갖는 중요성 때문이다. 이후 파충류로부터 진화한 조류나 포유류는 모두 어미가 새끼를 부화시키거나 직접 낳고, 그리고 새끼가 성인 개체가 되어 독립하여 살 수 있을 때까지 먹여 주고 천적의 공격으로부터 보호해 줄 뿐만 아니라 스스로 살아갈 수 있도록 훈련(교육)까지 시켜 준다. 어미들의 이런 행위가 없었다면 조류나 포유류는 멸종되고 말았을 것이다. 새끼가 생존하지 못하면 그 종은 사라지고 말았을 것이기 때문이다.

진화의 과정을 잘 살펴보면 척추동물의 경우 더 진화한 종일수록 어미가 낳는 알이나 새끼의 수가 줄어들었다. 왜 그렇게 되었는지는 앞으로 연구의 과제가 되어야 할 것이다. 그러나 분명한 것은 어미가 낳는 알이나 새끼의 수가 줄어들수록 어미의 새끼에 대한 보살핌은 더 극진해진다는 것이다. 어미의 보살핌이 더 극진해질수록 새끼는 어미에게 더 매달리게 되고, 따라서 어미와 새끼의 유대감은 더 돈독해진다. 물론 새끼가 성인 개체가 되어 어미 곁을 떠나게 되면 이런 유대감은 극도로 약화되거나 사라지게 된다.

필자는 이런 과정을 가족의 기원, 더 나아가면 사회의 기원, 그리고 감정의 기원이라고 보고 있다. 이 세 가지는 서로 떨어져 있는 것이 아니라 하나의 쌍을 이루고 있는 것이라고 보고 있다. 우선 가족의 기원이라고 보는 것은 어미가 새끼에게, 그리고 새끼가 어미에게 유대감을 갖게 되었기 때문이다. 새끼가 알에서 부화만 되면 알아서 생존하도록 내팽개치던 때와 달리 파충류인 악어는 새끼가 부화하고 나서도 일정 기간 천적의 공격으로부터 새끼를 보호해 준다. 그런데 조류나 포유류로 진화하면 악어와 같이 천적의 공격으로부터 보호해 주는 데 그치지 않고 먹여서 살릴 뿐만 아니라 독립해서 살아갈 수 있도록 삶의 기술을 가르쳐 주기까지 한다.

이런 사실이 뭐 그리 중요할까 생각할 수도 있겠지만, 그렇지가 않다. 지금 진화의 정점에 올라와 있는 사람이 사는 사회를 보아도 그 모습은 크게 다르지 않기 때문이다. 진화의 과정에서 형성된 가족의 형태를 이어받아 어미와 자식이 가족의 중추를 이루고 있다. 현저로서는 아직 가장으로서 가족의 생계에 책임을 지는 아비가 일종의 권위를 가지고 있지만, 이런 현상도 점차 무너져 가고 있다. 자식이 죽으면 어미는 죽을 때까지 천추의 한이 돼 가슴에 묻고 살지만, 아비는 몇 번 눈물을 흘리고 시간이 지나면 자식의 죽음을 잊고 살게 된다. 어미의 자식에 대한 절절한 정이 가족의 기초가 되는 것이다.

여자와 어머니는 다르다고 한다. 애를 낳기 이전의 여자는 눈물을 잘 흘리는 연약한 존재이지만, 애를 낳고 나서 애를 키우면서 엄마가 되면 강한 존재로 변해 버린다. 자기 아이를 정상적인 성인으로 키우기 위해 악착같이 분투하는 엄마가 되는 것이다. 어미에게 자식은 그 무엇보다도 소중한 존재다.

사회는 어미와 새끼 사이의 유대감에서 싹트기 시작했다. 악어의 예에서 보는 바와 같이 어미와 새끼의 유대감에서 최초의 사회, 즉 가족이 형성됐다. 이후 진화의 과정에서 더 많은 동종의 동물들이 모여 살게 되면서 이 최초의 가장 단순한 사회는 복잡한 모습으로 변하게 되었다. 가족의 변종도 많이 생기게 되었다. 어미가 혼자 자신의 새끼를 책임지는 것이 아니라 하이에나 사자, 들개처럼 한 가족 전체가 가족의 자식을 돌보는 종들이 생겨났다.

이제 감정의 문제로 돌아가 보자. 이는 참으로 복잡한 문제다. 어떤 것이 본능이고, 어떤 것이 감정인가? 이를 구분하기는 참으로 쉽지가 않다. 예를 들어 새끼를 지키려는 어미의 행위는 보호본능 때문이라고 한다. 새끼들이 장난을 치면서 노는 것은 유희본능이라고 한다. 새끼를 가르치는 것을 교육본능이라 칭하기도 한다.

그런데 이런 본능은 진화의 과정에서 애초부터 주어져 있던 것은 아니었다. 진화의 과정에서 점차 생겨난 것이었다. 그럼에도 불구하고 애초에 가지고 있던 본능처럼 확실하게 지켜서 행동한다. 그러면 고등생물들의 이러한 행동은 어떻게 설명할 수 있을까?

모든 생명체에게 공통된 것은 생존본능과 번식본능이라고 한다. 이는 맞는 말이다. 그런데 이를 주로 DNA의 작용 때문인 것으로 설명하는데, 이는 백 퍼센트 바른 설명이 되지는 못한다.

반은 맞고 반은 틀린 해석이라고 보아야 한다. 우선 살아남으려는 강한 본능이 없는 DNA를 가지고 있는 생명체는 천적의 공격에 대비하지 못하기 때문에 바로 죽음을 맞이할 수밖에 없었을 것이다. 당대에서 죽음을 맞이하게 되었을 것이다. 다음으로 설사 이런 생명체가 운이 좋아 살아남았더라도 그 종이 강한 번식 본능으로 후대를 낳고 자라나게 하는 틀을 가지고 있지 않았더라면 그 생명체는 멸종하고 말았을 것이다. 후대가 사라지는데 어찌 멸종하지 않을 수 있겠는가.

지금 살아남아 있는 생명체는 생존과 번식이라는 본능에 적합한 DNA 구조를 가지고 있다. 35억 년이라는 기나긴 지구의 역사 속에서 지구의 생명체는 그 탄생 이래 지구 전체가 수억 년간 얼음으로 뒤덮이는 절체절명의 시기, 시베리아의 거의 전체에서 분출되는 마그마로 인해 지구가 너무 뜨거워져 지구 생명체의 95%가 멸종되는 위기의 시기, 공룡이 멸종되게 하는 소행성과의 충돌 등 여러 차례 대량 멸종의 위기를 맞이했음에도 불구하고 그런 위기를 넘어 이 지구상에 참으로 화려한 생명의 꽃을 피워 왔다. 그것은 생존과 번식이라는 본능에 적합한 DNA 구조를 가지고 있는 생명체만이 이 지구상에서 환경에 적응하여 살아남았기 때문이다.

DNA는 이 지구상에서 생존과 번식에 적합하도록 진화해 왔다. 그런 DNA를 가지고 있지 못한 생명체는 바로 도태되고 말았을 것이다. 표면적으로는 DNA가 그 DNA를 가진 생명체에게 이렇게 저렇게 하라고 지시하는 것처럼 보일 수도 있겠지만, 실은 그게 아니다. DNA는 수십억 년 동안 진화의 과정에서 생명체가 멸종하지 않고 살아남기 위해 그렇게 구조화된 산물이라고 보아야 한다. 필자의 이런 설명에 대해 이의를 제기하는 사람은 별로 없을 것이다.

따라서 필자는 DNA의 역할을 너무 강조하는 것에 대해서는 동의하지 않는다. DNA가 생명체에게 모든 것을 지시하는 것처럼 보는 사람들이 많은 것 같은데, 그런 것이 아니라는 것이다. DNA는 생명체가 살아남기 위해 환경에 적응하고 또 환경을 극복하기 위해 그렇게 진화해 왔을 뿐이다. 그런 DNA를 가진 생명체가 더 진화한 생명체이든 덜 진화한 생명체이든 다 마찬가지일 것이다.

그런데 고등동물의 경우 본능과는 상관이 없는 것 같은 행동을 많이 한다. 그것도 본능처럼 확실하게 행동을 한다. 예를 들어 포유류 중에서도 진화가 더 진전된 동물일수록 감정은 더 복잡해진다. 감정이 더 복잡해진다는 것은 여러 가지 감정을 더 깊게 느낄 수 있다는 것이다.

자기 새끼가 죽었을 때 긴꼬리원숭이 어미가 느끼는 슬픔은 처절했다. 죽은 새끼를 업고 3일간을 돌아다니는 장면을 내셔널지오그래픽 채널(NGC)에서 본 적이 있다. 이런 행위는 진화가 덜 된 다른 포유류에게서는 볼 수 없는 현상이다. 아프리카 들소의 경우 자기 새끼가 죽었을 때 새끼를 살려 보려고 계속 혀로 핥아 준다. 그러나 이렇게 해도 새끼가 일어나지 못하면 몇 시간 내에 포기하고 자리를 떠나고 만다. 이런 차이는 좀 더 진화한 동물과 좀 덜 진화한 동물의 차이라고 보아야 할 것이다.

원래 모든 생명체에게 공통된 본능은 생존본능과 번식본능이다. 그러나 이런 원숭이나 들소의 행동은 생존이나 번식과는 직접 관련된 것으로 보이지 않는다. 죽은 새끼에 대해 아무리 관심을 갖는다고 해도 그것이 자신의 생존이나 종의 번식에 도움이 되지는 않기 때문이다. 그러면 고등동물들의 이러한 행동은 어떻게 설명할 수 있을까?

필자는 파생(派生: 사물이나 현상이 어떤 근원으로부터 갈려 나와 생기는 현상을 일컫는 말)본능으로 설명하고자 한다. 진화의 과정에서 그 이전에 없던 본능이 줄기에서 뻗어 나가는 나뭇가지처럼 파생됐다는 것이다. 그리고 이 파생본능은 번식본능과 관계된 것이 많다. 어미는 단순하게 알에서 새끼를 부화시키는 데 머물러서는 안 되게 되었다. 진화가 이루어지면서 수많은 알을 낳아서 부화시키는 것만으로는 번식을 이룰 수 없는 종이 탄생했다. 조류나 포유류는 한 번에 새끼를 부화시키거나 낳을 수 있는 숫자가 대단히 줄어들었다. 이는 동시에 줄어든 새끼를 보호해야 멸종되지 않는 자연의 법칙에 따를 수밖에 없도록 어미와 새끼의 관계를 변화시켰다. 어미는 새끼를 지극정성으로 돌보게 되었다. 이 때문에 어미와 새끼의 유대관계는 돈독해지지 않을 수 없게 됐다.

필자는 이것이 감정의 진화를 가져오게 된 근본적인 계기가 되었다고 본다. 어미가 새끼한테 느끼는 강한 유대적인 감정이 없다면, 즉 파생적인 강한 본능이 없다면 어미는 새끼를 먹이고 보호하고, 더 나아가서는 새끼 혼자 살아갈 수 있도록 삶의 지혜와 기술을 가르쳐 주지 않을 것이다. 어미가 새끼에게 이런 역할을 하지 않았다면 그 종은 이미 멸종돼 버렸을 것이다. 아직 살아남아 있는 조류나 포유류는 이런 어미와 새끼 사이의 강한 유대감, 즉 감정이 있었기 때문이다.

더 복잡한 운동이 가능해질수록 두뇌도 발달하게 되는데, 그럴수록 감정의 종류는 더 많아진다. 감정이 더 풍부해지는 것이다. 뿐만 아니라 감정이 지속되는 시간도 더 길어진다. 사람의 어미는 자식이 죽었을 때 이를 평생 가슴 속에 묻어 두고 산다고 한다. 이는 어미의 자식에 대한 유대감이 극도로 강화되어 있기 때문인 것으로 보아야 할 것이다.

식물에게도 감정이 있다는 얘기를 하기도 하는데, 필자는 그것은 감정이 아니라 본능에 따른 결과라고 본다. 본능과 감정은 구별되어야 한다. 본능은 두뇌의 작용과는 상관없이 보이는 반응이다. "지렁이도 밟으면 꿈틀댄다"고 하는데, 이는 지렁이의 본능이 작용한 것일 뿐 감정이 작용한 것은 아니다. 감정은 본능이 두뇌라는 필터를 거쳐서 반응하면서 보이는 기제이다. 식물이나 지렁이에게는 두뇌가 없다. 따라서 식물이나 지렁이가 보이는 반응은 감정이 아니라 본능에 따라 자신에게 불리한 것은 피하고, 자신에게 유리한 것은 받아들이는 것으로 보아야 한다.

인간은 현재로서는 진화의 최고 정점에 서 있다. '현재로서는' 이라고 표현하는 것은 앞으로 수억 년이 지나면서 진화의 과정에서 인간이나 다른 동물에게 어떤 변화가 올지 모르기 때문이다. 그러나 이런 얘기만은 분명하게 할 수 있다. 현재로서는 인간이 다른 어떤 동물보다도 두뇌가 발달해 있고, 따라서 감정도 가장 풍부한 존재라고.

여기에서 중요한 문제가 발생한다. 앞에서 얘기한 파생본능에서 발생한 감정을 넘어 감정 자체가 사람을 지배하기도 하기 때문이다. 두뇌가 덜 발달한 동물은 기억력도 약하기 때문에 잘 잊어버린다. 따라서 하나의 감정도 그리 오래 지속되지는 않는다. 사람도 시간이 지나가면서 한때 가졌던 감정이 누그러들기는 하지만, 그래도 강한 인상이 박혀 있는 감정은 오래 지속된다. 앞에서 얘기한, 자식의 죽음을 평생 가슴에 묻어 두고 산다는 어미의 감정은 한편으로는 강한 유대감 때문이기도 하겠지만, 다른 한편으로는 두뇌의 발달로 인해 한때 가졌던 감정이 계속 기억되기 때문이기도 하다고 보아야 한다.

현재 신경계통의 질환으로 분류되고 있는 병 중에는 신경계 질환이 아닌 것이 너무 많다. 우울증, 조울증, 불면증, 화병 등 상당히 많은 병이 신경계 질환으로 분류되고 있지만, 이들 병은 신경계통에 이상이 생겨서 생기는 병이 아니라 몸에서 생긴 이상이 두뇌에 영향을 미쳐 생겨난 질환으로 보아야 한다. 몸의 이상이 해결되면 이런 질환이 사라진다는 것을 경험을 통해 충분히 보아 왔기 때문에 자신 있게 이런 얘기를 하는 것이다. 가슴, 등, 어깨, 목 쪽의 근육이 풀리면 신경계 질환으로 분류되는 이런 병은 거짓말처럼 사라진다. 이런 병을 신경계의 질환으로 보고 약을 먹게 하는 것이 아니라 운동을 통해 몸을 펴고, 그럼으로써 굳어 있던 근육을 풀게 하는 것이 이런 병에 대한 해법인 것이다.

이 글의 큰 줄기에서 벗어나 여기에서 이런 얘기를 하는 것은, 이런 병은 '몸'의 이상이 '두뇌'에 영향을 미쳐 '감정'에 큰 변화를 가져오기 때문이라는 것을 강조하기 위해서다. 감정은 두뇌라는 필터를 거쳐 생겨나지만 기본적으로는 몸의 상태를 반영하고 있다. 몸이 좋으면 기분도 좋고, 몸이 나쁘면 기분도 좋지 않다.

앞에서 제기한 감정의 본래 문제로 돌아가 보자. 인간은 원래의 본능과 그 본능에서 파생한 본능을 동시에 가지고 있으면서, 또 두뇌가 발달하면서 이로부터 유래된 복잡하고 풍부한 감정을 갖게 되었다. 유럽 근대의 시기에는 인간을 이성 중심으로 보려고 했다. 그러나 인간을 더 잘 이해하게 되면서 인간은 기본적으로 감정에 의해 행동하는 존재로 보게 되었다. 이를 두고 사람들은 '감성의 시대'가 도래했다고 표현하기도 한다. 맞는 말이기도 하다. 사람들의 감성에 '어필'하지 못하는 상품은 팔리지 않으니까. 그래서 기업체들은 소비자들의 감성에 어필하는 제품을 만들기 위해 서로 경쟁하고 있다.

그러나 필자는 이보다는 좀 더 세밀한 분석이 필요하다고 생각한다. 몸에서 바라는 것이 두뇌에 반영되고, 이것이 두뇌에서 각종 작용을 거쳐 몸에 지시를 내리면 그것이 행위로 이어지는 것이라고 보아야 한다. 현재는 '감성의 시대'라기보다는 '몸의 시대'라고 보아야 한다. 이 양자 사이의 차이는 상당히 크다.

감성이라는 것은 감각적인 것을 말한다. 그 당시의 문화적 흐름에 따라 사람들이 좋아하는 것, 숭배하는 것에 크게 차이가 난다. 예를 들어 장기적으로 보면 불교국가였던 고려와 유교국가였던 조선에 살던 사람들은 좋아하는 것이 달랐다. 종교에도 큰 변천이 있었지만, 이와 함께 문화에도 큰 변천이 있었다. 도자기 하나만 보더라도 청자에서 백자로 선호하는 것이 달라졌다.

단기적으로 보면 '유행'의 변화를 들 수 있다. 지금처럼 세상이 빠르게 바뀌는 시대에는 하루가 다르게 사람들이 좋아하는 것이 달라진다. 기업체는 계속 신제품을 내놓으면서 다른 기업체와 경쟁을 한다. 이 경쟁에서 지면 그 기업체는 몰락한다. 그렇기 때문에 경쟁은 점점 더 치열해진다. 소비자의 감성, 즉 감각에 더 접근하는 제품을 내놓지 않을 수 없게 되었다.

생명체의 역사에서 '몸'이 중심이 되지 않은 시기는 없었다. 생명체는 모두 우선 자신이 살고 동시에 종족을 번식시키기 위해 안간힘을 써 왔다. 생명체로서 인간도 마찬가지였다. 우선 자신이 살고 동시에 종족을 번식시키기 위해 안간힘을 써 왔다. 살고 번식하기 위해 목숨을 걸고 전쟁도 벌였고 또 살고 번식하기 위해 전쟁을 그만두는 평화의 시기도 있었다. 이런 문제를 이 글에서 제대로 다루기는 어려운 것 같다. 진화의 과정에서 생겨난, 인간 이전부터 발생하기 시작한 다양한 감정, 예를 들어 권력욕, 명예욕, 질투심 같은 것까지도 다루어야 하기 때문이다.

인간의 역사에서 어떤 종교를 믿든 어떤 사상을 갖든 그것은 별 상관이 없다. 종교와 사상은 두뇌의 작용이기 때문이다. 두뇌에서 처음에 신경세포가 어떻게 연결되느냐에 따라 얼마든지 종교와 사상은 달라질 수 있다. 기독교든 이슬람교든 불교든 힌두교든 처음에 만들어진 신경세포의 경로가 한번 정해지고 나면 사람들은 그렇게 믿게 되어 있다. 더구나 그 사람이 사는 생활의 영역 주변에는 일정한 종교나 사상이라는 문화가 존재하기 때문에 거기에 습관이 들어 한 번 먹은 생각, 그것이 종교든 사상이든 상관없이 죽을 때까지 쉽게 변하지 않는다.

그런데 자기의 종교나 사상이 절대 진리라고 믿고 이를 전파하기 위해 필사적으로 매달리는 사람들이 있다. 할 수 없는 일이다. 그런 행위를 말릴 수도 없다. 필자는 종교를 부정하지 않는다. 어차피 인간은 '종교의 세계'에서 '마음의 안정'을 찾고 '마음 편하게' 살 수 있기 때문이다. 필자는 '무신론'도 일종의 종교라고 생각하고 있다. 무신론자는 자기가 믿고 있는 무신론 속에서 '마음의 안정'을 찾고 '마음 편하게' 살아갈 수 있기 때문이다. 이런 것이 인간이라는 존재의 타고난 숙명이 아닌가 생각해 본다.

(2013. 10. 28.)

몸펴기생활운동 건강칼럼 모음집

몸공부 : 배워서 남 주자

제1쇄 찍은날 / 2015년 10월 27일

지은이 / 기　범
감수 / 사단법인 돋껴기생활운동협회
교정 / 김병도·김용주·조경희·이홍경·이현정
본문·표지삽화 / 서설믜
표지디자인 / 권은경
펴낸이 / 김철미
펴낸곳 / 백산서당
주소 / 서울 은평구 통일로 885 준빌딩 3층
전화 / (02)2268-C012
팩스 / (02)2268-C048
등록 / 제10-49(1979.12.29)

값 / 15,000원

ISBN 973-89-7327-505-2　03510

몸펴기생활운동
www.mompg.or.kr
기본 운동
하체풀기
상체펴기
허리펴기
온몸 펴기
맞춤운동
가슴펴기
옆으로 누워 온몸펴기(와불운동)
생활 운동
온몸돌리기
허리굽히기
팔돌리기
무릎굽히기
앉아 상체돌리기
누워 온몸펴기

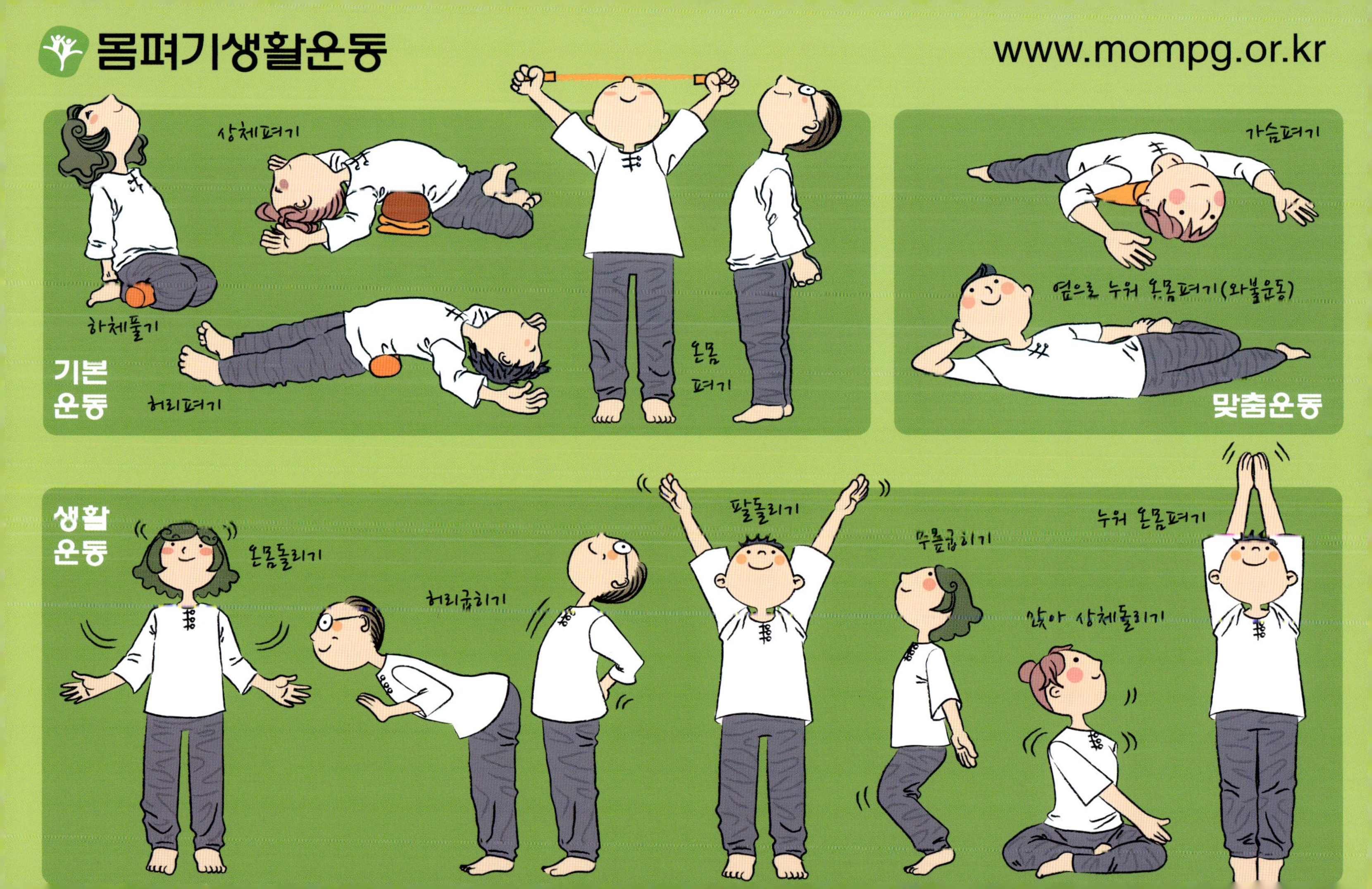

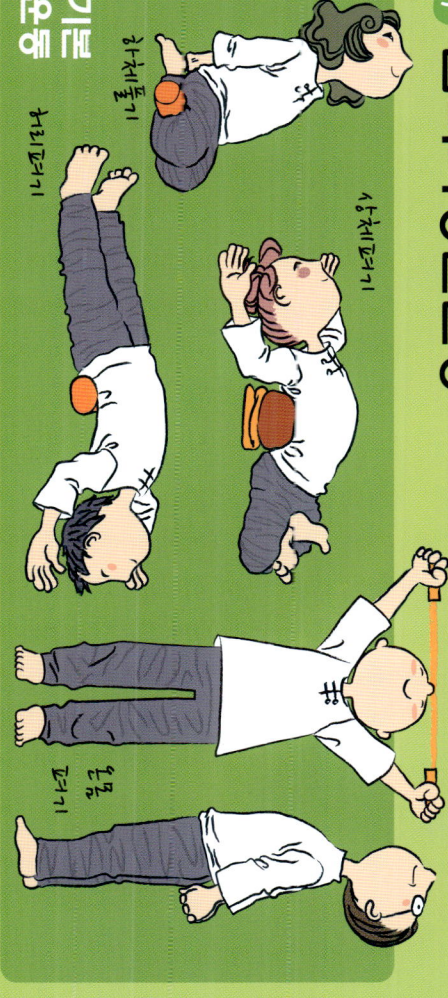

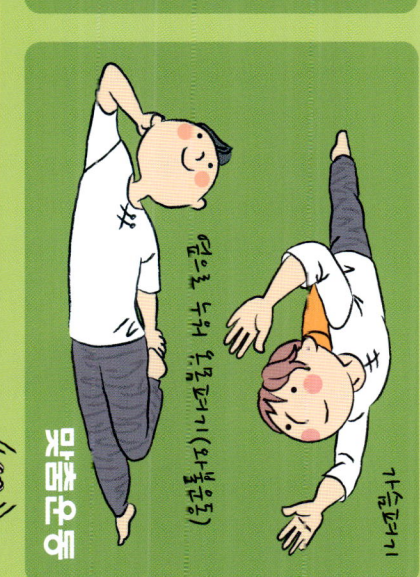

기본운동

하체풀기

효 과	• 엉덩이부터 시작해 허벅지, 종아리, 발목 나아가 발가락까지 근육이 풀린다. • 다리가 저리거나 허리가 아픈 사람에게 효과적이다.
운동방법	• 두 다리를 뻗고 앉아 아픈 곳만 골라 주먹으로 두드려 근육을 풀어 준다. • 목베개를 오금에 깊숙이 끼워 넣고 양 무릎을 동시에 꿇고 앉으며, 발목은 펴고 발등이 바닥에 닿도록 한다. • 허리를 펴고 고개를 들고 앉아 온몸펴기 1단계 자세를 취한다.
유의사항	• 목베개의 놓는 위치를 종아리나 발목 등으로 옮겨 가면서 이 운동을 한다.

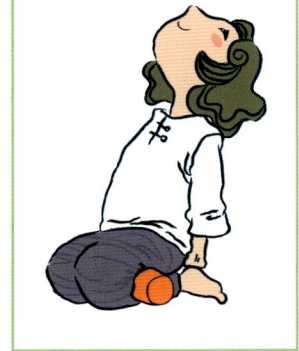

허리펴기

효 과	• 허리와 등을 펴는 데 효과적이다. • 다리 근육이 자연스럽게 풀리고 허벅지 살도 빠진다. • 당뇨와 척추측만증에도 도움이 된다.
운동방법	• 책상다리를 하고 앉고, 허리 뒤에서 목베개의 양끝을 잡고 그대로 누운 후 다리를 편다. 엉덩이를 살짝 미끄러지게 하여 엉치에 닿게하고 반만세 자세를 취한다. • 10~15분 정도 누워 있다가 일어난다. • 일어날 때는 180도 뒤집어서 엎드린 다음, 고개를 번쩍 들고 엉덩이부터 뒤

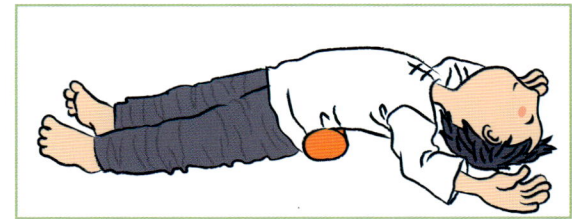

로 빼면서 고양이 기지개 자세를 취한다.
유의사항
- 누워 있을 때는 온몸에 힘을 뺀다.
- 알람시계를 활용하여 잠들지 않도록 한다.

상체펴기

효　과
- 뱃속의 장기를 풀어 주며, 어깨, 목, 등을 펴는 데 효과적이다.
- 하수된 장기를 끌어 올려준다.

운동방법
- 책상다리를 하고 큰베개를 어깨뼈 아래에 놓고 눕는다.
- 베개가 몸에 닿는 지점은 흉추7번 (어깨뼈 바로 밑, 브래지어끈 밑) 이다.
- 팔을 위쪽으로 쭉 뻗거나 반만세 자세를 취한다.
- 책상다리를 하고 10분 정도 누워 있다가 일어날 때는 벌떡 일어난다.

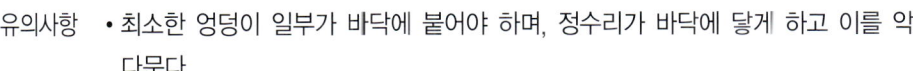

유의사항
- 최소한 엉덩이 일부가 바닥에 붙어야 하며, 정수리가 바닥에 닿게 하고 이를 악다문다.

온몸펴기

효　과
- 맑은 정신에 밝은 눈, 가벼운 몸을 유지하게 한다.
- 굽어 있던 온몸을 펴 주고 스스로 바른 자세를 익히는 운동이다.

운동방법
- 1단계: 뒷짐지기와 깍지끼기
- 2단계: 이 악다물고 온몸펴기
  - 양팔을 뒤로해서 깍지를 끼고 최대한 밑으로 내린다.
  - 이를 악다물고 고개를 최대한 뒤로 젖힌다.
- 3단계: 양팔을 자유롭게 하면서 온

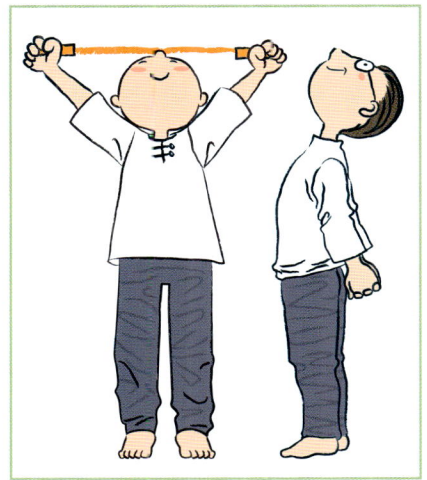

몸펴기
- 양팔을 반만세 혹은 만세로 자유롭게 들고 엉덩이를 좌우로 흔들며 경쾌한 음악에 맞춰 할 수 있다.

유의사항
- 배를 내밀거나 상체를 뒤로 젖혀서는 안 된다.
- 3단계 할 때, 팔을 얼굴보다 뒤로 한 뒤 고개를 든다.

생활운동

온몸돌리기

효　　과
- 발목에서 시작해서 무릎, 허리, 목, 어깨뼈에 이르기까지 틀어진 관절이 제자리 잡고 몸 전체를 유연하게 해 준다.

운동방법
- 서서 고개를 위로 15도 정도 젖히고 발을 골반 넓이로 벌린다.
- 손은 깍지를 껴서 아랫배 앞에 두고 몸통을 좌우로 돌린다. 이때 고개와 눈도 함께 돌린다.
- 팔을 아래로 내려 몸통을 좌우로 돌리거나, 반만세 혹은 만세자세로 몸통을 돌린다.

유의사항
- 짝발이 되지 않도록 발끝을 맞추고, 양발은 바닥에 붙인다.

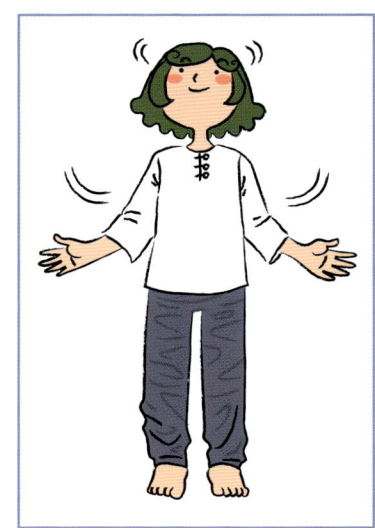

허리굽히기

효　　과
- 엉치뼈를 제자리 잡게 하고 허리와 골반 근육의 연성을 강화하여 허리 근육을 위와 아래로 재배열해 준다.
- 호흡이 길어지고 깊어진다.

| 운동방법 | • 손바닥을 하늘로 향하게 하고 가슴 앞까지 끌어올리면서 숨을 천천히 들이 마신다.
• 고개를 든 채로 숨을 내쉬며, 허리의 만곡이 유지되게 하여 내려간다.
• 팔과 머리는 힘을 풀어 쭉 늘어뜨리고 남은 숨을 '후' 하고 크게 내쉰 다음, 5초 정도 머문다.
• 숨을 천천히 들이마시면서 고개부터 들고 가슴을 펴고 허리를 펴서 올라간다. |

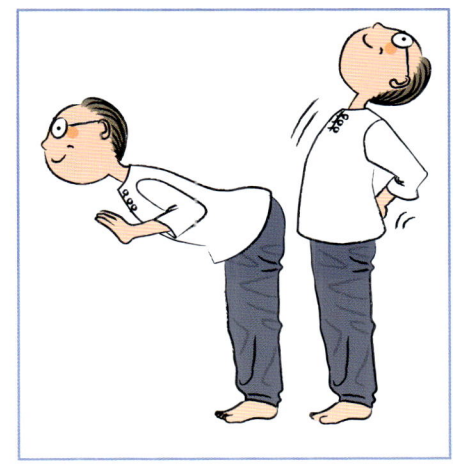

• 한 손은 주먹을 쥐어 엉치뼈에 갖다 대고 다른 손으로 감싸 밀어 올리면서 상체를 뒤로 젖힌 다음 숨을 내쉰다.

유의사항 • 허리를 숙이거나 젖힐 때 무릎을 최대한 편다.
• 앞으로 굽히는 동작 두 번과 뒤로 젖히는 동작 한 번을 한 세트로 해서 세 번 정도 반복한다.

팔돌리기

| 효 과 | • 어깨 관절과 위로부터 갈비뼈 네 마디가 제자리를 잡도록 도와준다.
• 어깨 근육과 팔 근육을 풀어 주고, 틀어진 어깨뼈를 바로잡아주는 데 도움이 된다. |
| 운동방법 | • 고개를 위로 15도 정도 들고, 발을 골반 넓이로 벌린다.
• 손바닥을 위로 향하게 하고 천천히 숨을 들이마시면서 팔을 쭉 펴서 올린다.
• 양팔이 귀를 스치도록 완전히 들어 올린 뒤 잠시 숨을 멈추고, 뒤로 넘어가게 내리다가, 팔이 바닥과 수평을 이룰 때 숨을 내쉬면서 천천히 내린다. |
| 유의사항 | • 팔을 뒤로 돌릴 때, 발은 바닥에서 뜨지 않도록 한다. |

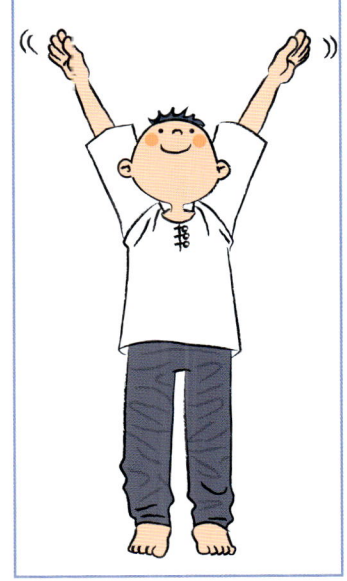

무릎굽히기

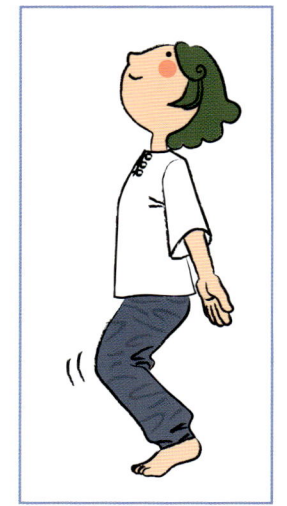

- 효 과
  - 허리 주요 근육과 양쪽다리의 근육을 균형 있게 만들어 골반을 잡아준다.
  - 허리를 바로 세울 수 있도록 허리의 주요 근육을 강화시켜 준다.
- 운동방법
  - 허리를 세우고, 양발을 모아 엄지발가락과 무릎, 뒤꿈치를 붙이고 선다.
  - 양팔을 자연스레 내리고 숨을 내쉬면서 몸통이 바닥과 수직을 유지하도록 무릎을 굽혀 몸을 아래로 내리고, 뒤꿈치를 들어준다.
  - 더 이상 내려가지 못하는 지점에서 숨과 동작을 멈추고 버틴다.
  - 숨을 들이마시면서 천천히 일어난다.
- 유의사항
  - 허리를 세우지 않으면 무릎이 상할 수 있다.
  - 내려 갈 때 양 무릎이 떨어지지 않도록 하여야 한다.

앉아 상체돌리기

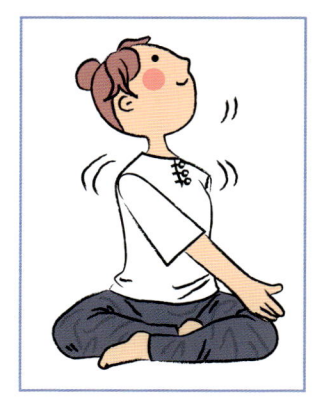

- 효 과
  - 허리뼈를 받치고 있는 근육을 부드럽게 함으로써 허리의 유연성을 키운다.
  - 특히 엉치뼈와 요추 사이의 연결 부분을 제자리 잡게 도와준다.
- 운동방법
  - 책상다리를 하고 허리를 앞쪽으로 당겨 세우고 가슴을 펴고 고개를 든다.
  - 어깨가 펴지도록 한쪽 팔을 뒤로 돌려 엄지가 꼬리뼈 뒤쪽 바닥에 닿게 한다.
  - 팔을 펴 척추가 최대한 펴지도록 한다.
  - 천천히 숨을 내쉬면서 허리가 돌아가는 방향으로 상체를 최대한 돌리고 이 때, 한손은 다른 쪽 무릎 바깥쪽에 손등이 놓이도록 한다.
  - 잠시 호흡을 멈춘 후 숨을 들이마시면서 천천히 원위치한다.
- 유의사항
  - 배꼽 아래를 앞으로 내밀어 좌골이 안정되게 앉는다.
  - 몸을 돌릴 때 양 어깨가 기울지 않고 지면과 수평을 유지하도록 해야 한다.

누워 온몸펴기

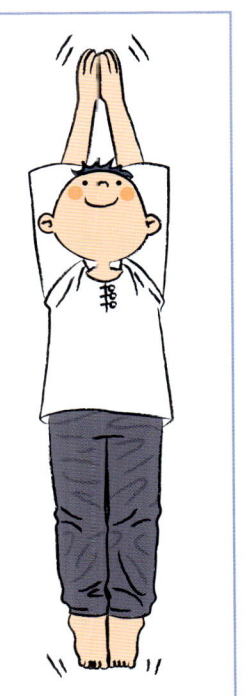

효　　과	• 척추와 그 주변 근육을 자극해 척추의 이상을 바로잡고 동시에 변위도 예방할 수 있다.
	• 숨을 참았다가 확 뱉어냄으로써 폐 기능을 향상시키고 몸속의 나쁜 기운을 몰아내는 효과도 있다.
운동방법	• 숨을 들이마시면서 동시에 양손은 크게 원을 그리면서 깍지를 껴서 손바닥이 바깥을 향하게 하여 팔다리를 쭉 뻗는다.
	• 엉덩이와 어깨가 바닥에 닿고 척추가 아치 형태가 되는데, 이 상태에서 숨을 참고 버틴다.
	• 팔을 끌어내려 손바닥을 천장 쪽으로 향하게 하고 참았던 숨을 한꺼번에 훅 뱉어낸다.
	• 날갯짓(엉덩이와 다리는 붙이고 상체와 팔만 좌우로 흔들기)을 한다.
유의사항	• 숨을 뱉을 때는 공명에서부터 한꺼번에 훅 뱉는다.
	• 발끝을 바닥 쪽이나 머리 쪽으로 당겨서 할 수 있다.

맞춤운동

가슴펴기

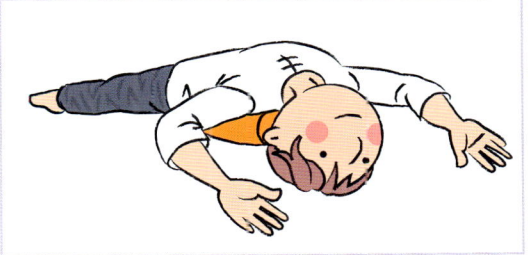

효　　과	• 오그라진 가슴이 펴지면서 심장과 폐의 기능이 좋아지고 허리의 만곡이 회복된다.
	• 목, 어깨, 다리, 무릎 등

	온몸의 굳은 근육이 풀린다.
운동방법	• 목베개를 등 가운데에 세로로 놓고 두다리는 자연스럽게 뻗는다.
	• 팔은 만세나 반만세 자세로 뻗는다.
유의사항	• 목베개가 경추에 올라가지 않도록 한다.

옆으로 누워 온몸펴기(와불운동)

효　과	• 허리부터 시작해 목, 다리 까지 굳어 있던 한 쪽 근육이 풀린다.
	• 특히 왼쪽 와불은 심장질환(부정맥)에 효과적이다.
운동방법	• 모로 누워 팔을 엉덩이 뒤로 젖히며 전체적으로 몸이 활모양이 되게 한다.
	• 팔을 위로 쭉 뻗어 뒤로 젖히면 팔의 근육이 더 빨리 풀린다.
유의사항	• 뒤로 젖혔던 손으로 발등을 잡아당기면서 해도 된다.

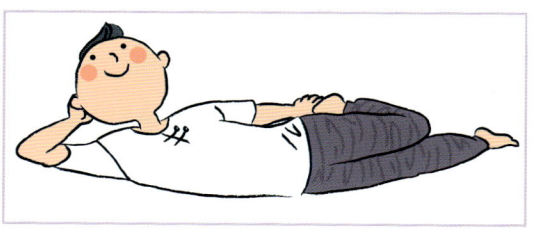

앉아 허리세우기

효　과	• 불균형한 자세에 익숙해진 근골과 신경을 바로 잡아준다.
	• 명상이나 복식호흡을 쉽게 유도할 수 있다.
운동방법	• 책상다리로 앉아 긴장을 풀고 허리를 세워 앉는다.
	• 어깨를 으쓱하여 팔을 뒤로 넘기고 양손은 깍지를 껴서 허리 밑으로 내리고 고개는 15도 정도 든다.
유의사항	• 허리가 많이 굽은 사람은 무릎을 꿇은 자세로 해도 된다.
	• 방석을 접어서 걸쳐 앉으면 바르게 앉는 데 도움이 된다.

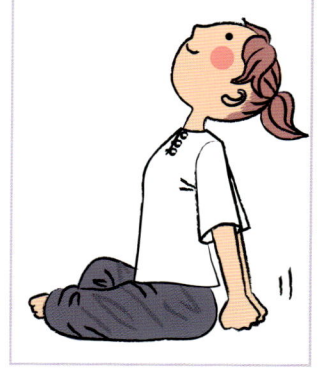